DIABETES

VERSTEHEN UND DIE LEBENSQUALITÄT ERHALTEN

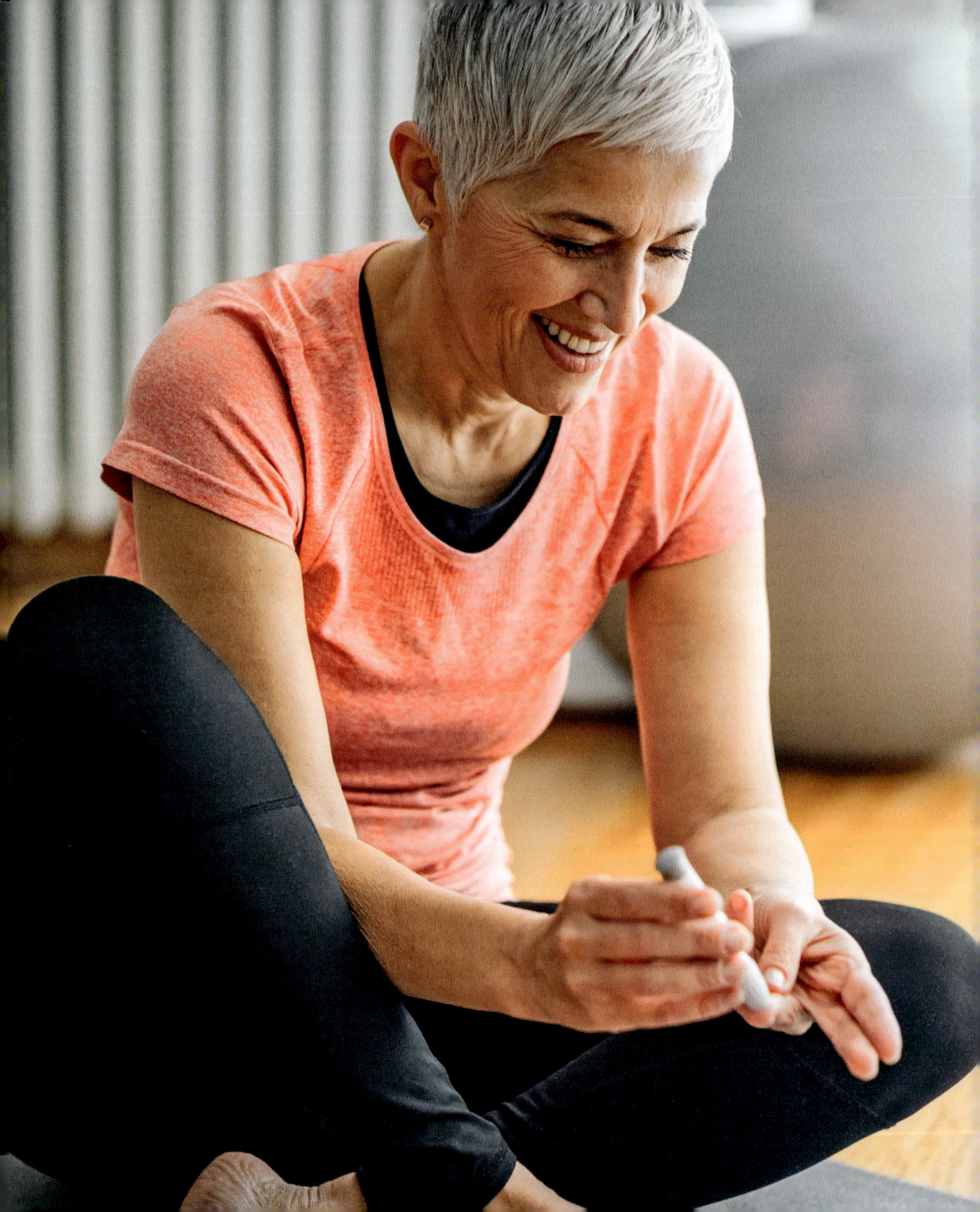

DIABETES

VERSTEHEN UND DIE LEBENSQUALITÄT ERHALTEN

Rosemary Walker

DK

Inhalt

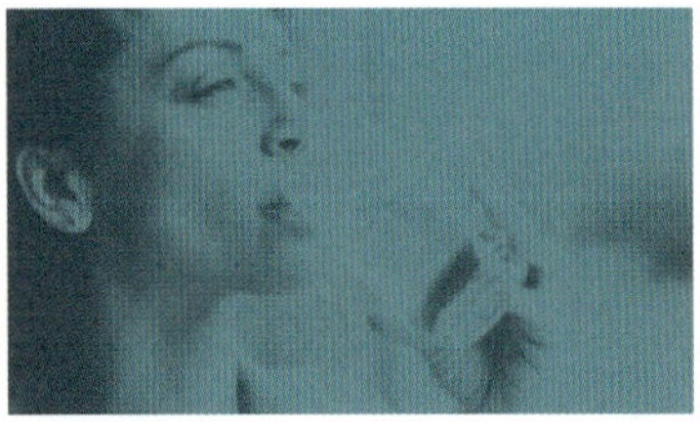

Was ist Diabetes?

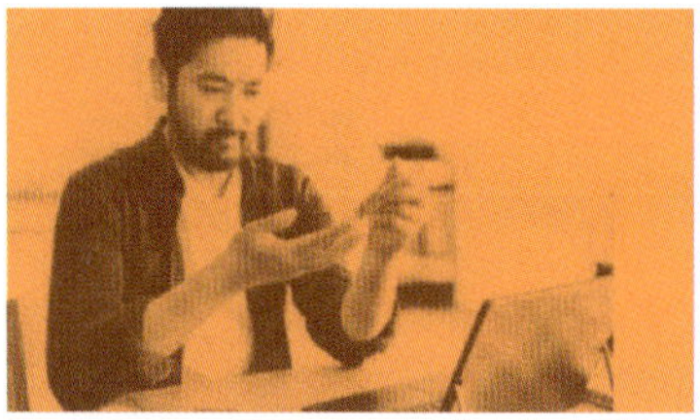

Blutzucker-Management

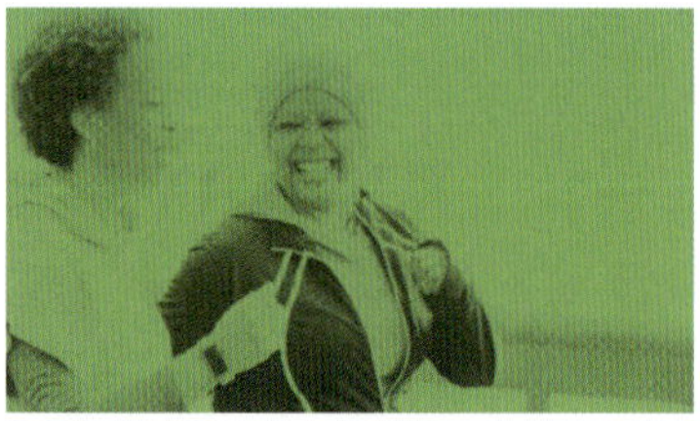

Essen, Trinken und Bewegung

DK | Penguin Random House

DK London / Delhi

Lektorat
Jonathan Metcalf, Liz Wheeler, Martyn Page, Rob Houston, Janet Mohun, Angeles Gavira Guerrero, Suefa Lee, Rohan Sinha

Gestaltung und Bildredaktion
Karen Self, Steve Woosnam-Savage, Michael Duffy, Anjali Sachar, Meenal Goel, Garima Agarwal, Arshti Narang, Sudakshina Basu, Ashok Kumar, Bimlesh Tiwary, Surya Sankash Sarangi, Taiyaba Khatoon

Herstellung
Gillian Reid, Meskerem Berhane, Balwant Singh, Pankaj Sharma

Medizinische Beratung
Graham Toms (Barts Health NHS Trust)

Für die deutsche Ausgabe:
Programmleitung Monika Schlitzer
Redaktionsleitung Dr. Kerstin Schlieker
Projektbetreuung Manuela Stern
Herstellungsleitung Dorothee Whittaker
Herstellungskoordination Katharina Schäfer
Herstellung Evely Xie
Covergestaltung kral&kral design

Titel der englischen Originalausgabe:
The Diabetes Handbook

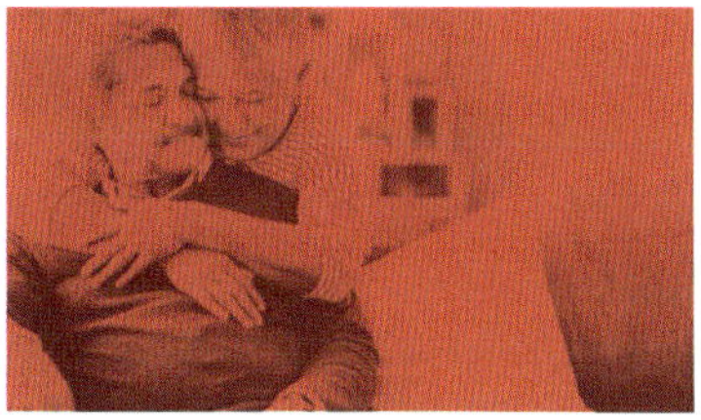

Mit Diabetes leben

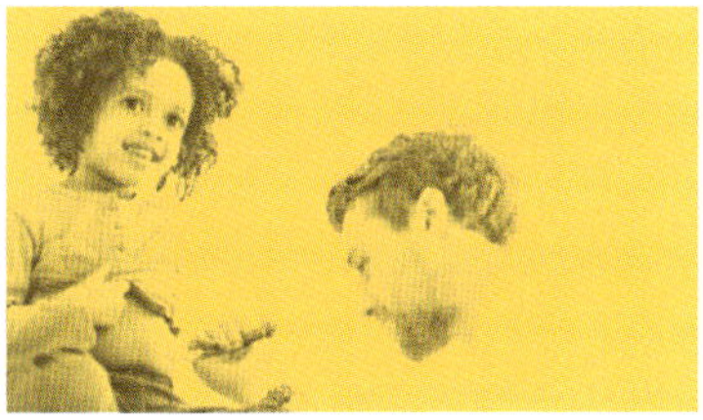

Kinder und Jugendliche

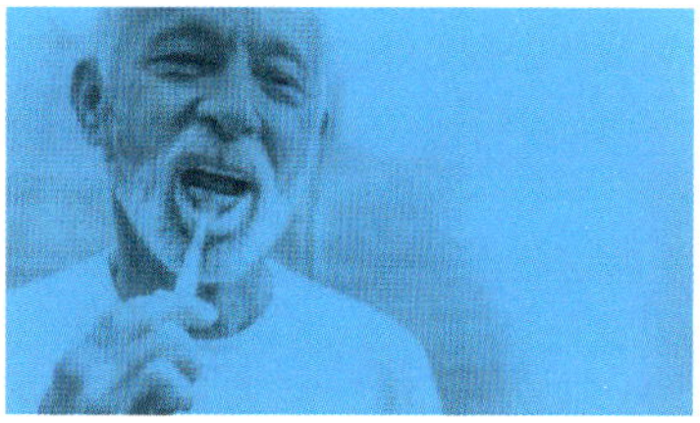

Folge-erkrankungen

Übersetzung Wiebke Krabbe
Lektorat Sigrun Borstelmann
Fachberatung für die deutschsprachige Ausgabe
Dr. Thorsten Siegmund (Internist, Endokrinologe, Diabetologe DGE, Ernährungsmediziner DGEM)

ISBN 978-3-8310-4270-8

Druck und Bindung TBB, a. s., Slowakei

MIX
Papier aus verantwortungsvollen Quellen
FSC® C018179

www.dk-verlag.de

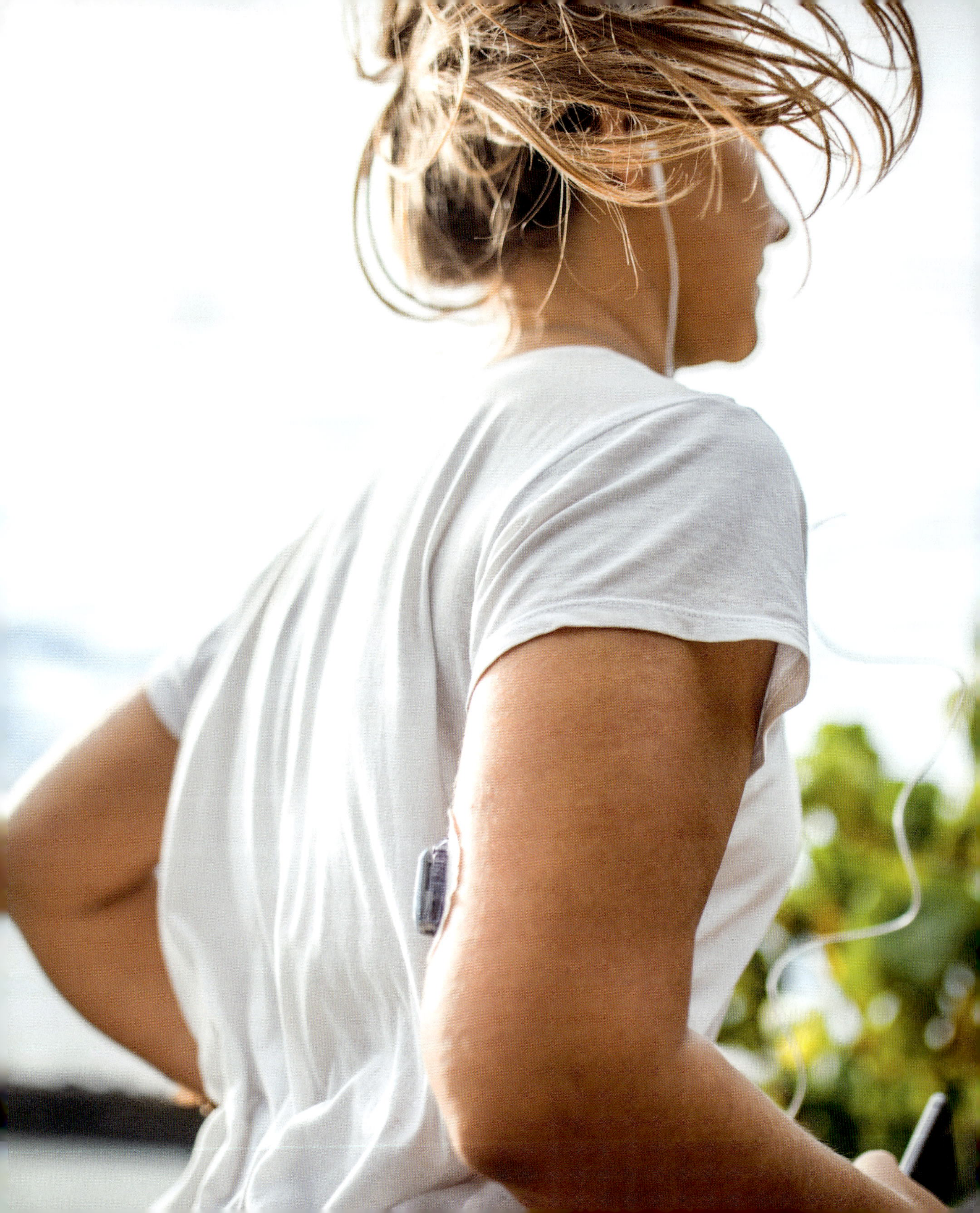

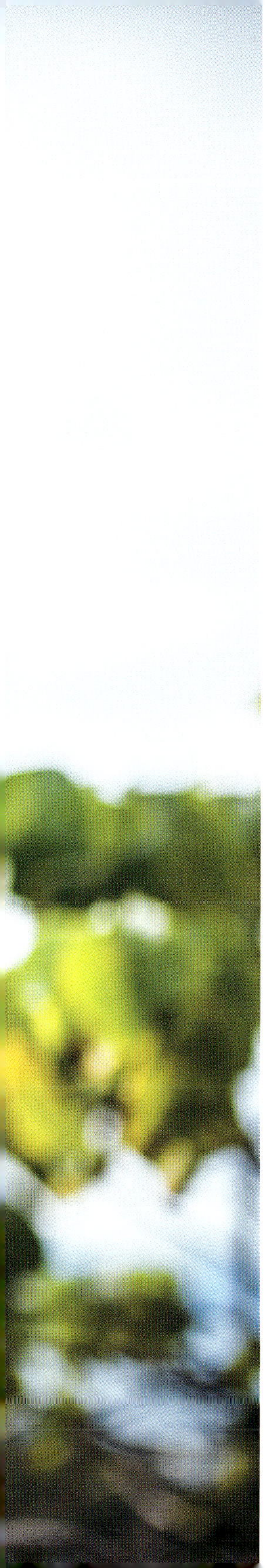

Vorwort

Für Ihr eigenes Leben sind nur Sie selbst Experte. Auf dieser festen Überzeugung basiert dieses Buch. Nur Sie können Entscheidungen fällen, die für Sie richtig sind. Unterstützung geben dabei zuverlässige Quellen und einfühlsame, vorurteilsfreie Ärzte mit einem soliden Wissen über die Volkskrankheit Diabetes mellitus.

Diabetes gibt es nicht im »Standardformat«. Jeder erlebt die Krankheit anders, und es gibt verschiedene Arten, sie zu behandeln und mit ihr umzugehen. Die Forschung präsentiert immer neue Ergebnisse und entwickelt neue Technologien, um den alltäglichen Umgang mit der Krankheit zu erleichtern. Ein besonderes Augenmerk liegt auf der Vorbeugung und Heilung, den Hauptzielen der Forschung. Ich habe versucht, all das in diesem Buch aufzugreifen, um meinen Lesern Hoffnung und Zuversicht zu geben.

Zu den wichtigsten Aspekten des Lebens mit Diabetes gehört der Austausch mit anderen Betroffenen. Er kann eine große Hilfe bei der Bewältigung der praktischen Belastungen sein und dabei helfen, psychisch gesund zu bleiben oder zu werden. Mit diesem Buch möchte ich Sie als Leser ermutigen, alle heute verfügbaren Möglichkeiten auszuschöpfen und aktiv Kontakt zu anderen Betroffenen zu suchen. Das Wissen, nicht allein zu sein, ist eine große Erleichterung.

Ich wünsche Ihnen viel Erfolg im Umgang mit Ihrer Erkrankung, egal, ob Sie gerade eine Erstdiagnose erhalten haben oder bereits mit Diabetes mellitus leben.

Rosemary Walker

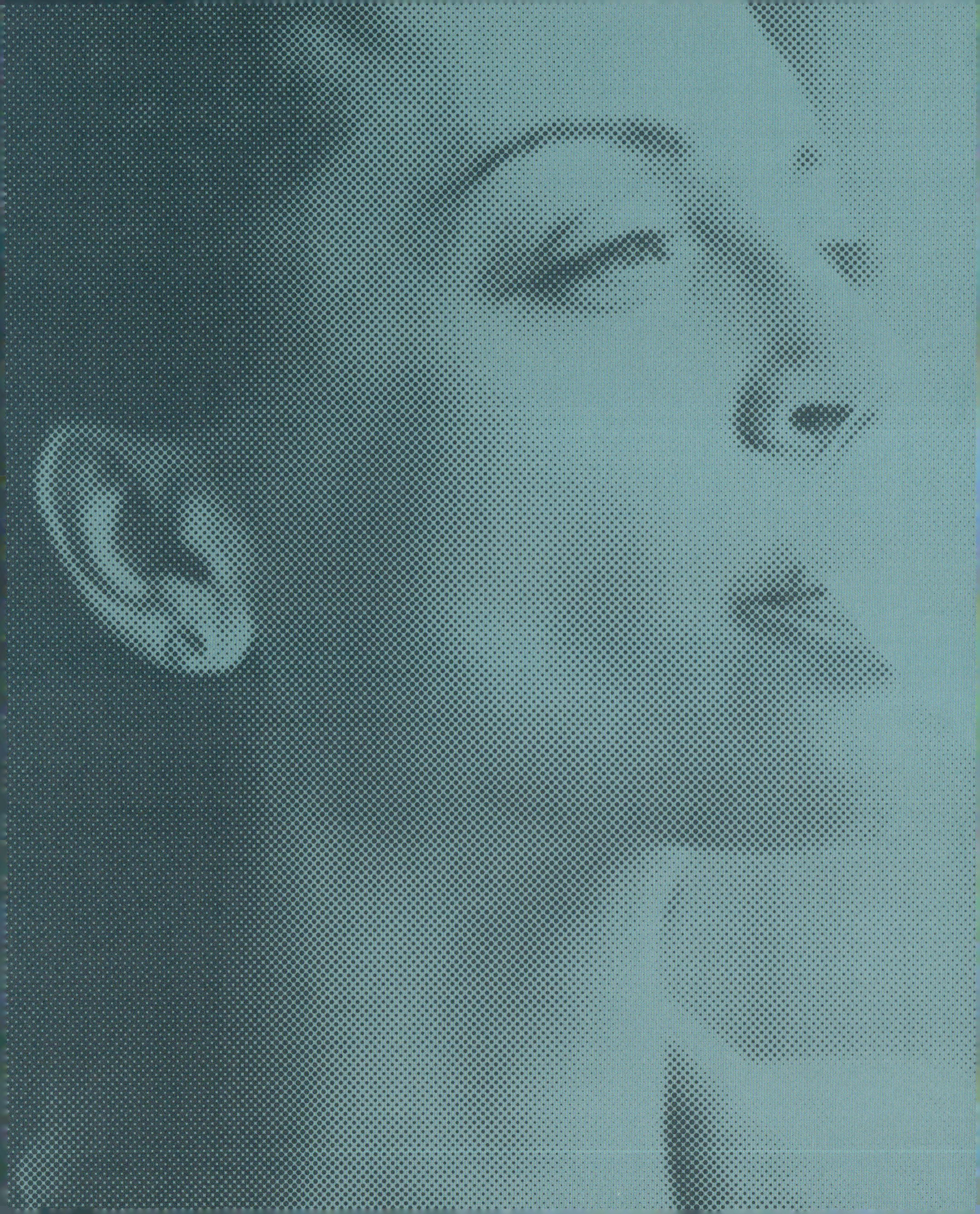

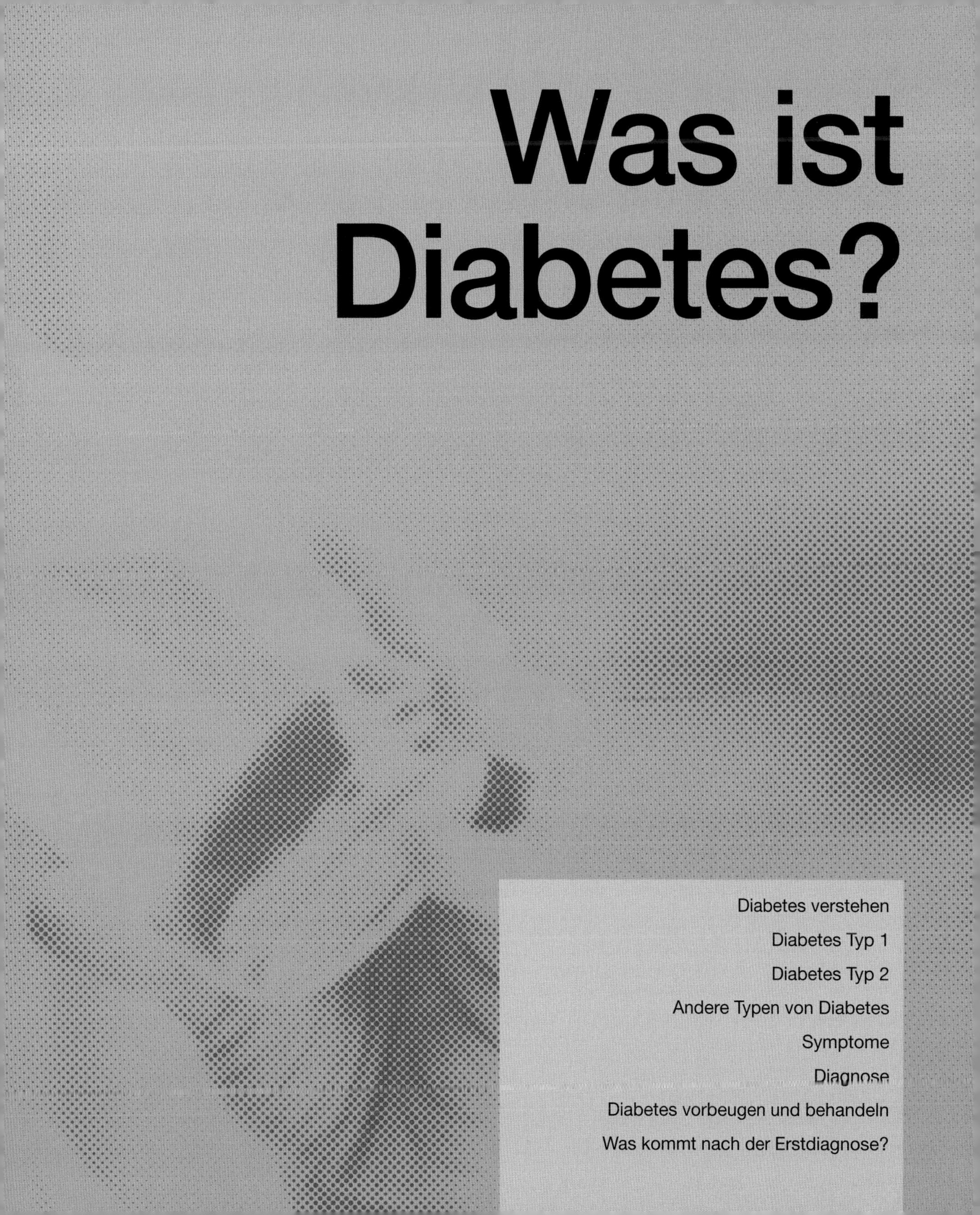

Was ist Diabetes?

Diabetes verstehen

Diabetes Typ 1

Diabetes Typ 2

Andere Typen von Diabetes

Symptome

Diagnose

Diabetes vorbeugen und behandeln

Was kommt nach der Erstdiagnose?

Diabetes verstehen

Alle Zellen brauchen Energie. Die Hauptenergiequelle ist Glukose, die nur mithilfe des Hormons Insulin in die Zellen eindringen kann. Bei Diabetes fehlt dieses Insulin, oder es erledigt seine Aufgabe nicht richtig. Das kann zu verschiedenen Symptomen führen.

Was ist Diabetes?

Bei Diabetes können die Zellen keine Glukose aufnehmen, ihnen fehlt also ihre normale Energiequelle. Der Körper versucht, die überschüssige Glukose im Blut mit dem Urin auszuscheiden, und greift auf Fett und Proteine (aus den Muskeln) als Ersatz-Energiequellen zurück. Dadurch werden Körpervorgänge gestört und es kommt zu Beschwerden (s. S. 18–19).

Normale Glukoseverwertung

Nach dem Verzehr von Kohlenhydraten werden diese in Glukose umgewandelt, die aus dem Darm ins Blut und dann in die Zellen des Körpers gelangt, um diese mit Energie zu versorgen. Ein Teil der Glukose wird in Form von Glykogen in der Leber und den Muskeln gespeichert. Der Glukosespiegel im Blut wird hauptsächlich von zwei Hormonen gesteuert: Insulin und Glukagon. Gemeinsam halten sie den Blutzuckerspiegel auf Normalniveau. Beide Hormone werden von Zellansammlungen in der Bauchspeicheldrüse produziert, den Langerhans-Inseln. Ein gewisser Insulinspiegel ist immer gegeben, aber wenn der Blutzuckerspiegel steigt, wird zusätzliches Insulin ausgeschüttet. Wie

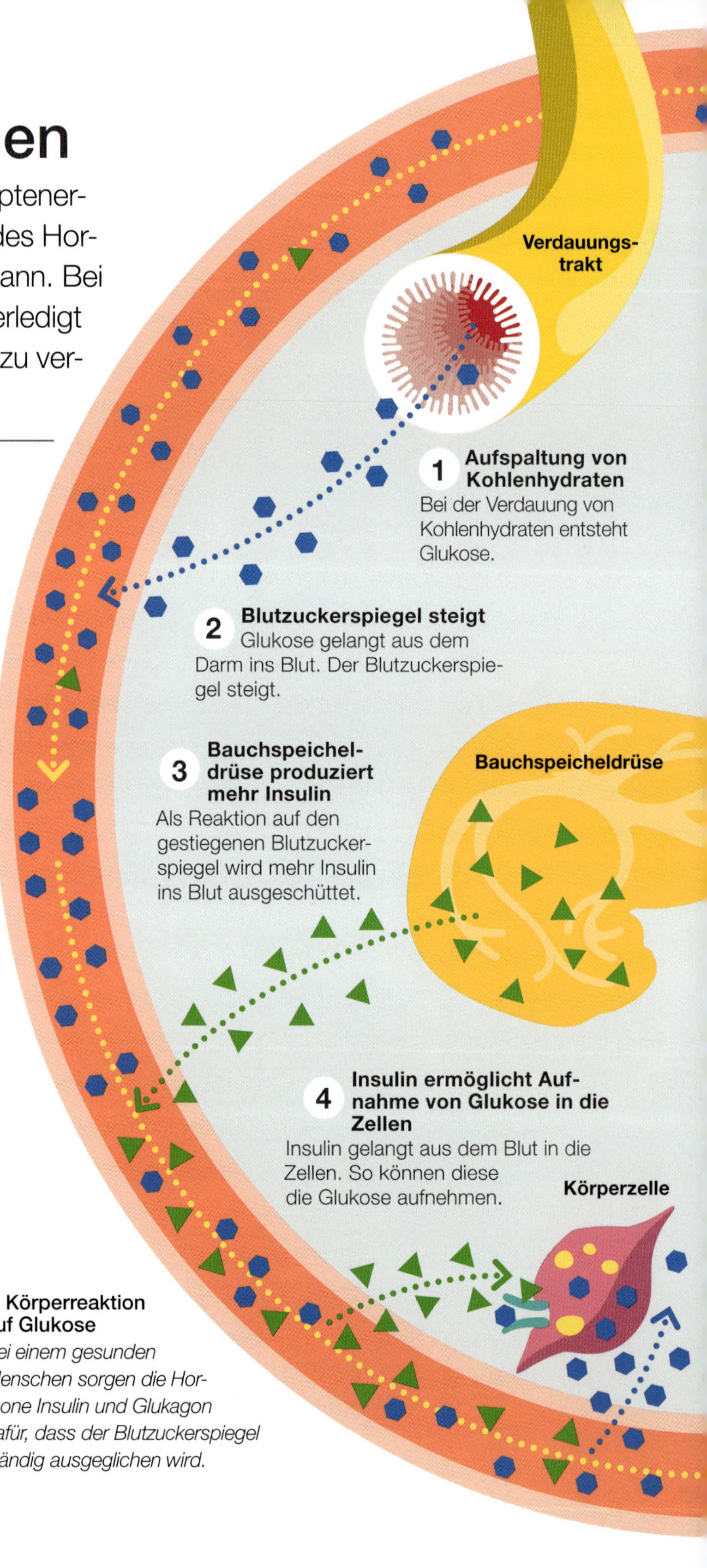

▷ **Körperreaktion auf Glukose**
Bei einem gesunden Menschen sorgen die Hormone Insulin und Glukagon dafür, dass der Blutzuckerspiegel ständig ausgeglichen wird.

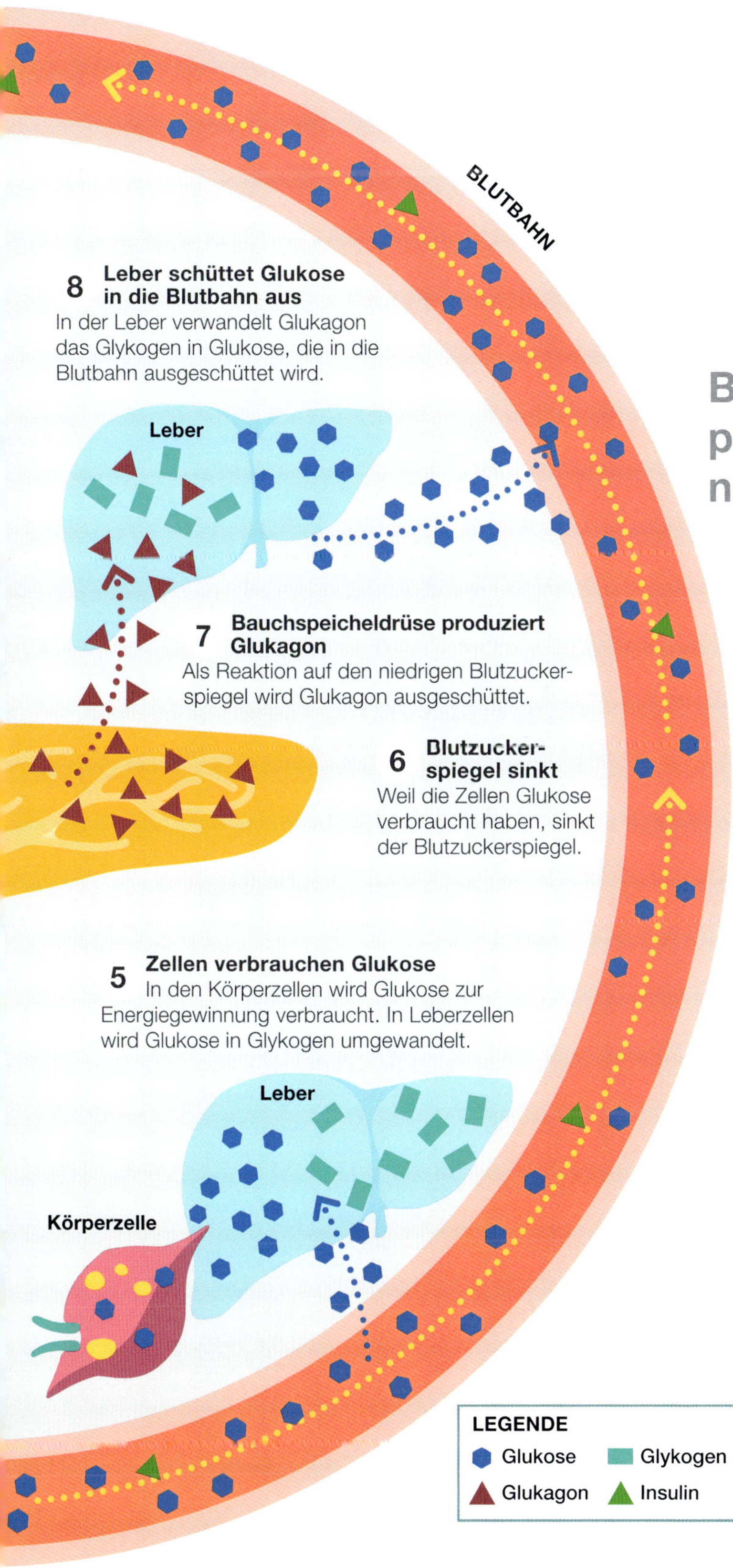

ein Schlüssel schließt das Insulin die Zellen auf, sodass sie Glukose aufnehmen können. Sinkt der Blutzuckerspiegel, wird mehr Glukagon ausgeschüttet, das Glykogen aus der Leber in Glukose umwandelt. Diese gelangt in die Blutbahn und der Zuckerspiegel steigt wieder an.

Bei **Diabetes** kann der Körper den **Blutzuckerspiegel** nicht richtig regulieren.

Was ist bei Diabetes anders?

Diabetiker produzieren zu wenig oder gar kein Insulin, oder ihre Zellen sind gegen seine Wirkung resistent. Folglich steigt der Blutzuckerspiegel. Dadurch entstehen Symptome wie häufiger Harndrang, weil der Körper die überschüssige Glukose mit dem Urin auszuscheiden versucht. Weil der Körper Glukose nicht als Energiequelle nutzen kann, greift er stattdessen auf seine Muskeln und Fettreserven zurück. Das kann zur Gewichtsabnahme führen. Liegt nur eine Vorstufe von Diabetes vor, treten möglicherweise keine Symptome auf und die Krankheit lässt sich nur durch einen Bluttest feststellen (s. S. 20–21). Ein deutlich über dem Normalwert liegender Blutzuckerspiegel ist meist ein Hinweis auf Diabetes.

Diabetes-mellitus-Typen

Der Begriff Diabetes umfasst verschiedene Typen der Krankheit. Die wichtigsten sind Typ 1 (s. S. 12–13) und Typ 2 (s. S. 14–15), aber es gibt noch andere Typen (s. S. 16–17), z. B. Schwangerschaftsdiabetes oder Erwachsenendiabetes in der Jugend (MODY = Maturity Onset Diabetes of the Young).

Diabetes Typ 1

Bei diesem Diabetes-Typ produziert die Bauchspeicheldrüse kein Insulin. Darum können die Körperzellen keine Glukose aufnehmen. Der Blutzuckerspiegel steigt unkontrolliert und die Zellen sind ihrer Hauptenergiequelle beraubt. Dadurch kommt es zu Symptomen wie Müdigkeit, Ausscheidung großer Urinmengen oder Gewichtsabnahme.

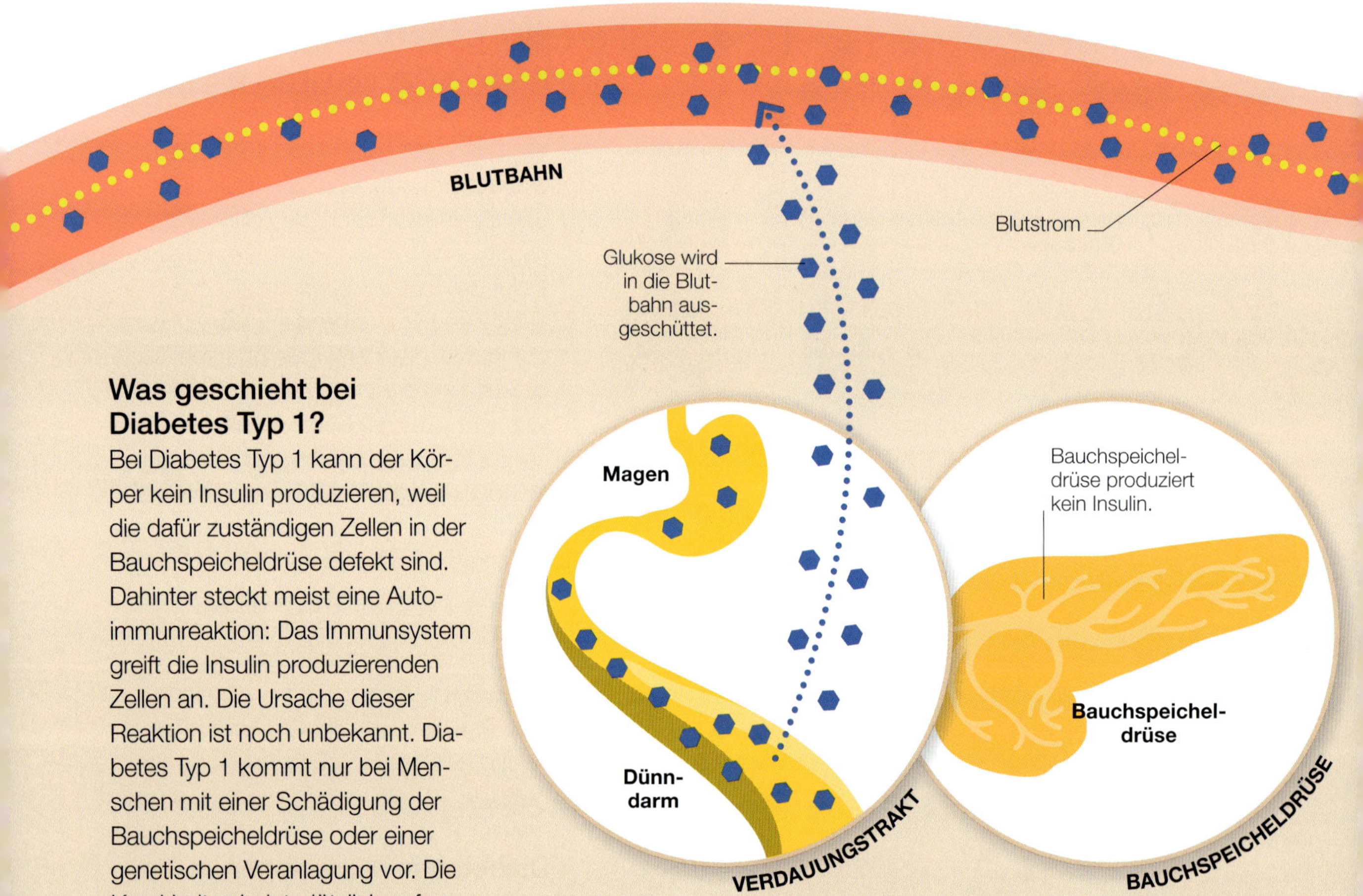

Was geschieht bei Diabetes Typ 1?

Bei Diabetes Typ 1 kann der Körper kein Insulin produzieren, weil die dafür zuständigen Zellen in der Bauchspeicheldrüse defekt sind. Dahinter steckt meist eine Autoimmunreaktion: Das Immunsystem greift die Insulin produzierenden Zellen an. Die Ursache dieser Reaktion ist noch unbekannt. Diabetes Typ 1 kommt nur bei Menschen mit einer Schädigung der Bauchspeicheldrüse oder einer genetischen Veranlagung vor. Die Krankheit scheint plötzlich aufzutreten, tatsächlich kann die Schädigung der Insulin produzierenden Zellen aber schon Monate oder Jahre früher begonnen haben. Zu Symptomen kommt es erst, wenn etwa 80 Prozent dieser Zellen defekt sind.

1 Glukose gelangt ins Blut
Während der Verdauung gelangt Glukose aus dem Verdauungstrakt ins Blut. Normalerweise setzen dann Mechanismen ein, um die Glukose aufzunehmen, unter anderem die Ausschüttung von Insulin in der Bauchspeicheldrüse.

2 Kein Insulin verfügbar
Bei Diabetes Typ 1 sind die Insulin produzierenden Zellen in der Bauchspeicheldrüse geschädigt. Die Zellen benötigen aber Insulin, um Glukose aus dem Blut aufzunehmen. Ohne Insulin bleibt der im Blut zirkulierende Zucker hoch.

MERKMALE VON DIABETES TYP 1

- Kann in jedem Alter auftreten, kommt aber am häufigsten in der Kindheit und Jugend vor.
- Der Körper kann kein Insulin produzieren.
- Symptome treten im Verlauf von Wochen auf.
- Lebenslange Behandlung mit Insulin erforderlich, meist mit Spritzen oder Pumpe.
- Ist eine Autoimmunerkrankung und steht nicht in Zusammenhang mit dem Körpergewicht.
- Bisher weder Vorbeugung noch Heilung möglich.

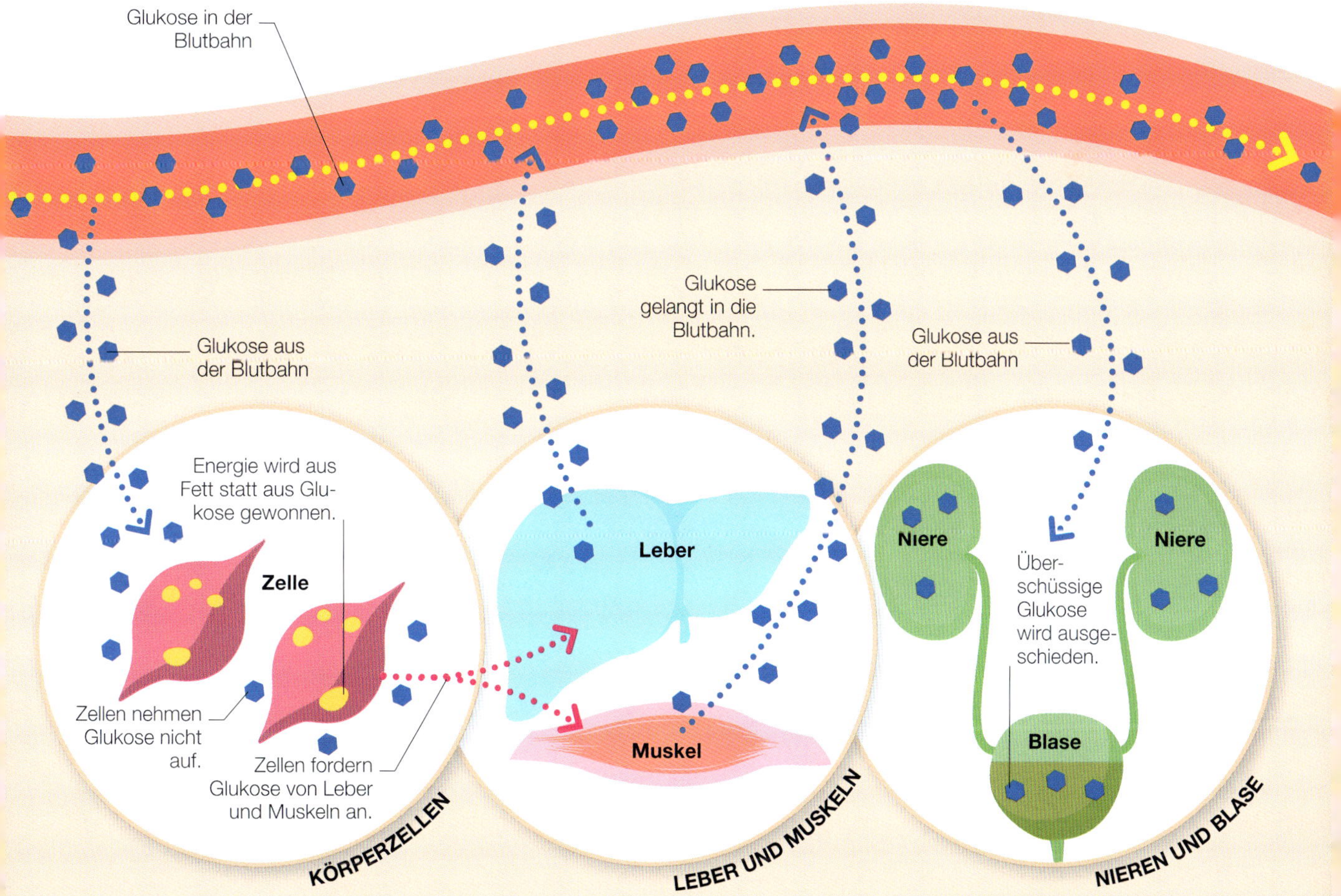

3 Glukosemangel der Zellen
Weil die Zellen keine Glukose aus dem Blut aufnehmen können, fehlt ihnen die Hauptenergieversorgung. Sie benötigen jedoch Energie, die dann ersatzweise aus Körperfett gewonnen wird.

4 Blutzuckerspiegel steigt weiter
Die Zellen signalisieren den Muskeln und der Leber, mehr Glukose ins Blut abzugeben. Ohne Insulin kann aber auch diese Glukose nicht verwertet werden, und der Blutzuckerspiegel steigt weiter.

5 Nieren produzieren mehr Urin
Um den Blutzuckerspiegel zu normalisieren, versucht der Körper, die Glukose auszuscheiden. Die Nieren filtern sie aus dem Blut und produzieren große Mengen Urin, der Glukose enthält.

Diabetes Typ 2

Typ 2 ist die häufigste Form des Diabetes. Die Bauchspeicheldrüse produziert zwar Insulin, aber in zu geringer Menge, und/oder die Zellen sind gegen seine Wirkung resistent. Folglich nehmen die Zellen zu wenig Glukose auf und der Blutzuckerspiegel steigt über das übliche Maß an.

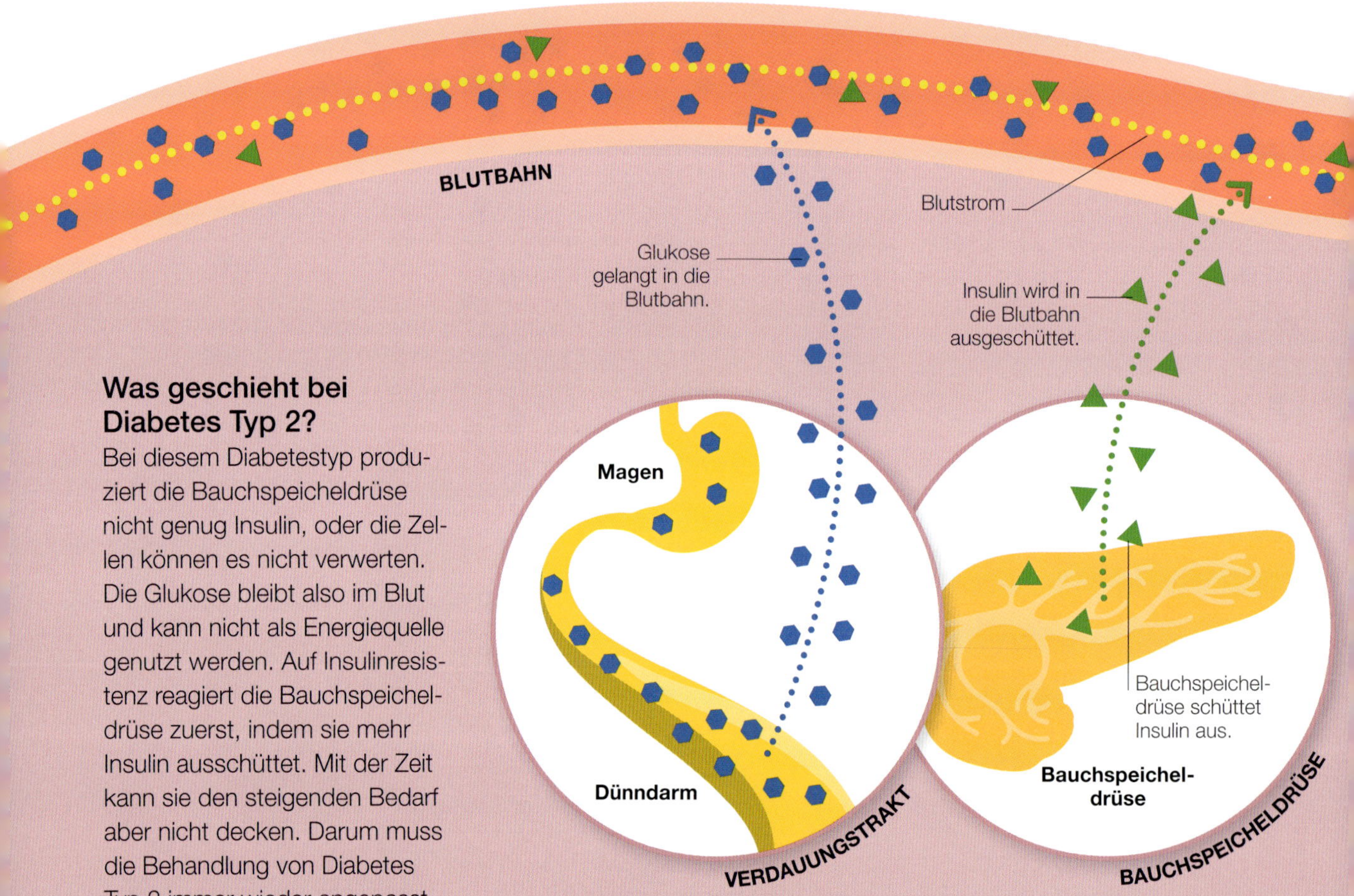

Was geschieht bei Diabetes Typ 2?

Bei diesem Diabetestyp produziert die Bauchspeicheldrüse nicht genug Insulin, oder die Zellen können es nicht verwerten. Die Glukose bleibt also im Blut und kann nicht als Energiequelle genutzt werden. Auf Insulinresistenz reagiert die Bauchspeicheldrüse zuerst, indem sie mehr Insulin ausschüttet. Mit der Zeit kann sie den steigenden Bedarf aber nicht decken. Darum muss die Behandlung von Diabetes Typ 2 immer wieder angepasst werden, und irgendwann muss meist Insulin zugeführt werden. Diabetes Typ 2 geht oft, aber nicht immer, mit Übergewicht und mit Fettansammlungen im Bereich von Leber und Bauchspeicheldrüse einher.

1 Glukose gelangt ins Blut Bei der Verdauung von Nahrung werden Kohlenhydrate in Glukose umgewandelt. Die Glukose gelangt durch die Darmwand in die Blutbahn und wird in alle Körperteile transportiert.

2 Insulin wird ausgeschüttet Wenn die Bauchspeicheldrüse Glukose registriert, schüttet sie mehr Insulin aus. Es ermöglicht den Zellen, Glukose aufzunehmen. Bei Diabetes Typ 2 produziert die Bauchspeicheldrüse zu wenig Insulin oder die Zellen sind resistent dagegen.

MERKMALE VON DIABETES TYP 2

- Tritt meist im späteren Erwachsenenalter auf, kommt aber immer häufiger bei Teenagern und jungen Erwachsenen vor.
- Körper produziert zu wenig Insulin oder die Zellen sind resistent gegen das Hormon.
- Symptome sind nicht offensichtlich oder treten allmählich auf.
- Maßnahmen: gesunde Ernährung, Bewegung, Medikamente, ggf. Insulin. Die Behandlung kann sich im Laufe der Zeit ändern.
- Betroffene Personen haben häufig Übergewicht.
- Gewichtsabnahme und Abbau von Fett um Leber und Bauchspeicheldrüse können eine Besserung bewirken.

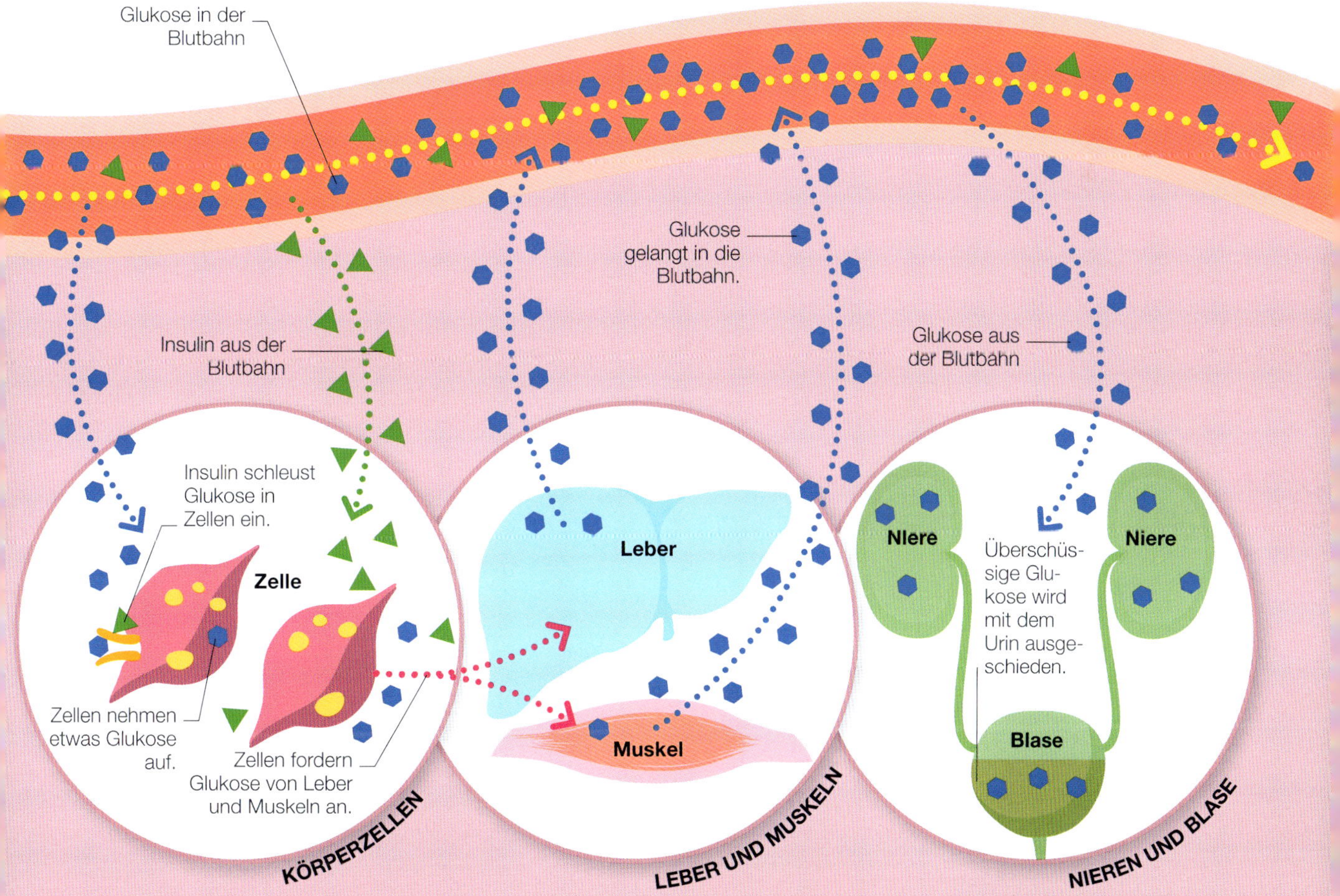

3 Glukosemangel in den Zellen

Weil Insulin fehlt oder die Zellen gegen das Hormon resistent sind, können sie nur kleine Mengen Glukose aufnehmen. Diese Menge ist nicht ausreichend, um den Energiebedarf des Körpers zu decken.

4 Blutzuckerspiegel steigt weiter

Wegen des Energiemangels melden die Zellen an Leber und Muskeln, dass von dort Glukose ins Blut abgegeben werden muss. Da die Zellen sie aber nicht aufnehmen können, steigt der Blutzuckerspiegel weiter.

5 Nieren produzieren mehr Urin

Wie bei Diabetes Typ 1 filtern die Nieren die Glukose aus dem Blut, um den Blutzuckerspiegel wieder zu normalisieren. Dabei entstehen große Mengen Urin, der Glukose enthält.

Andere Typen von Diabetes

Neben den bekannten Typen 1 und 2 gibt es weitere Formen. Wenn die Krankheit als Folge einer anderen Erkrankung oder Behandlung auftritt, spricht man von sekundärem Diabetes.

Was geschieht bei Schwangerschaftsdiabetes?
Bei Schwangerschaftsdiabetes vermindern die Hormone der Plazenta die Wirksamkeit des Insulins, und die Bauchspeicheldrüse schüttet nicht genug Insulin aus, um das zu kompensieren. Folglich nehmen die Körperzellen zu wenig Glukose auf und der Blutzuckerspiegel steigt an.

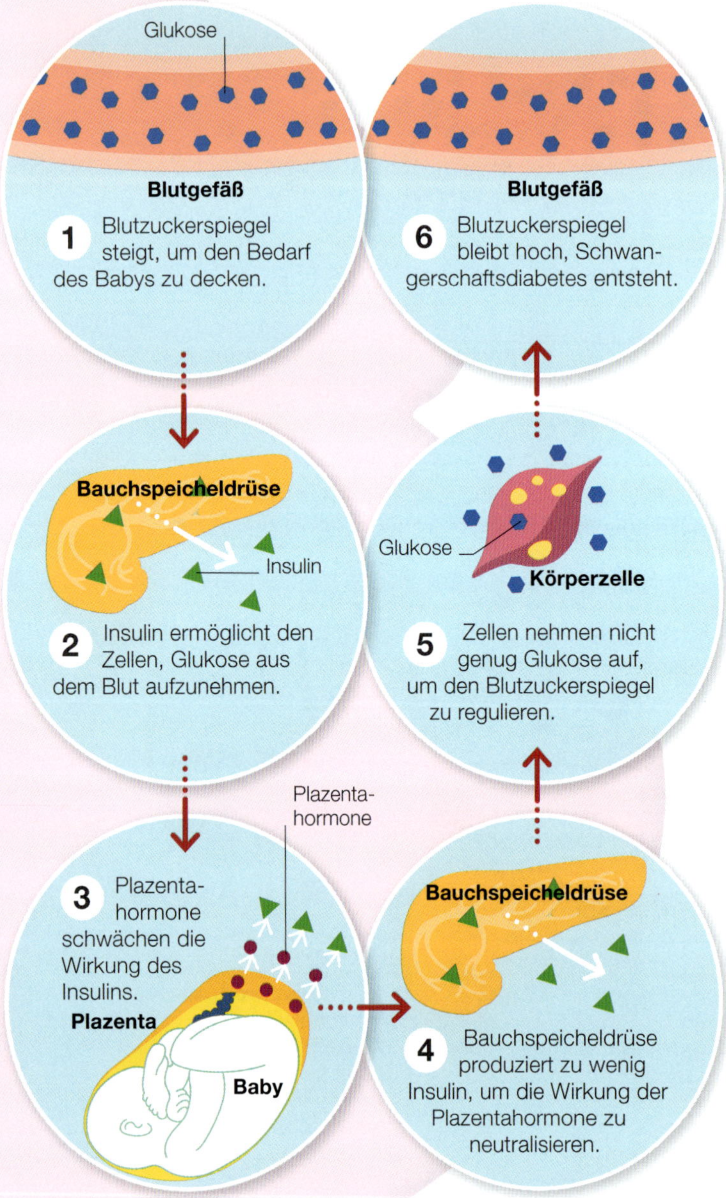

Schwangerschaftsdiabetes

Bei Schwangerschaftsdiabetes kann es sich um einen bislang nicht diagnostizierten Diabetes Typ 1 oder Typ 2 handeln. Häufiger tritt diese Form des Diabetes als Insulinverwertungsstörung aber erstmals in der 24. bis 28. Schwangerschaftswoche auf und verschwindet nach der Geburt wieder. Bei Frauen mit diesem Krankheitstyp besteht ein erhöhtes Risiko für Diabetes in folgenden Schwangerschaften, und auch die Gefahr für einen dauerhaften Diabetes Typ 2 in späteren Jahren ist erhöht. In der Schwangerschaft steigt der Blutzuckerspiegel, weil auch das wachsende Baby versorgt werden muss. Die Hormone der Plazenta verringern aber die Wirkung des Insulins. Wenn die Bauchspeicheldrüse die Wirkung der Plazentahormone nicht ausgleichen kann, bleibt die Glukose im Blut. So entsteht ein Schwangerschaftsdiabetes. Auch wenn keine Symptome auftreten, wird dieser bei den Vorsorgeuntersuchungen festgestellt. Normalerweise erfolgt dann während der weiteren Schwangerschaft eine individuell abgestimmte Behandlung (s. S. 136–137).

Erwachsenendiabetes bei Jugendlichen

Dieser relativ seltene Typ (auch MODY genannt) betrifft Personen unter 25 Jahren, bei deren Familie in mindestens zwei früheren Generationen Diabetes aufgetreten ist. Er wird häufig mit Insulin behandelt, obwohl in vielen Fällen auch andere Medikamente genügen würden. Manche Betroffenen kommen sogar ohne Medikamente aus.

Latenter Autoimmun-Diabetes bei Erwachsenen

Dieser Typ (auch LADA) zeigt Merkmale von Diabetes Typ 1 und Typ 2. Er kann sich in jedem Lebensalter entwickeln, tritt aber selten vor dem 30. Lebensjahr auf. Wie bei Typ 1 stellt die Bauchspeicheldrüse die Insulinproduktion ein, weil auch hier vermutlich das Immunsystem die Insulin produzierenden Zellen angreift. Anders als bei Typ 1 produzieren die Zellen aber noch monate- oder jahrelang in reduzierter Menge weiter. Es treten die typischen Diabetes-Symptome auf, aber erst ganz allmählich: hartnäckige Müdigkeit, Ausscheidung großer Urinmengen, ständiger Durst und Gewichtsabnahme. Je nach Höhe des Blutzuckerspiegels wird dieser Typ mit Tabletten und/oder Insulin behandelt.

Neugeborenen-Diabetes

Dieser Typ, der vor dem Alter von sechs Monaten diagnostiziert wird, kommt sehr selten vor. Verursacht wird er durch eine genetische Mutation, welche die Insulinproduktion hemmt. Es gibt eine vorübergehende und eine permanente Form der Erkrankung. Die vorübergehende Variante verschwindet bis zum Alter von etwa zwölf Jahren. Die permanente Form dauert lebenslang und kann durch einen Gentest bestätigt werden. Zur Behandlung werden Tabletten oder Insulin eingesetzt.

METABOLISCHES SYNDROM

Streng genommen ist dies kein Diabetes, sondern ein Sammelbegriff, der Bluthochdruck, erhöhte Blutfettwerte, Übergewicht und Diabetes Typ 2 einschließt. Jedes Problem für sich erhöht das Risiko für ernsthafte Krankheiten, z. B. Herzerkrankungen. Darum ist es sinnvoll, die Probleme in den Griff zu bekommen.

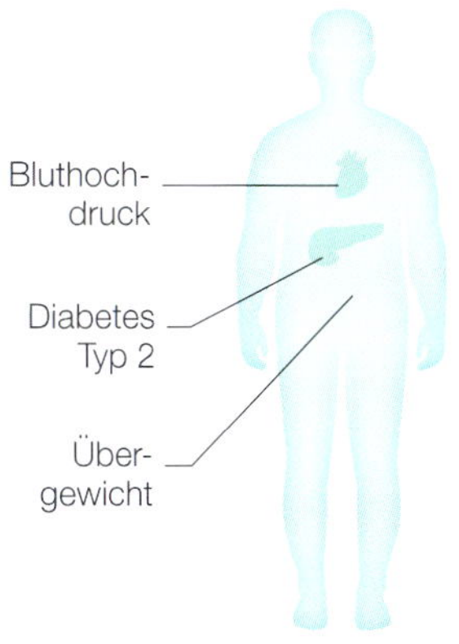

Etwa 1 von 20 Frauen erkrankt in der Schwangerschaft an Diabetes.

Sekundärer Diabetes

Tritt Diabetes als Folge einer anderen Krankheit oder medizinischen Behandlung auf, spricht man von Sekundärdiabetes. Mögliche Ursachen sind Virusinfektionen, welche die Insulin produzierenden Zellen in der Bauchspeicheldrüse schädigen, aber auch Schäden durch Bauchspeicheldrüsenentzündung oder Mukoviszidose, operative Entfernung der Bauchspeicheldrüse, Hormonstörungen wie etwa das Cushing-Syndrom oder Nebenwirkungen von Medikamenten wie Corticosteroiden. Die Behandlung hängt von der zugrunde liegenden Ursache ab.

Prädiabetes

Bei Prädiabetes ist der Blutzuckerspiegel erhöht, aber nicht so hoch, dass man von Diabetes sprechen könnte. Betroffene können ihr Risiko, an Diabetes Typ 2 zu erkranken, selbst verringern, indem sie die Empfehlungen ihres Arztes befolgen (s. S. 22–23).

Symptome

Diabetes Typ 1 und 2 haben ähnliche Symptome, aber sie treten bei Typ 1 meist plötzlich auf, während sie sich bei Typ 2 langsam entwickeln. Falls Sie solche Anzeichen beobachten, sollten Sie unbedingt von Ihrem Arzt abklären lassen, ob es sich um Diabetes handelt (s. S. 20–21).

DEN ARZT KONTAKTIEREN

Bei starkem Durst und einem der folgenden Symptome:

- Übelkeit, Erbrechen, Magenschmerzen, fruchtig riechender Atem, Verwirrung, Schwächegefühl, Ohnmacht, starke Gewichtsabnahme

Diabetes erkennen

Beschwerden durch einen hohen Blutzuckerspiegel nimmt man bei Diabetes Typ 1 häufiger wahr, weil das Fehlen von Insulin starke Auswirkungen auf den Organismus hat. Bei Diabetes Typ 2 wird etwas Insulin produziert, darum fallen die Symptome oft schwächer aus oder werden mit anderen Ursachen wie Stress oder dem Alter in Verbindung gebracht.

Manche Menschen mit Diabetes Typ 2 haben gar keine Symptome und folglich auch keinen Verdacht. Die Krankheit fällt dann bei einem Routinecheck, einer Augen- oder sonstigen Untersuchung auf. Diabetes Typ 2 tritt immer häufiger bei Kindern und Jugendlichen auf, darum muss bei Symptomen in jeder Altersstufe ein Arzt konsultiert werden.

Möglicherweise sind Sie ständig müde, nehmen ab, haben oft Durst oder scheiden große Mengen Urin aus.

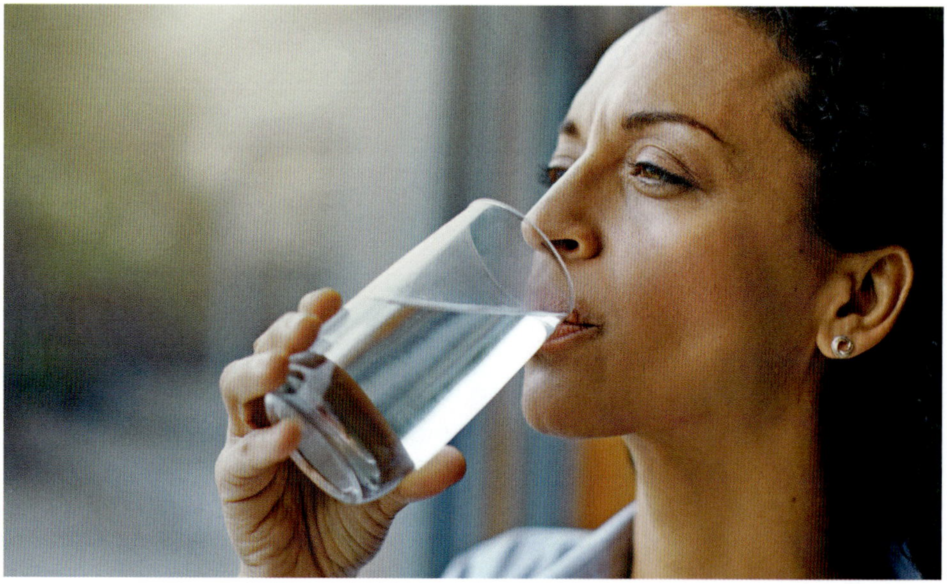

▷ **Ständiger Durst**
Ein häufiges Symptom von Diabetes ist ständiger Durst, weil die Nieren große Mengen wässrigen Urin produzieren, um die überschüssige Glukose aus dem Blut auszuscheiden.

▽ Mögliche Symptome von Diabetes

Diabetes kann mit verschiedenen Symptomen einhergehen, weil die Störung de Körperchemie sich auf alle Zellen auswirkt. Die Hauptsymptome sind bei Diabetes Typ 1 und 2 ähnlich. Der Unterschied besteht darin, dass sie bei Typ 1 meist plötzlich auftreten und bei Typ 2 allmählich.

MÜDIGKEIT UND ENERGIEMANGEL

Selbst wenn Sie mehr als gewöhnlich schlafen oder ruhen, kann Dauermüdigkeit auftreten, weil den Zellen ihre Hauptenergiequelle (Glukose) fehlt. Auch Schwindelgefühle können vorkommen.

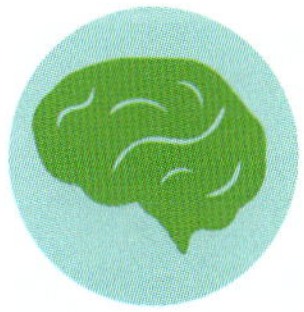

DURST UND TROCKENER MUND

Der Organismus scheidet viel Urin aus, um die überschüssige Glukose aus dem Blut zu beseitigen. Die Folge ist Dehydrierung: Sie bekommen Durst und einen trockenen Mund.

VERSCHWOMMENES SEHEN

Bei erhöhtem Blutzuckerspiegel kommt es zu Wassereinlagerungen in den Augenlinsen. Dadurch schwellen sie an, was zu verschwommenem Sehen führt.

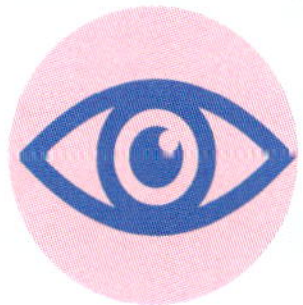

GEWICHTSABNAHME

Wenn der Körper Glukose nicht verwerten kann, gewinnt er Energie aus Fett und Muskeln. Dadurch können Fett und Muskelmasse verloren gehen. Gewichtsabnahme kommt häufiger bei Diabetes Typ 1 vor, bei Typ 2 vollzieht sie sich – wenn überhaupt – nur langsam.

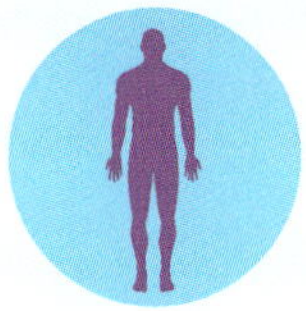

STÄNDIGER HUNGER

Wenn Sie kurz nach dem Essen schon wieder hungrig sind, liegt es daran, dass die Glukose aus der Nahrung wegen des fehlenden Insulins nicht in die Zellen eindringen kann.

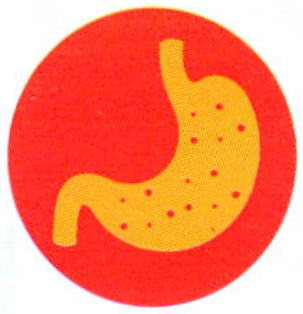

LANGSAME HEILUNG

Ein ständig erhöhter Blutzuckerspiegel kann die Durchblutung des Körpers beeinträchtigen. Für Reparaturprozesse wird aber Blut benötigt. Eine schlechte Blutversorgung bewirkt, dass Hautverletzungen und andere Gewebeschäden langsamer heilen.

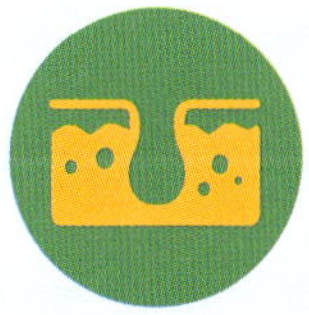

HÄUFIGES AUSSCHEIDEN GROSSER MENGEN URIN

Wenn der Blutzuckerspiegel zu hoch ist, filtern die Nieren die überschüssige Glukose aus dem Blut und produzieren mehr Urin, um die Glukose auszuscheiden.

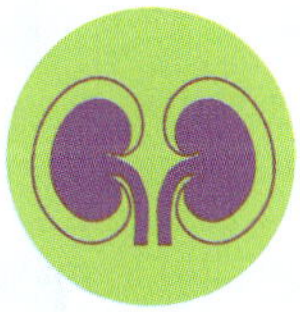

STÖRUNGEN DER SEXUALFUNKTION

Ein anhaltend hoher Blutzuckerspiegel kann zu Nervenschäden und schlechter Durchblutung führen. Das kann bei Männern Erektionsstörungen bewirken, Frauen verlieren vielleicht die Lust am Sex oder haben Schmerzen beim Geschlechtsverkehr.

BLASENENTZÜNDUNG UND PILZERKRANKUNGEN

Die Glukose im Urin fördert die Vermehrung von Bakterien und anderen Mikroorganismen in den Harnwegen. Das kann zu Infektionen wie Blasenentzündung oder Pilzerkrankungen der Genitalschleimhaut bei Männern und Frauen führen.

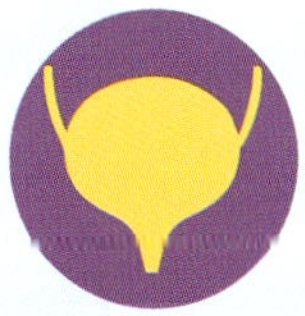

Diagnose

Wenn Symptome vorliegen, die auf Diabetes hinweisen (s. S.18–19), sollten Sie sich an Ihren Arzt wenden. Für eine sichere Diagnose muss der Blutzuckerspiegel genau ermittelt werden.

Testverfahren

Im ersten Schritt wird der Arzt eine Urinprobe oder einen kleinen Blutstropfen aus dem Finger auf Glukose untersuchen. Beide Tests liefern sofortige Ergebnisse. Wird Glukose im Urin festgestellt, oder deutet der Kapillarblut-Test aus der Fingerbeere auf einen hohen Blutzuckerspiegel hin, wird eine größere Blutmenge abgenommen und im Labor untersucht. Übliche Verfahren sind eine einfache Blutuntersuchung zur Glukosebestimmung, ein Nüchternblutzuckertest und ein oraler Glukosetoleranztest. Gelegentlich wird auch ein HbA1c-Test durchgeführt, der Aufschluss über den durchschnittlichen Blutzuckerspiegel im Lauf der letzten 2–3 Monate gibt. Ab einer bestimmten Höhe kann der HbA1c-Wert auch für die Diagnose genutzt werden.

Blutzuckerspiegel

Bei Blutuntersuchungen zur Diagnose von Diabetes wird die Glukosekonzentration ermittelt, also die Glukosemenge in einer bestimmten Menge Blut. Das Ergebnis – der Blutzuckerspiegel – wird in Millimol Glukose pro Liter Blut angegeben, abgekürzt mmol/l. Ebenfalls gebräuchlich ist die Angabe in Milligramm pro Deziliter (mg/dl). Mit Blutuntersuchungen kann auch Prädiabetes (Vorstufe des Diabetes) erkannt werden. In diesem Fall ist der Blutzuckerspiegel leicht erhöht (6,1–6,9 mmol/l bzw. 109–125 mg/dl, ermittelt mit dem Nüchternblutzuckertest), aber nicht so hoch, dass man von Diabetes sprechen würde. Wird Prädiabetes diagnostiziert, besteht aber ein erhöhtes Risiko, an Diabetes Typ 2 zu erkranken. Diese Früherkennung ist wichtig, um durch gezielte Maßnahmen das Risiko zu verringern (s. S. 22–23).

NÜCHTERNBLUTZUCKER (NICHT SCHWANGER)

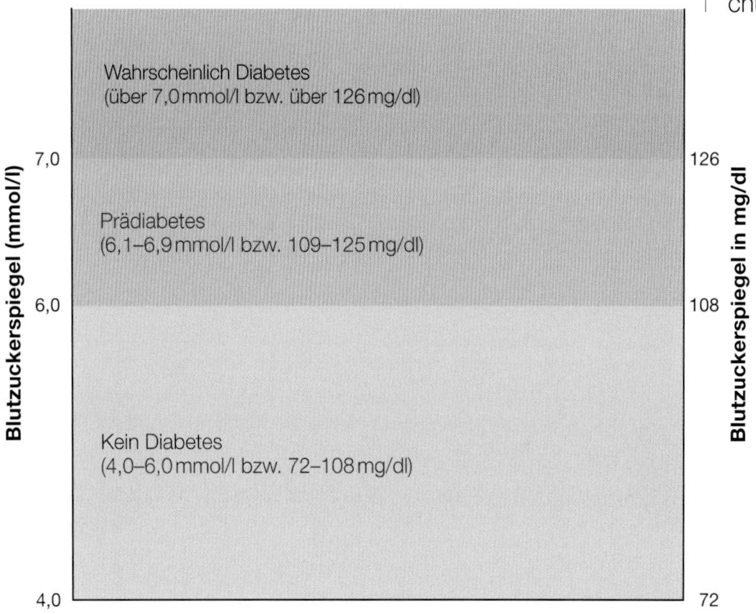

◁ **Nüchternblutzucker**
Die Nüchternblutzuckermessung kann Hinweise darauf geben, ob Diabetes oder Prädiabetes vorliegt.

UNTERSUCHUNGSMETHODEN ZUR DIAGNOSE VON DIABETES

Ein erhöhter Blutzuckerspiegel lässt sich durch einen Kapillarblut- oder Urintest feststellen, für eine verlässliche Diagnose sind aber weitere Untersuchungen im Labor notwendig: eine einfache Blutuntersuchung, ein Nüchternblutzuckertest oder ein oraler Glukosetoleranztest. Die Ergebnisse werden zusammen mit den Symptomen beurteilt. Wenn Diabetesverdacht besteht, aber keine Symptome vorliegen, wird der Test an einem anderen Tag wiederholt.

	WIE LÄUFT DER TEST AB?	WAS SAGEN DIE ERGEBNISSE AUS?
Urintest	Ein Teststreifen wird in eine Urinprobe getaucht. Je nachdem, wie viel Glukose im Blut vorhanden ist, verändert sich seine Farbe. Anhand einer Vergleichsskala liest man nun ab, ob und wie viel Glukose im Blut vorhanden ist.	Glukose im Urin ist kein zuverlässiger Nachweis dafür, dass Diabetes vorliegt. Wenn Glukose im Urin festgestellt wird oder wenn Sie Symptome zeigen und keine Glukose im Urin gefunden wird, sind weitere Tests (Blutuntersuchungen) notwendig.
Kapillarblut-Test	Mit einer kleinen Lanzette wird in die Fingerspitze gestochen, sodass ein Blutstropfen austritt. Dieser wird auf einen Teststreifen gegeben, der sich in einem Blutzuckermessgerät befindet. Das Gerät zeigt die Höhe des Blutzuckerspiegels an.	Bei einem gesunden Menschen liegt der Blutzuckerspiegel bei 4–6 mmol/l bzw. 70–110 mg/dl. Zeigt das Gerät ein Ergebnis von mehr als 6 mmol/l bzw. 110 mg/dl, wird der Arzt weitere Untersuchungen anordnen. Als alleiniger Test zur Diagnose von Diabetes reicht der Kapillarblut-Test nicht aus.
Einfache Blutuntersuchung	Eine Blutprobe aus dem Arm wird in einem Labor auf Glukose untersucht. Man spricht auch von »Gelegenheitsblutzucker«, weil es bei der Bestimmung keine Rolle spielt, ob der Patient vorher gegessen hat oder nicht.	Wenn Symptome vorliegen und der Blutzuckerspiegel über 11,1 mmol/l bzw. 200 mg/dl liegt, weist das stark auf einen Diabetes hin. Meist wird zur Absicherung zusätzlich ein Nüchternblutzuckertest oder ein oraler Glukosetoleranztest durchgeführt. Auf jeden Fall passiert das, wenn keine Symptome vorliegen oder das Mess-Ergebnis geringer ausfällt.
Nüchternblutzuckertest	Der Patient stellt sich nüchtern beim Arzt vor, d. h., er hat seit dem Vorabend nichts gegessen oder getrunken (außer Wasser). Eine Blutprobe wird aus dem Arm entnommen und in einem Labor auf Glukose untersucht.	Wenn Symptome vorliegen und der Blutzuckerwert über 7 mmol/l bzw. 125 mg/dl liegt, wird Diabetes diagnostiziert. Für die Diagnose von Schwangerschaftsdiabetes genügt ein Blutzuckerwert von mehr als 5,6 mmol/l bzw. 100 mg/dl. Liegen keine Symptome vor oder fällt bei vorliegenden Symptomen das Mess-Ergebnis geringer aus, kann der Test wiederholt oder ein oraler Glukosetoleranztest durchgeführt werden.
Oraler Glukosetoleranztest	Der Patient stellt sich nüchtern beim Arzt vor, d. h., er hat seit dem Vorabend nichts gegessen oder getrunken (außer Wasser). Eine Blutprobe wird aus dem Arm entnommen. Danach erhält der Patient ein glukosehaltiges Getränk. 2 Stunden später wird erneut eine Blutprobe entnommen. Beide Proben werden untersucht und die Werte verglichen.	Wenn der Nüchternblutzuckerwert bei 7 mmol/l (126 mg/dl) oder höher liegt und/oder der Wert nach zwei Stunden über 11,1 mmol/l bzw. 200 mg/dl liegt, wird Diabetes diagnostiziert. Für die Diagnose von Schwangerschaftsdiabetes genügt es, wenn der Wert nach zwei Stunden bei 7,8 mmol/l bzw. 140 mg/dl oder höher liegt. Dieser Test wird eingesetzt, wenn andere Untersuchungen keine klaren Ergebnisse geliefert haben oder wenn Risikofaktoren für Diabetes vorliegen.

Diabetes vorbeugen und behandeln

Viele Menschen mit Diabetes Typ 2 können ihre Blutzuckerwerte durch Gewichtsabnahme und mehr Bewegung deutlich verbessern. Genau das ist auch sinnvoll, um zu verhindern, dass sich ein Prädiabetes zum Diabetes Typ 2 entwickelt. Andere Diabetes-Typen lassen sich zwar nicht verhüten oder heilen, aber ein sorgfältiges Management kann immerhin Folgeerscheinungen vorbeugen.

Prädiabetes und Diabetes Typ 2

Bei Prädiabetes ist der Blutzuckerspiegel erhöht, aber nicht so hoch, dass man von Diabetes sprechen würde. Es besteht aber ein erhöhtes Risiko, an Diabetes Typ 2 zu erkranken.

Wer an Prädiabetes leidet und mehr wiegt, als für seine Körpergröße empfohlen wird (s. S. 92–93), kann der Entwicklung von Diabetes Typ 2 durch Gewichtsabnahme und mehr Bewegung vorbeugen. Das trägt auch in den ersten Erkrankungsjahren dazu bei, die Beschwerden zu verringern, und kann sogar im weiteren Krankheitsverlauf dafür sorgen, eine medikamentöse Behandlung hinauszuzögern oder zumindest zu vereinfachen. Wer nicht an Prädiabetes oder Diabetes Typ 2 leidet, kann sein Krankheitsrisiko durch ein gesundes Körpergewicht, richtige Ernährung und regelmäßige Bewegung senken.

KINDER UND JUGENDLICHE

Diabetes Typ 1 Möglichkeiten zur Verzögerung der Erkrankung bei jungen Risikopatienten werden zurzeit untersucht, doch die Forschung steckt noch in den Anfängen.

Diabetes Typ 2 Für junge Menschen gelten dieselben Maßnahmen wie für Erwachsene: Gewichtsabnahme und mehr Bewegung senken das Risiko. Neben der ärztlichen Behandlung brauchen junge Menschen in besonderem Maß die emotionale und praktische Unterstützung der Familie.

Andere Typen von Diabetes

Für Diabetes Typ 1, MODY (Erwachsenendiabetes bei jungen Menschen) und LADA (latenter Autoimmun-Diabetes bei Erwachsenen) gibt es bislang keine wirksame Vorbeugung oder Heilung. Ein angemessenes Körpergewicht, gesunde

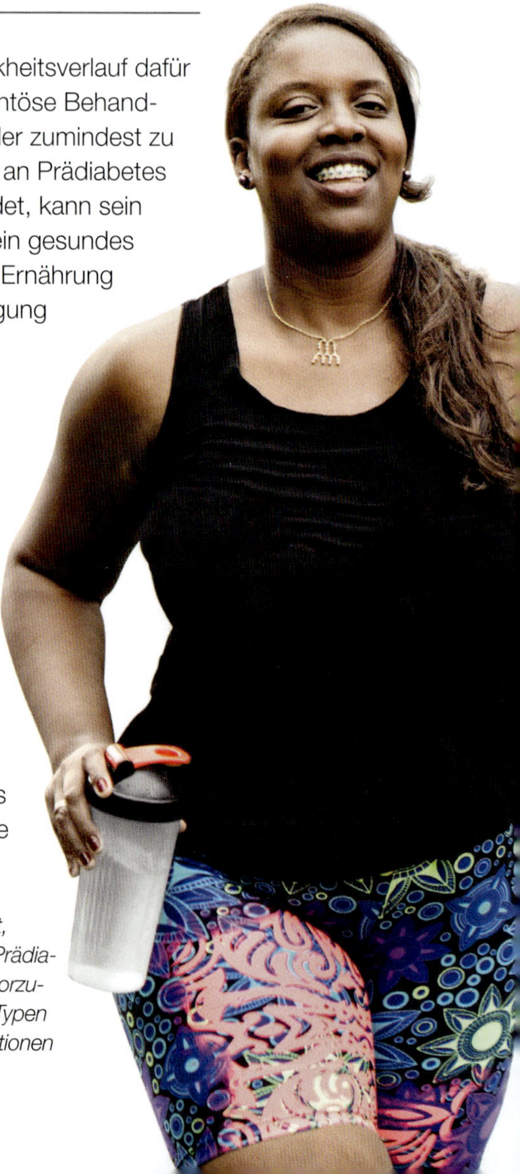

▷ **Mehr Bewegung!**
Regelmäßige Bewegung hilft, Gewicht zu reduzieren und Prädiabetes oder Diabetes Typ 2 vorzubeugen. Bei allen Diabetes-Typen ist sie nützlich, um Komplikationen vorzubeugen.

Ernährung und regelmäßige Bewegung sind aber sinnvolle Maßnahmen des Krankheits-Managements und helfen, Komplikationen vorzubeugen. Schwangerschaftsdiabetes verschwindet oft bald nach der Entbindung, kann aber darauf hinweisen, dass ein erhöhtes Risiko für Diabetes Typ 2 vorliegt. Dieses Risiko lässt sich durch ein normales Gewicht und gesunde Ernährung verringern.

Praktische Maßnahmen

Informationen zur Gewichtsabnahme finden Sie auf Seite 94–99, zur Bewegung auf Seite 100–103. Durch Gewichtsreduzierung und Bewegung wird Fett im Bereich von Leber und Bauchspeicheldrüse abgebaut. Dadurch verbessert sich die Effizienz der Insulinproduktion, außerdem hilft der Fettabbau, der Insulinresistenz der Körperzellen vorzubeugen. Auch andere mit Diabetes zusammenhängende Risiken, etwa Herzerkrankungen, lassen sich so senken. Außerdem hilft Bewegung beim Stressabbau und hebt die Stimmung.

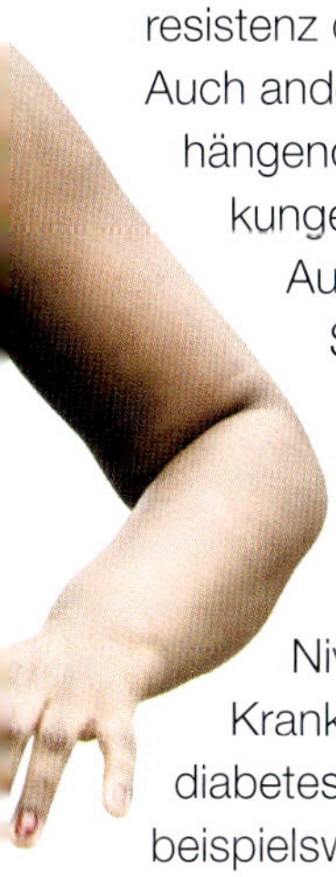

Bei Diabetes Typ 2 ist es möglich, den Blutzuckerspiegel wieder auf ein gesundes Niveau zu senken. Damit ist die Krankheit aber nicht geheilt. Prädiabetes oder Diabetes Typ 2 können beispielsweise bei Gewichtszunahme erneut auftreten. Darum sind regelmäßige Untersuchungen notwendig.

Abnehmen und Sport treiben ist nicht einfach. Erfolg stellt sich leichter ein, wenn Sie klare, realistische Ziele haben, planvoll vorgehen und Unterstützung finden. Bitten Sie Ihren Arzt, ein Ernährungs- und Bewegungsprogramm zusammenzustellen, das auf Ihre persönlichen Bedürfnisse und Vorlieben zugeschnitten ist. Vielleicht kann er auch ein Fitnessstudio empfehlen, das spezielle Diabetikerprogramme anbietet.

Vorbeugung und Linderung gelingen durch Gewichtsabnahme und mehr Bewegung

Chirurgische Eingriffe

Chirurgische Eingriffe werden normalerweise nur bei Typ-2-Diabetikern mit starkem Übergewicht vorgenommen, die nicht auf andere Weise abnehmen konnten. Es gibt verschiedene Verfahren. Bei allen wird der Magen verkleinert oder ein Teil des Darms »umgeleitet«. Die häufigste Methode ist ein Magenband, das wieder entfernt werden kann. Der Eingriff kann sinnvoll sein, um Diabetes Typ 2 zu normalisieren, den Blutdruck und die Blutfettwerte (z. B. den Cholesterinspiegel) zu senken und langfristig die Gesundheit und die Lebensqualität zu verbessern. Solche Operationen kommen aber nicht für jeden infrage und können mit Komplikationen und Nebenwirkungen einhergehen.

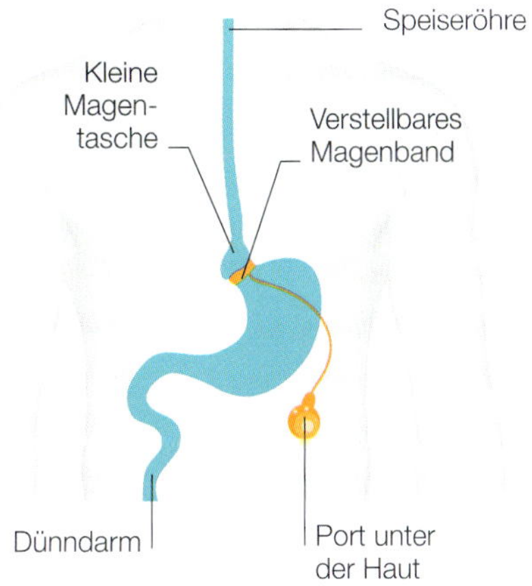

◁ **Magenband**
Um das Volumen des Magens zu verkleinern, wird um seinen oberen Teil ein verstellbares Band, meist aus Silikon, gelegt. Es wird gestrafft, indem durch einen unter der Haut implantierten Port Flüssigkeit in das Band gepumpt wird.

Was kommt nach der Erstdiagnose?

Die Diagnose Diabetes hat weitreichende Auswirkungen. Man muss sie emotional verkraften und im praktischen Alltag lernen, mit der Krankheit zu leben und umzugehen. Weitere Untersuchungen stehen an, oft bei verschiedenen Ärzten, und Sie werden viele Informationen und Ratschläge zum Krankheits-Management erhalten.

Untersuchungen und Behandlungen

Wenn erste Tests oder Symptome vermuten lassen, dass Diabetes vorliegt, muss die Diagnose durch ärztliche Untersuchungen bestätigt werden (s. S. 20–21). Danach folgen weitergehende Untersuchungen zum Gesundheitsstatus von Augen, Herz und Kreislauf sowie Nervenfunktion. Die Ergebnisse dieser Prüfung bilden die Grundlage für die Kontrolluntersuchungen, die in Zukunft meist jährlich durchgeführt werden (s. S. 142–143). Bei den Erstuntersuchungen können auch andere Gesundheitsprobleme erkannt werden, die behandelt oder beobachtet werden müssen. Außerdem startet die Diabetestherapie mit der Verordnung von Insulin oder anderen Medikamenten. Patienten mit Diabetes Typ 1 werden normalerweise in eine Spezialklinik überwiesen, wo man sie ausführlich in den Umgang mit Insulin einweist.

Patienten mit Diabetes Typ 2 müssen sich regelmäßig bei ihrem Hausarzt vorstellen, um die Medikamentendosierung einzustellen und zu beobachten. Eventuell verordnet er noch andere Medikamente, beispielsweise gegen Bluthochdruck. In beiden Fällen – egal ob Diabetes Typ 1 oder Typ 2 – erhalten die Patienten eine qualifizierte Ernährungsberatung durch Fachleuten sowie eine Unterweisung zur Blutzuckerselbstkontrolle.

UNTERSUCHUNGEN NACH DER ERSTDIAGNOSE

- Ermittlung von Körpergröße und Gewicht zum Berechnen des Body-Mass-Index (s. S. 93)
- Messung des Blutdrucks und Abhören des Herzens mit dem Stethoskop
- Untersuchung der Beine und Füße, um die Durchblutung und Empfindlichkeit zu prüfen
- Untersuchung der Netzhaut (der lichtempfindlichen Schicht im Auge)
- Blutuntersuchungen zur Bestimmung des Blutzuckerspiegels (evtl. HbA1c-Test, s. S. 31), der Blutfette (z. B. Cholesterin) sowie der Funktionen von Schilddrüse, Leber und Nieren

Mit Diabetes leben ist mehr als die medikamentöse Behandlung. Man muss die Diagnose auch emotional verkraften.

Zusammenarbeit mit Fachleuten

Diabetes lässt sich am besten behandeln, wenn Patient und medizinisches Fachpersonal zusammenarbeiten. Sie kennen sich mit Ihrem eigenen Leben gut aus, die Ärzte mit den medizinischen Aspekten der Krankheit. Diese individuelle Zusammenarbeit beginnt direkt nach der Diagnose.

Patienten wird nach der Erstdiagnose eine Schulung angeboten, in der sie mehr über die Krankheit lernen, Fragen stellen und andere Betroffene kennenlernen können. Geleitet werden solche Kurse von Diabetes-Experten, beispielsweise Ärzten oder Ernährungsberatern. Die Dauer der Schulungen kann variieren, inhaltlich geht es aber immer um die Krankheit, Ernährung, Behandlungen und darum, weitestmöglich gesund zu bleiben. Insulinpflichtige Patienten lernen auch das Berechnen von Kohlenhydrateinheiten (s. S. 82), das Anpassen der Insulindosierung (s. S. 48–51) und den Umgang mit Unterzuckerung (s. S. 62–67). Wenn die Teilnahme an einem Kurs nicht möglich ist, erkundigen Sie sich bei Ihrem Arzt nach einer Einzelschulung.

Emotionale Unterstützung

Die Erstdiagnose muss auch emotional verarbeitet werden. Das kann einige Zeit in Anspruch nehmen. Ein einfühlsamer Arzt wird bei den ersten Terminen nach Ihren Gefühlen fragen und Ihnen Zeit geben, ausführlich darüber zu sprechen. Das ist wichtig, weil es auch von Ihrem emotionalen Zustand abhängt, wie gut Sie im Alltag mit Ihrer Krankheit umgehen können (s. S. 110–111). Vielleicht möchten Sie sich auch einer Selbsthilfegruppe anschießen, die es nicht nur für Betroffene, sondern auch für Angehörige gibt. Selbst Online-Gruppen können ein gewisses Maß emotionaler Unterstützung bieten – ein Versuch schadet nicht. Fragen Sie Ihren Arzt nach Adressen oder Anlaufstellen.

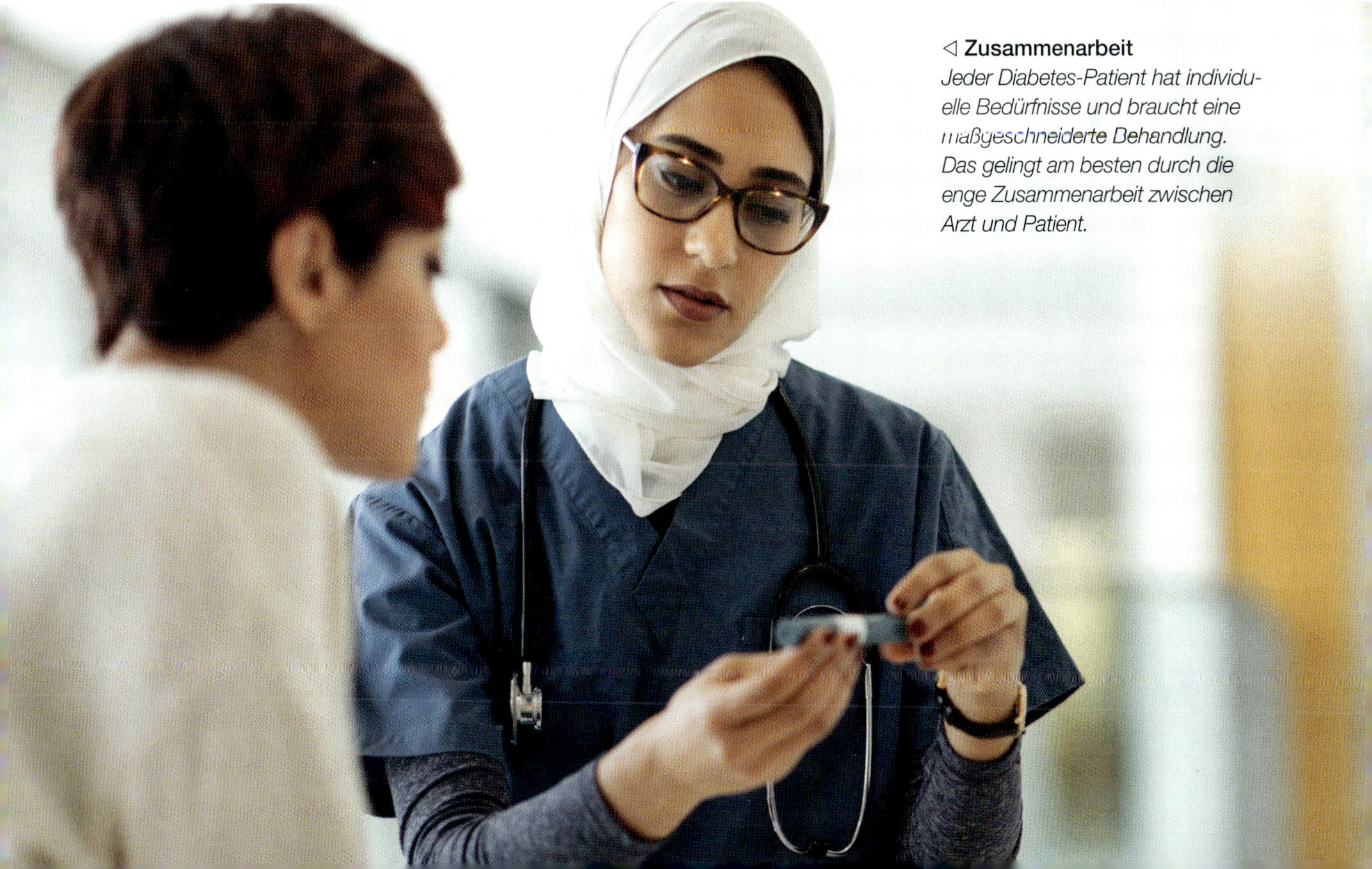

◁ **Zusammenarbeit**
Jeder Diabetes-Patient hat individuelle Bedürfnisse und braucht eine maßgeschneiderte Behandlung. Das gelingt am besten durch die enge Zusammenarbeit zwischen Arzt und Patient.

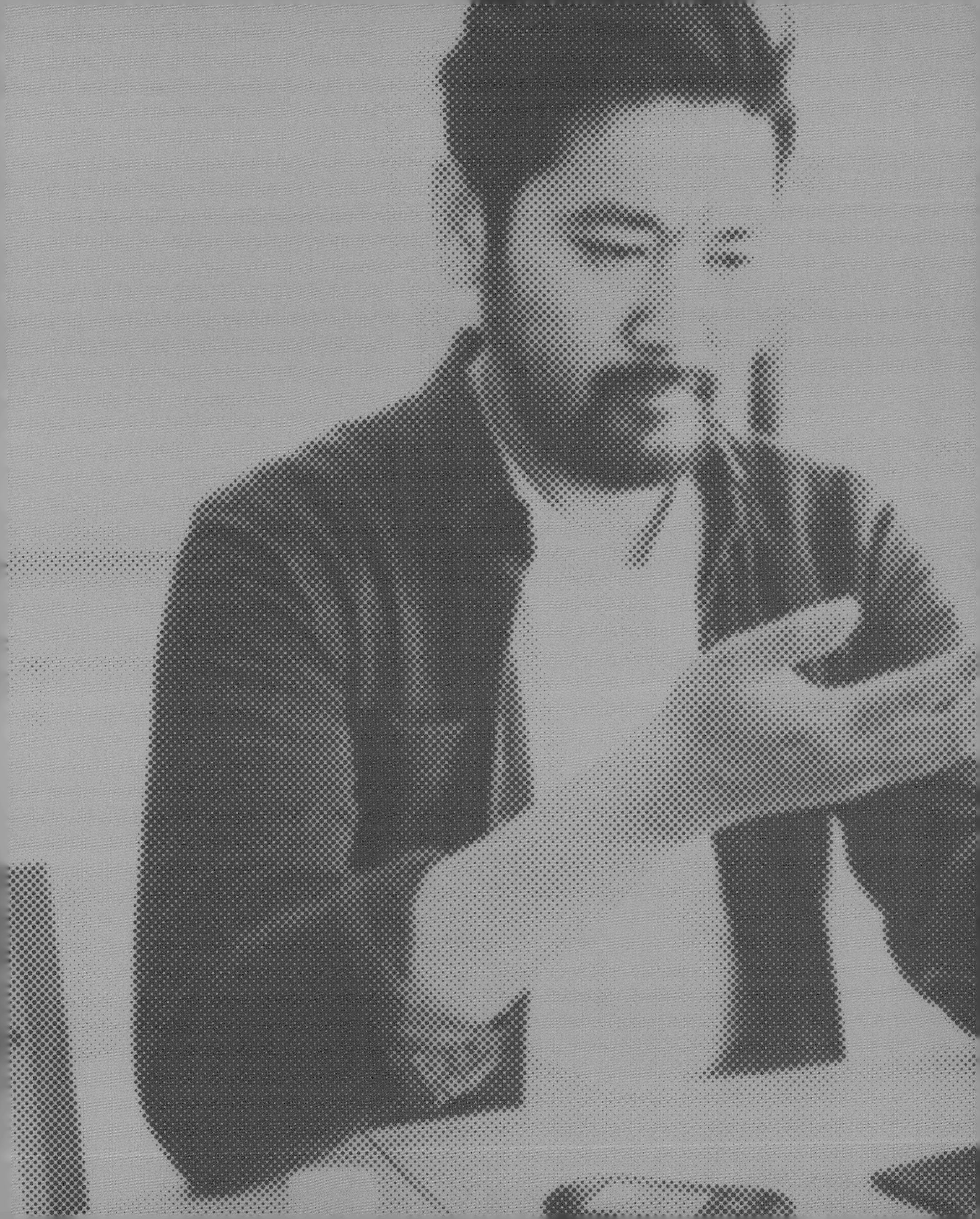

Blutzucker-Management

Den Blutzucker überwachen

Die Überwachung des Blutzuckerspiegels gehört für Menschen mit Diabetes zum alltäglichen Programm. Das Ergebnis sagt aus, wie gut der Organismus auf die Behandlung anspricht, sodass diese bei Bedarf verändert werden kann. Es ist wichtig zu wissen, welcher Blutzuckerwert angestrebt wird und welche Faktoren ihn beeinflussen können.

Was ist der Blutzuckerspiegel?

Der Blutzuckerspiegel gibt die Glukosekonzentration im Blut an. Er wird in Millimol Glukose pro Liter Blut ausgedrückt (abgekürzt mmol/l) bzw. in Milligramm pro Deziliter (mg/dl). Natürliche Schwankungen des Blutzuckerspiegels im Lauf des Tages sind normal. Bei Menschen ohne Diabetes hält der Körper den Blutzuckerspiegel auf einem Normalniveau zwischen 4–7 mmol/l bzw. 70–125 mg/dl. Bei Diabetes kann der Körper den Blutzuckerspiegel nicht oder nicht ausreichend regulieren. Darum sind die Schwankungen meist stärker und häufiger.

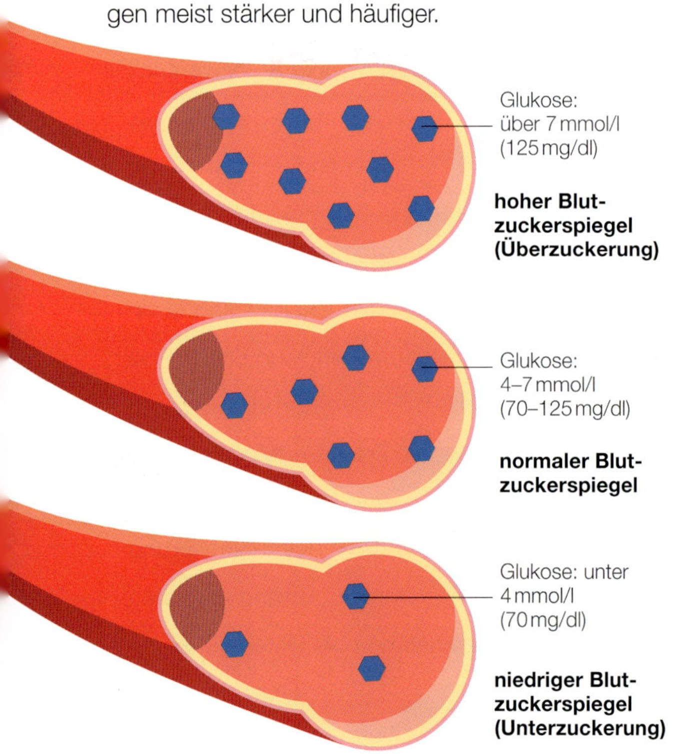

Testverfahren und Zwecke

Grundsätzlich unterscheidet man zwischen dem Selbsttest, den Patienten selbst durchführen, und den Routineuntersuchungen, die in regelmäßigen Abständen beim Arzt vorgenommen werden. Zu diesen gehört auch der HbA1c-Test, der den Glukosegehalt im Hämoglobin der roten Blutkörperchen ermittelt und über den Blutzuckerspiegel der letzten 2–3 Monate Auskunft gibt. Selbsttests liefern Informationen über Faktoren, die den Blutzuckerspiegel beeinflussen, etwa Nahrung, Getränke, Bewegung und Medikamente. Bei Diabetes Typ 2 kann man ablesen, wie gut die Behandlung anschlägt oder ob bei akuten Krankheiten Schwankungen auftreten. Bei Diabetes Typ 1 kontrolliert man damit, ob man die dem aktuellen Bedarf angemessene Insulindosis zugeführt hat. Selbsttests zeigen, ob der Blutzuckerspiegel niedrig (Hypoglykämie, s. S. 62–67) oder zu hoch ist (Hyperglykämie, s. S. 68–71).

Wird die Diabetesbehandlung verändert, zeigt der Blutzuckertest an, wie gut die neue Therapie anschlägt.

▷ Blutzucker messen

Für die Messung wird mit einer Lanzette in die Fingerspitze gestochen, um einen Blutstropfen zu gewinnen. Dessen Glukosegehalt wird mit einem Gerät gemessen. Dieses schnelle, einfache Verfahren gibt den Blutzuckerwert im Augenblick des Tests wieder.

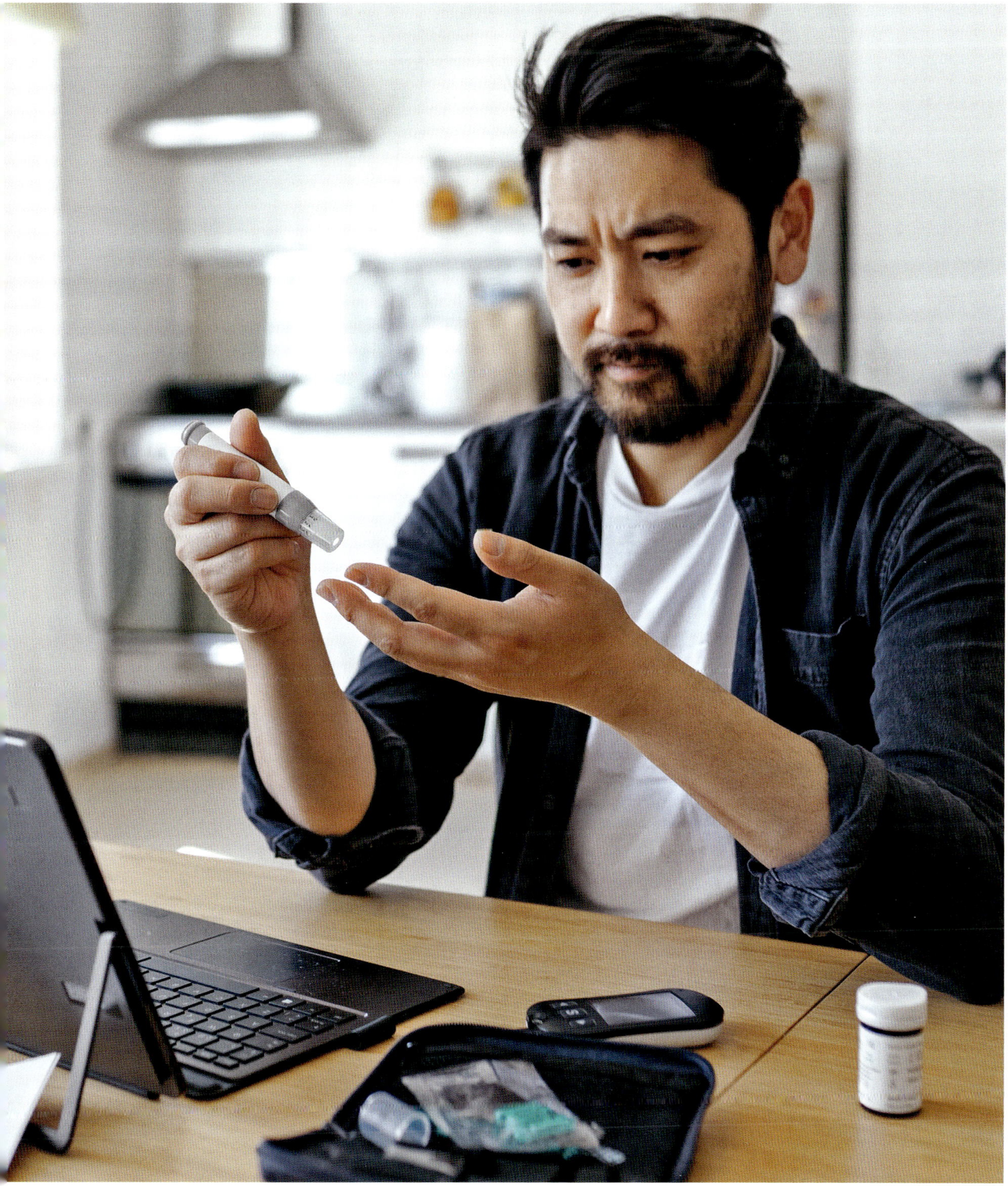

Empfohlene Blutzuckerwerte

Unabhängig vom Diabetestyp gilt als Faustregel, dass der Blutzuckerspiegel im Bereich von 4–10 mmol/l bzw. 70–180 mg/dl liegen sollte. Das entspricht ungefähr dem Wert eines gesunden Menschen ohne Diabetes (4–7 mmol/l bzw. 70–125 mg/dl). Liegt der Blutzuckerspiegel im empfohlenen Bereich, fühlt der Patient sich normalerweise wohl, und langfristig wird Komplikationen vorgebeugt. Trotz der allgemeinen Empfehlung von 4–10 mmol/l (70–180 mg/dl) kann der Arzt für den individuellen Patienten einen anderen Zielwert festlegen. Außerdem kann es abweichende Zielwerte für besondere Umstände geben, beispielsweise wenn Sie Unterzuckerung schlecht wahrnehmen oder eine Schwangerschaft planen.

Wie oft testen?

Bei Diabetes Typ 1 muss der Blutzuckerwert 4- bis 10-mal am Tag geprüft werden. Bei Diabetes Typ 2 sind manchmal gar keine Tests notwendig, es sei denn, Sie werden mit Insulin (s. S. 42–43) oder einem Wirkstoff behandelt, der die Insulinproduktion anregt (z. B. Sulfonylharnstoff, S. 58–59). Bei beiden besteht die Gefahr der Unterzuckerung. In diesem Fall soll der Blutzuckerwert in der Regel zweimal täglich ermittelt werden. Für Patienten, bei denen es häufig zu Unterzuckerung im Schlaf kommt, kann es notwendig sein, den Blutzuckerspiegel zusätzlich während der Nacht zu testen. Auch in Situationen, in denen der Blutzuckerspiegel stark schwankt oder die Gefahr einer Unterzuckerung besonders groß ist, sind zusätzliche Tests notwendig (siehe Kasten oben). Wenn Sie normalerweise Ihren Blutzuckerspiegel testen, sollten Sie dies auch vor dem Autofahren und während längerer Fahrten in regelmäßigen Abständen tun (s. S. 114–115).

EMPFEHLUNGEN FÜR ZUSÄTZLICHE TESTS

Die Überwachung des Blutzuckerspiegels ist immer wichtig. In bestimmten Situationen sind häufigere Tests notwendig:

- bei anstrengendem oder lange dauerndem Sport und mehrere Stunden danach
- bei unregelmäßigen Arbeitszeiten oder Schichtarbeit
- bei Veränderung der Insulinmenge oder anderer Medikamente
- bei Planung einer Schwangerschaft und während der Schwangerschaft
- bei Krankheit
- nach dem Konsum von Alkohol oder Drogen
- im Urlaub und bei Feierlichkeiten

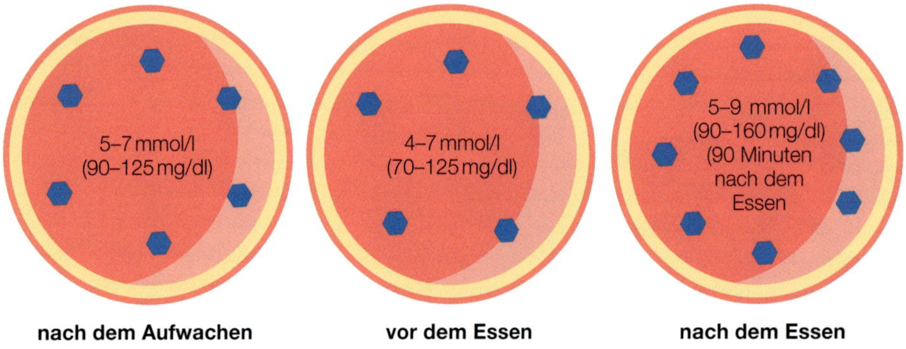

◁ **Typische Zielwert-Empfehlungen** *Der Blutzuckerspiegel ist abhängig vom Lebensalter, dem Diabetestyp und der Tageszeit. Diese Beispiele sind typische Zielwerte für einen Erwachsenen mit Diabetes Typ 1. Ihre persönlichen Zielwerte können von diesen Zahlen abweichen.*

Selbsttests

Es gibt verschiedene Methoden, den Blutzuckerwert selbst zu testen. Das einfachste Verfahren ist der Urintest. Ein Teststreifen wird in eine Urinprobe getaucht oder unter den Urinstrahl gehalten und verändert seine Farbe entsprechend der Glukosekonzentration im Urin. Das Farbergebnis wird mit einer Skala verglichen, um den Blutzuckerspiegel zu ermitteln. Urintests werden auch von Ärzten eingesetzt. Für den Hausgebrauch sind sie jedoch nicht sehr genau und darum in der Regel nicht empfehlenswert.

Meist wird für den Selbsttest ein Blutzuckermessgerät verwendet. Mit einer Lanzette sticht man in die Fingerkuppe. Den gewonnenen Blutstropfen trägt man auf einen in das Messgerät eingelegten Teststreifen auf, nach wenigen Sekunden ist das Ergebnis abzulesen (s. S. 36–37). Daneben gibt es die kontinuierliche Glukoseüberwachung mit einem Sensor unter der Haut (CGM, s. S. 35 u. 37) sowie das Flash Glucose Monitoring (FGM), für das neben einem Sensor unter der Haut ein Lesegerät notwendig ist (s. S. 35 und 37). Die Systeme funktionieren auch mit dem Smartphone.

Der HbA1c-Test

Glukose heftet sich im Blut an den roten Blutfarbstoff Hämoglobin, der für den Sauerstofftransport zuständig ist. Dabei entsteht die Verbindung Glykohämoglobin A oder HbA1c. Der HbA1c-Spiegel wird durch eine dem Test vorangegangene Nahrungsaufnahme kaum beeinflusst. Er liefert ein Bild des durchschnittlichen Blutzuckerspiegels in den letzten 2 bis 3 Monaten und gibt Aufschluss darüber, wie gut eine Diabetesbehandlung anschlägt. Normalerweise wird für den Test eine aus dem Arm entnommene Blutprobe im Labor untersucht. Es gibt auch mobile Messgeräte, für die ein Blutstropfen genügt.

Ein HbA1c-Test wird von Ärzten meist alle drei bis sechs Monate angeboten. Dabei spielt es keine Rolle, ob der Patient ansonsten seinen Blutzuckerspiegel selbst überwacht.

▷ **Glykohämoglobin**
In den roten Blutkörperchen geht die Glukose eine Verbindung mit dem Hämoglobin ein. Dabei entsteht Glykohämoglobin oder HbA1c. Der HbA1c-Wert gibt Aufschluss über den Blutzuckerspiegel der letzten 2 bis 3 Monate.

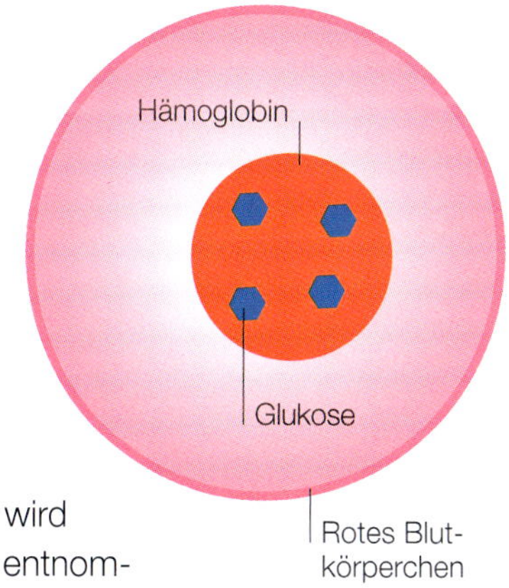

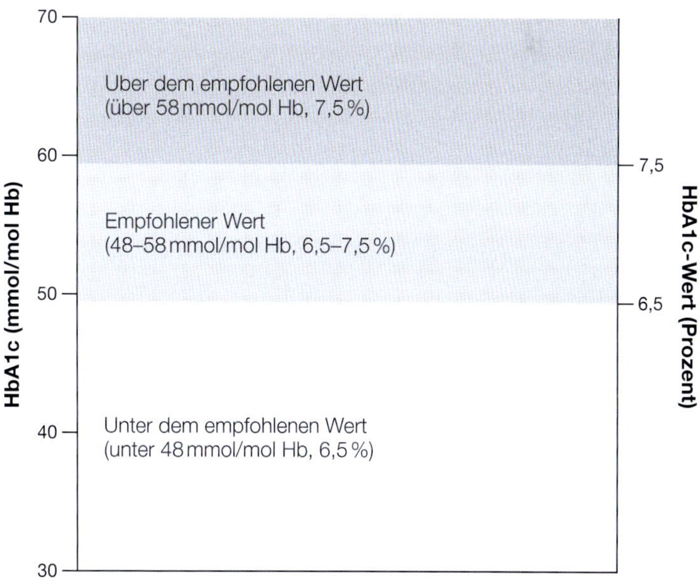

△ **Empfohlener HbA1c-Wert**
Der empfohlene HbA1c liegt bei 48–58 mmol/mol Hb (oder 6,5–7,5 %). Für den individuellen Patienten kann aber vom Arzt ein abweichender Zielwert festgelegt werden.

Hilfsmittel zur Blutzuckermessung

Zur Messung des Blutzuckerwerts gibt es verschiedene Hilfsmittel. Das gängigste ist ein Messgerät. Man sticht mit einer Lanzette in die Fingerkuppe und trägt den gewonnenen Blutstropfen auf einen in ein Messgerät eingelegten Teststreifen auf. Kurz darauf ist das Ergebnis abzulesen. Zur kontinuierlichen Messung stehen Geräte zur Verfügung, die mit Sensoren unter der Haut arbeiten.

Stechhilfen und Lanzette

Stechhilfen sind Handgeräte mit einem Federmechanismus, in den man eine Lanzette einsetzt. Die Lanzette besteht aus einem Plastikkorpus und einer dünnen Nadel mit einer Schutzkappe. Sie sind zum einmaligen Gebrauch gedacht. Es gibt sie in verschiedenen Ausführungen, aber alle sind grundsätzlich gleich aufgebaut. Sie haben eine Einstellmöglichkeit für die Einstichtiefe in die Haut, außerdem eine Vorrichtung zum Spannen der Feder und eine weitere zum Auslösen, also zum Einstechen der Nadel in die Haut.

Um einen Blutstropfen zur Blutzuckermessung zu gewinnen, nimmt man die Kappe der Stechhilfe ab und setzt eine Lanzette ein. Dann wird die Einstichtiefe der Lanzette eingestellt (siehe Abbildung gegenüber). Anschließend spannt man den Federmechanismus, führt das Gerät an die Fingerkuppe heran und löst es aus. Nach beendeter Messung wird die Lanzette aus dem Gerät genommen und entsorgt. Bei Stechhilfen für den Einmalgebrauch ist die Lanzette bereits eingesetzt. Man muss nur die Kappe abnehmen, das Gerät an den Finger setzen und den Mechanismus auslösen.

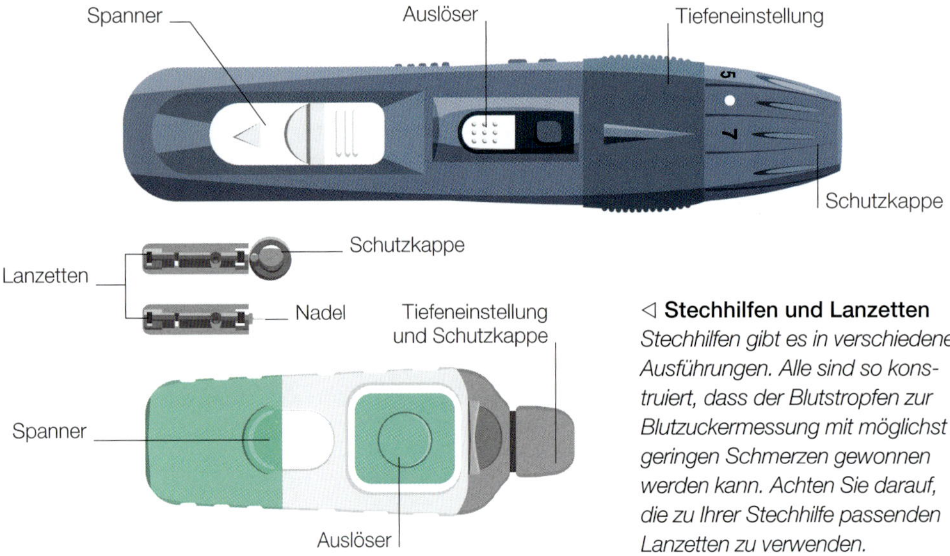

◁ **Stechhilfen und Lanzetten**
Stechhilfen gibt es in verschiedenen Ausführungen. Alle sind so konstruiert, dass der Blutstropfen zur Blutzuckermessung mit möglichst geringen Schmerzen gewonnen werden kann. Achten Sie darauf, die zu Ihrer Stechhilfe passenden Lanzetten zu verwenden.

EINE NEUE LANZETTE EINSETZEN

Die Methode zum Einsetzen einer Lanzette kann von Gerät zu Gerät verschieden sein. Hier wird ein Verfahren gezeigt, das für viele Lanzettentypen und Stechhilfen zutrifft. Lesen Sie trotzdem bitte in der Bedienungsanleitung Ihres Geräts genau nach, was beim Einsetzen einer neuen Lanzette und der Handhabung zu beachten ist.

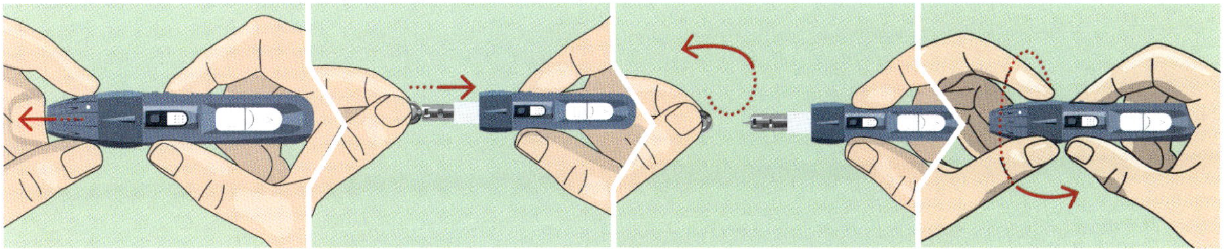

1 Die Kappe der Stechhilfe entfernen. Sie sehen nun die Öffnung, in die Sie die neue Lanzette schieben müssen.

2 Eine neue Lanzette in die Öffnung der Stechhilfe einführen und mit leichtem Druck bis zum Anschlag hineinschieben.

3 Die Schutzkappe der Lanzette abziehen, sodass die Nadel frei liegt. Die Nadel darf nicht berührt werden, sonst ist sie verunreinigt.

4 Die Kappe der Stechhilfe wieder aufsetzen und die Einstichtiefe der Nadel einstellen.

Teststreifen

Ins Messgerät wird ein Teststreifen eingelegt. Auf dessen Ende trägt man einen Tropfen Blut auf. Wenn ein Stoff im Streifen mit der Glukose reagiert, entsteht ein schwacher elektrischer Strom, den das Messgerät registriert und als Wert anzeigt. Teststreifen sind in verschiedenen Packungsgrößen erhältlich. Verwenden Sie nur neue Streifen, deren Haltbarkeitsdatum nicht abgelaufen ist. Nach dem Entnehmen die Verpackung sofort schließen, um die restlichen Streifen zu schützen.

▽ **Blutzucker-Teststreifen**
Die Einweg-Teststreifen aus Plastik enthalten einen Stoff, der mit der Glukose im Blut reagiert. Für jedes Messgerät gibt es spezielle passende Teststreifen.

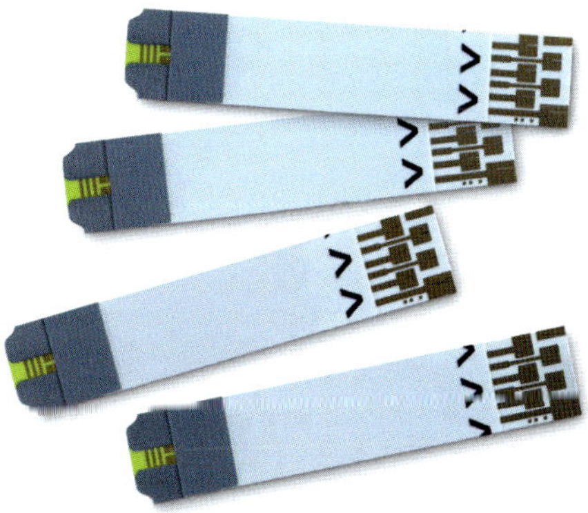

GEBRAUCHTES MATERIAL SICHER ENTSORGEN

Es ist wichtig, gebrauchte Lanzetten und Teststreifen sicher zu entsorgen. Am besten eignet sich eine stich- und bruchfeste Box, die auch für Einwegspritzen und -nadeln verwendet wird. Was einmal in der Box liegt, darf nicht mehr herausgenommen werden. Stellen Sie die Box außerhalb der Reichweite von Kindern auf. Ist sie gefüllt, wird sie verschlossen und entsorgt. Erkundigen Sie sich beim zuständigen Entsorgungsunternehmen, ob die Box in den Restmüll geworfen werden darf.

Blutzuckermessgeräte

Diese kleinen batteriebetriebenen Geräte nehmen den Teststreifen auf und ermitteln in wenigen Sekunden den Glukosegehalt eines Blutstropfens (s. S. 36–37). Je nach Gerät kann das Ergebnis gespeichert oder heruntergeladen werden. Es gibt zahlreiche verschiedene Modelle, die über unterschiedliche Eigenschaften und Funktionen verfügen. Wenn der Arzt die regelmäßige Messung des Blutzuckerwerts für notwendig hält, kann er ein Messgerät verordnen. Sie können sich aber auch selbst ein Gerät anschaffen, etwa um im Notfall Ersatz zu haben.

Ab und zu sollten Sie die Messgenauigkeit prüfen. Dafür verwenden Sie statt der Blutprobe eine vorgefertigte Kontrolllösung mit standardisiertem Glukosegehalt.

DAS RICHTIGE MESSGERÄT

Bei der Auswahl eines Blutzuckermessgeräts sind verschiedene Faktoren zu bedenken. Neben den unten aufgeführten Punkten sollten Sie auch die Kosten und die Verfügbarkeit der Teststreifen berücksichtigen, die für ein bestimmtes Messgerät verwendet werden.

GRÖSSE	Ein kompaktes Gerät kann man bequem unterwegs mitnehmen. Wer aber an Arthritis oder anderen Bewegungseinschränkungen leidet, kommt vielleicht mit einem größeren Gerät besser zurecht.
GRÖSSE DER BLUTPROBE	Die zum Testen notwendige Blutmenge kann je nach Gerät variieren. Wenn Ihnen das Stechen schwerfällt, wählen Sie ein Gerät, das nur eine kleine Blutmenge benötigt.
DISPLAY	Ein großes Display ist leichter abzulesen. Manche Modelle zeigen außer dem Blutzuckerwert noch weitere Informationen an, und bei einigen kann man die Anzeige selbst konfigurieren.
SPEICHER	Unterschiede gibt es auch in der Anzahl der speicherbaren Messergebnisse. Wenn Sie die Werte nicht notieren oder herunterladen können, ist ein großer Speicher hilfreich.
DOWNLOAD	Von manchen Geräten kann man die Messwerte herunterladen und mit dem Computer oder Smartphone auswerten. So können Sie sich Ihre Werte über einen längeren Zeitraum als Grafik oder Tabelle darstellen lassen.
DURCHSCHNITT	Viele Geräte zeigen Durchschnittswerte der letzten Woche oder eines längeren Zeitraums an.
TEMPO	Die Analysezeit ist von Gerät zu Gerät verschieden. Wer wenig Zeit oder Geduld hat, ist mit einem schnellen Messgerät besser bedient.
EXTRAS	Manche Geräte können neben Blutzucker auch Ketone im Blut messen. Andere nehmen mehrere Teststreifen auf, sodass man nicht bei jedem Gebrauch einen neuen einsetzen muss. Einige sind mit zusätzlicher Analysesoftware oder weiteren Anzeigeoptionen ausgestattet.

▷ **Verschiedene Geräte**
Blutzuckermessgeräte gibt es in verschiedenen Größen und Formen sowie mit Extrafunktionen für besondere Bedürfnisse. Hinsichtlich der Genauigkeit müssen alle Mindestanforderungen erfüllen. Wie alle Elektrogeräte müssen sie trocken und sauber gehalten werden. Manche arbeiten mit Batterien, andere mit wiederaufladbaren Akkus.

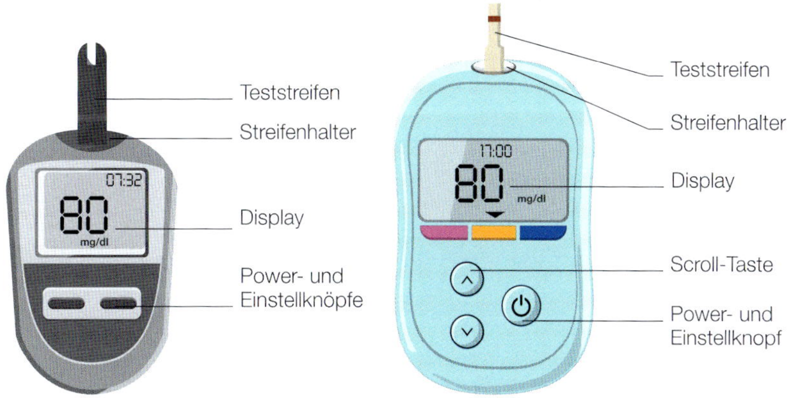

Kontinuierliche Glukosemessung (CGM)

Ein CGM System besteht aus einem Sensor, einem Transmitter und einem Empfänger (Handlesegerät oder mit einer Insulinpumpe kombiniert). Der Sensor unter der Haut misst den Glukosegehalt der Flüssigkeit, die die Zellen umgibt (Interstitialflüssigkeit). Daraus wird der Glukosegehalt des Bluts errechnet. Meist dauert es einen Moment, bis das Gerät den genauen Blutzuckerwert anzeigt.

Flash Glucose Monitoring (FGM)

Das System funktioniert ähnlich wie ein CGM, allerdings muss zum Anzeigen des Blutzuckerwerts ein separater Scanner an den Sensor in der Haut gehalten werden. Wie beim CGM wird der Glukosegehalt in der Interstitialflüssigkeit gemessen und in den Blutzuckerwert umgerechnet. Alternativ kann statt des Scanners ein kompatibles Smartphone mit der passenden App verwendet werden.

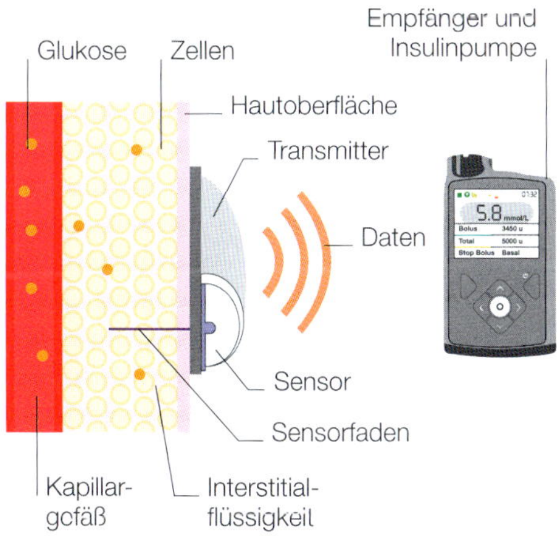

△ **So funktioniert CGM**
Ein Sensor misst den Glukosegehalt der Interstitialflüssigkeit. Ein Transmitter sendet den Blutzuckerwert direkt an einen Empfänger. Ist dieser mit einer Insulinpumpe kombiniert, wird automatisch die Dosierung angepasst.

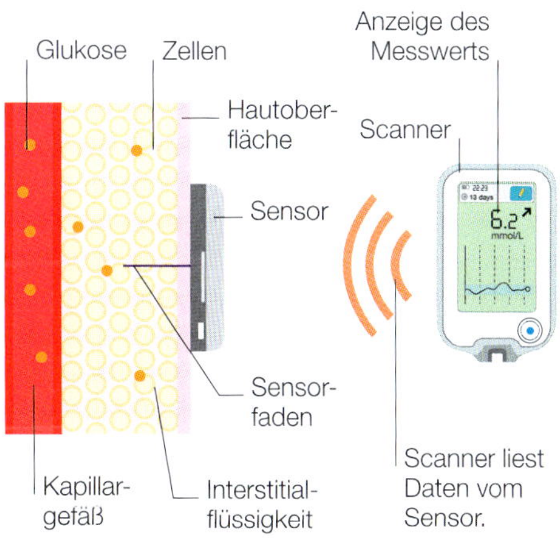

△ **So funktioniert FGM**
Ein Flash Monitor arbeitet ähnlich wie ein CGM-System, besitzt aber keinen Transmitter. Um den Blutzuckerwert abzulesen, muss ein separater Scanner oder eine App auf dem Smartphone verwendet werden.

Blutzucker richtig messen

Es gibt verschiedene Methoden, den Blutzucker zu messen. Die Messung mit dem Hand-Messgerät liefert eine akkurate Momentaufnahme. Verfahren zur kontinuierlichen Messung sind Flash Glucose Monitoring (FGM) und Continuous Glucose Monitoring (CGM).

Messung mit Blutstropfen

Diese Methode eignet sich zur schnellen Bestimmung des aktuellen Blutzuckerwerts. Neben einem Messgerät brauchen Sie dafür ein Gerät, in das eine Lanzette eingesetzt wird. Damit stechen Sie sich in den Finger, um einen Blutstropfen zu gewinnen. Außerdem benötigen Sie passende Teststreifen für Ihr Messgerät. Normalerweise wird ein Ende des Streifens ins Messgerät eingelegt, auf das andere Ende geben Sie den Blutstropfen. Das Gerät analysiert den Blutstropfen auf dem Teststreifen, und der Blutzuckerwert erscheint im Display. Für die gebrauchten Lanzetten benötigen Sie außerdem eine Entsorgungsbox, die sich, wenn sie voll ist, sicher verschließen lässt.

EINEN BLUTSTROPFEN GEWINNEN

Normalerweise wird zur Gewinnung des Blutstropfens seitlich in die Fingerkuppe gestochen, nicht zu nahe am Fingernagel. (Weniger zuverlässige Werte liefert die alternative Gewinnung des Blutstropfens aus dem Unterarm, nur in stabilen Blutzuckerphasen zu empfehlen.) Tritt der Tropfen nur schwer aus der Fingerkuppe aus, reiben Sie die Hand von der Handfläche zu den Fingern. Beachten Sie bitte auch die Gebrauchshinweise des Herstellers Ihres Messgeräts.

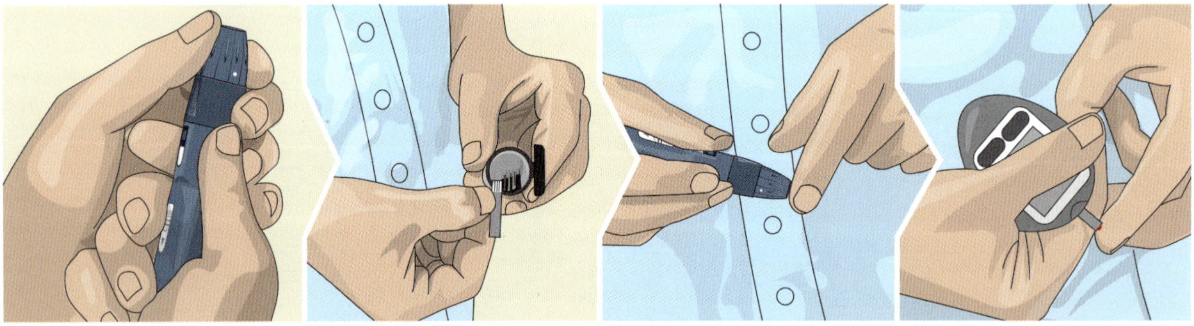

1 Die Hände waschen und abtrocknen. Eine neue Lanzette in das Gerät einsetzen und die gewünschte Einstichtiefe einstellen. Eine niedrige Zahl steht für eine geringe Einstichtiefe, bei einer hohen Zahl dringt die Lanzette tiefer ein.

2 Einen neuen Teststreifen aus dem Behälter nehmen. Das Messgerät einschalten oder den Teststreifen einschieben (einige Geräte werden dadurch eingeschaltet). Bitte die Bedienungsanleitung des Geräts beachten.

3 Die Stechhilfe seitlich an die Fingerkuppe setzen. Bei Druck auf den Auslöser sticht die Lanzette in die Haut. Das Gerät abnehmen. Nach einigen Sekunden erscheint ein Blutstropfen. (Falls nötig, leicht auf die Fingerkuppe drücken.)

4 Wenn der Blutstropfen groß genug ist, wird dieser auf das Ende des Teststreifens gegeben. Nach wenigen Sekunden zeigt das Display des Messgeräts den ermittelten Blutzuckerwert an.

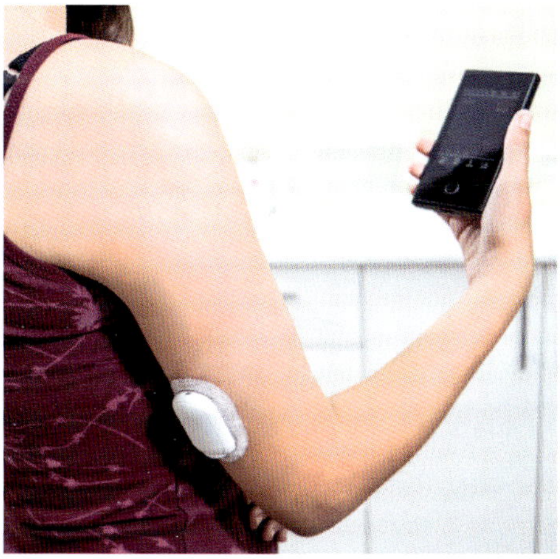

△ **CGM-System**
Sensor und Transmitter werden auf der Haut befestigt. Sie senden ständig Messwerte an einen Monitor, auf dem sie abgelesen werden.

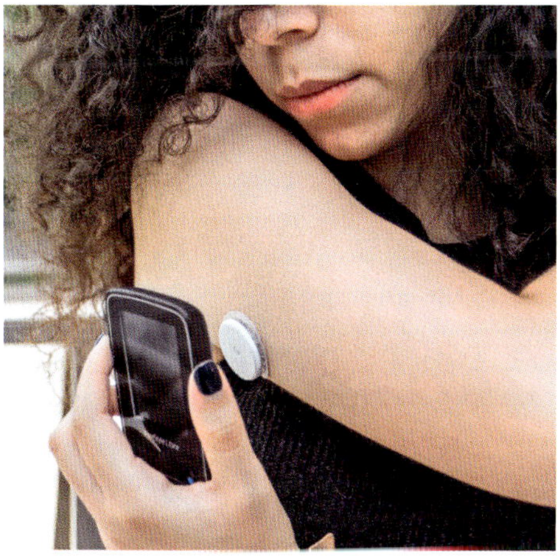

△ **FGM-System**
Um den Messwert abzulesen, halten Sie Ihren Flash-Reader oder ein Smartphone mit der entsprechenden App über den Sensor auf der Haut.

Continuous Glucose Monitoring

Ein CGM-System misst den Blutzucker ständig. Sie können die Werte in Echtzeit ablesen oder täglich herunterladen (retrospektives CGM). Außerdem kann ein Alarm eingestellt werden, der bei zu hohem oder zu niedrigem Blutzucker warnt. Weil das CGM den Zuckerwert in der Interstitialflüssigkeit misst (s. S. 35), muss für eine sofortige Information ein konventionelles Messgerät verwendet werden. Zudem sind ein oder zwei Bluttests pro Tag nötig, um die Genauigkeit des CGM zu überprüfen. Einige Systeme sind mit einer Insulinpumpe kombiniert und steuern die Dosierung entsprechend den Zuckerwerten (s. S. 54–55).

Flash Glucose Monitoring

Auch das FGM-System misst den Blutzucker ständig. Anders als beim CGM muss man den Sensor aber manuell scannen, um den Wert abzulesen. Pfeile im Display zeigen an, ob der Blutzuckerspiegel stabil ist, steigt oder fällt. FGM-Systeme verfügen über einen Speicher, manche besitzen aber keine Alarmfunktion, die den Nutzer warnt, wenn der Blutzuckerwert außerhalb des empfohlenen Bereichs liegt. Diese Systeme können nicht mit einer Insulinpumpe kombiniert werden. Um die Genauigkeit der Geräte zu überprüfen, sind gelegentlich Bluttests mit einem konventionellen Messgerät notwendig.

WERTE SPEICHERN

Es ist empfehlenswert, die Blutzuckerwerte zu speichern, um Veränderungen über einen längeren Zeitraum zu erkennen. Die meisten Messsysteme bieten die Möglichkeit, die Werte auf ein Smartphone, ein Tablet oder einen Computer zu übertragen, um sie dort zu speichern und auszuwerten. Hilfreich sind auch Notizen zu Ernährung, Medikamentendosierung und Aktivitäten, die im Zusammenhang mit den Blutzuckerwerten stehen können.

Was sagen die Ergebnisse aus?

Blutzuckermessungen über mehrere Tage oder Wochen liefern wichtige Ergebnisse darüber, wie gut der Patient eingestellt ist und ob möglicherweise Maßnahmen notwendig sind, um den Behandlungserfolg zu verbessern.

Messergebnisse verstehen

Statt auf gelegentliche hohe oder niedrige Werte zu achten, ist es sinnvoller, nach einem Muster der Messergebnisse zu suchen. Trends, etwa hohe oder niedrige Werte zu bestimmten Tageszeiten, lassen sich leichter erkennen, wenn die Werte grafisch oder tabellarisch dargestellt werden. Der ideale Blutzuckerwert liegt zwischen 4 und 10 mmol/l bzw. 70 und 180 mg/dl. Wenn Ihre Werte selten oder nie in diesem Bereich liegen oder ständig schwanken, muss man gegensteuern, beispielsweise durch Veränderung der Ernährung, der Bewegungsgewohnheiten oder der Medikamentendosis. Schlagen diese Maßnahmen nicht an, sprechen Sie mit Ihrem Arzt.

▷ **Ergebnisse auswerten**

Manche Geräte können Messergebnisse grafisch darstellen oder bieten die Möglichkeit, sie auf einen Computer oder ein Smartphone zu übertragen, um sie dort zu speichern oder als Grafik auszugeben.

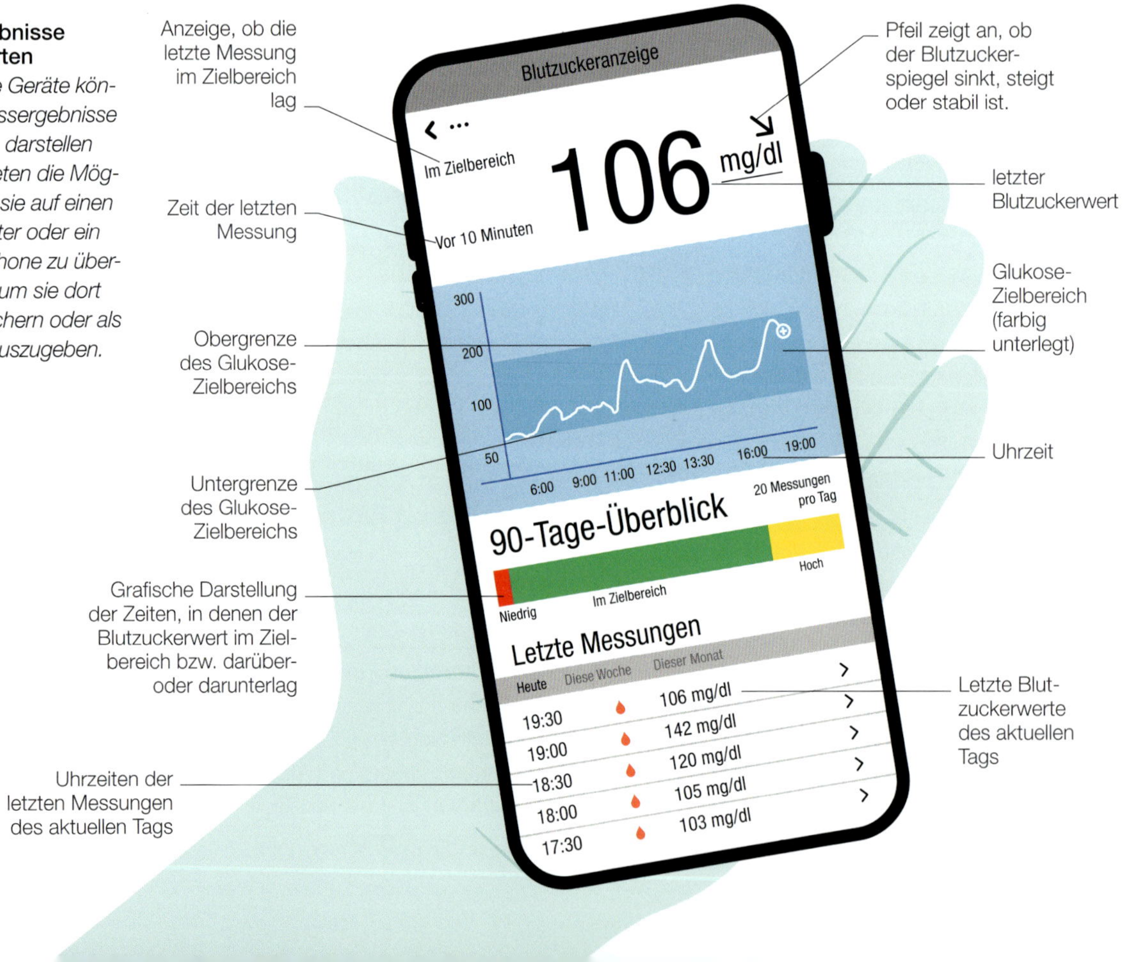

Hohe Blutzuckerwerte

Vereinzelte erhöhte Blutzuckerwerte ohne erkennbare Ursache kommen gelegentlich vor und erfordern keine Maßnahmen. Liegen die Werte aber einen ganzen Tag oder länger zu hoch, müssen Sie die Ursache herausfinden und aktiv werden. Steigt beispielsweise der Blutzuckerspiegel wegen Stress oder Krankheit länger als einen oder zwei Tage an, müssen Sie eventuell die Medikamentendosis erhöhen. Die nächsten Messungen werden zeigen, ob die Maßnahme den gewünschten Erfolg hat. (Mehr zu Überzuckerung s. S. 68–69.)

Niedrige Blutzuckerwerte

Blutzuckerwerte unter 4 mmol/l bzw. 70 mg/dl sind ein Anzeichen für eine Unterzuckerung, die sofort behandelt werden muss (s. S. 66–67). Fällt Ihr Blutzuckerspiegel häufiger unter diesen Wert, kann das bewirken, dass Sie Anzeichen von Unterzuckerung nur noch schlecht wahrnehmen. Es ist wichtig, die Ursache des Unterzuckers herauszufinden und die Blutzuckerwerte genau zu überwachen, um künftig im Zielbereich zu bleiben.

Achten Sie weniger auf gelegentliche hohe oder niedrige Werte, sondern auf Muster.

HÄUFIGE URSACHEN FÜR HOHE UND NIEDRIGE WERTE

Vereinzelte ungewöhnliche Blutzuckerwerte erfordern nicht unbedingt Veränderungen, lediglich eine Unterzuckerung sollte schnellstens behandelt werden. Wenn aber ein Muster hoher oder niedriger Werte erkennbar ist oder die Werte ständig schwanken, sollten Sie die Ursache herausfinden und korrigierend eingreifen.

HÖHERE WERTE	NIEDRIGE WERTE
Größere Mahlzeit als gewöhnlich oder andere Speisen (eventuell kann ein spezielles Lebensmittel verantwortlich sein, wenn in seinem Zusammenhang mehrmals hohe Werte auftreten).	Kleinere Mahlzeit als gewöhnlich oder es konnte nach der Gabe von Insulin/Einnahme von Medikamenten nicht zur geplanten Zeit gegessen werden.
Weniger körperliche Aktivität als gewöhnlich	Mehr körperliche Aktivität als gewöhnlich
Krankheiten und Stresshormone können den Blutzuckerspiegel anheben.	Stress kann den Blutzuckerspiegel senken, wenn Sie dadurch mehr Energie verbrauchen oder weniger als gewöhnlich essen.
Einnahme von Medikamenten bzw. Injektion von Insulin wurde vergessen oder die Dosis war zu gering.	Zu hohe Dosierung oder zusätzliche Gabe von Medikamenten oder Insulin
Gewichtszunahme	Gewichtsabnahme
Besondere Umstände, z. B. Unterzuckerung früher am Tag, bei der durch Glukosezufuhr gegengesteuert wurde. Zusätzlich wandelt die Leber Glykogen in Glukose um und gibt diese ins Blut ab, was schließlich im Zusammenspiel zu einer Überzuckerung führen kann.	Besondere Umstände, z. B. Alkoholkonsum, ohne gleichzeitig zum Ausgleich kohlenhydratreiche Lebensmittel zu verzehren oder die Medikamenten-/Insulindosis zu verringern

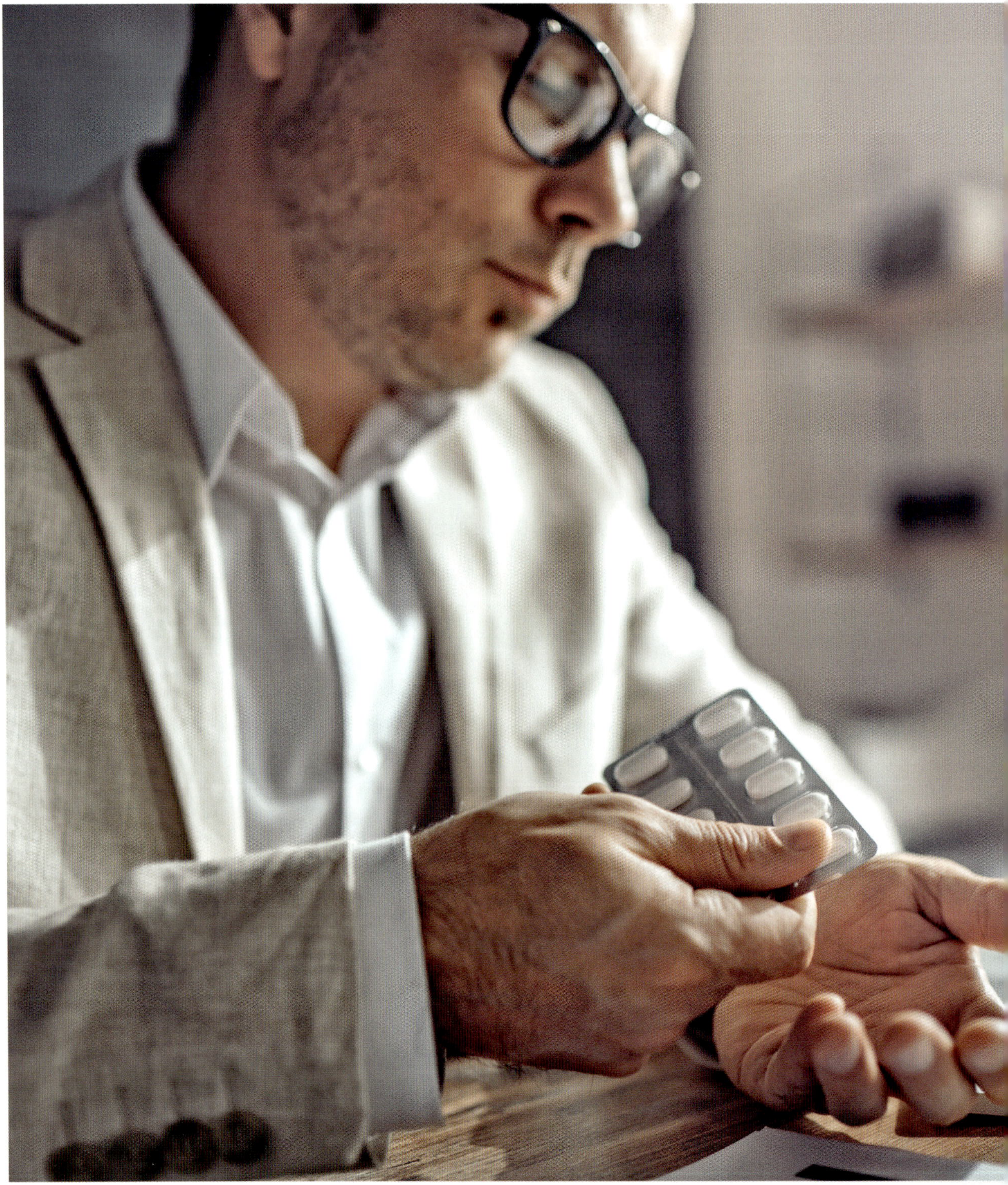

◁ **Tabletten**
Für Patienten mit Diabetes Typ 2 stehen verschiedene Tabletten zur Regulierung des Blutzuckerspiegels zur Verfügung.

Medikamente bei Diabetes

Mit Medikamenten lässt sich der Blutzuckerspiegel regulieren. Die Behandlung hängt aber vom Diabetestyp und anderen Faktoren ab. Bei Diabetes Typ 1 geht es nicht ohne Insulin. Bei Diabetes Typ 2 werden meist zunächst nur Tabletten verordnet, außerdem sind eventuell Veränderungen der Lebensgewohnheiten nötig.

Wer braucht Medikamente?

Diabetes Typ 1 muss von der Diagnose an sofort mit Insulin behandelt werden. Bei Diabetes Typ 2 werden meist zuerst Tabletten verordnet. Wenn es damit nicht gelingt, den Blutzuckerspiegel in einem gesunden Rahmen zu halten, ist eventuell ebenfalls Insulin notwendig. Bei Diabetes Typ 2 hängt der Beginn der Behandlung davon ab, ob Symptome auftreten und wie hoch der Blutzuckerspiegel ist.

Durch eine erfolgreiche Therapie mit Insulin oder Tabletten ist es möglich, Komplikationen wie Augen- oder Nierenproblemen vorzubeugen (s. S. 176–201).

Insulin

Insulin wird entweder gespritzt oder mit einer Pumpe direkt in die Blutbahn gegeben (s. S. 52–55). In Tablettenform kann man es nicht einnehmen, weil es im Verdauungssystem zerstört wird. Das verwendete Insulin wird heute meist in Laboratorien hergestellt, funktioniert aber ähnlich wie das Insulin, das die menschliche Bauchspeicheldrüse ausschüttet. Weitere Informationen zur Insulinbehandlung finden Sie auf Seite 42–57.

Tabletten und andere Medikamente

Bei Diabetes Typ 2 werden Tabletten eingesetzt, die entweder den Körperzellen ermöglichen, natürlich produziertes Insulin aufzunehmen, oder die die Bauchspeicheldrüse zur Insulinproduktion anregen. Der behandelnde Arzt wird die Möglichkeiten mit dem Patienten besprechen.

Inkretinmimetika (oder GLP-1-Rezeptoragonisten) müssen – wie Insulin – injiziert werden. Diese Medikamente erhöhen die Insulinausschüttung der Bauchspeicheldrüse nach dem Essen, wodurch auch das Sättigungsgefühl schneller einsetzt. So lässt sich viel besser kontrollieren, wie viel man isst, was bei Übergewicht ausgesprochen hilfreich ist.

Patienten mit **Diabetes Typ 2** brauchen möglicherweise **Tabletten und Insulin,** um den Blutzucker zu regulieren.

Behandlung mit Insulin

Diabetes Typ 1 wird immer mit Insulin behandelt, aber auch bei Diabetes Typ 2 lässt sich diese Therapie manchmal nicht umgehen. Es gibt verschiedene Arten von Insulin (s. S. 44–47). Die Behandlung muss auf den Diabetestyp und die alltäglichen Lebensgewohnheiten abgestimmt sein.

SOFORT DEN NOTARZT RUFEN

- Eine zu hohe Insulindosis kann zu Unterzuckerung führen (s. S. 62–67). Sie ist besonders gefährlich, wenn der Patient längere Zeit nichts gegessen oder Alkohol getrunken hat. In diesem Fall ist schnelle medizinische Hilfe lebenswichtig.

Wer braucht Insulin?

Insulin ist ein lebenswichtiges Hormon, ohne das der Körper keine Energie aus Glukose gewinnen kann. Schüttet die Bauchspeicheldrüse keines oder zu wenig Insulin aus, sodass bei Diabetes Typ 2 die Medikamente nicht mehr anschlagen, muss es von außen zugeführt werden – normalerweise in Form von regelmäßigen Injektionen, die der Arzt verordnet.

Bei Diabetes Typ 1 ist die Versorgung mit Insulin durch Spritzen oder eine Insulinpumpe lebensnotwendig. Wenn bei Diabetes Typ 2 oder MODY (s. S. 17) der Blutzuckerspiegel regelmäßig über den empfohlenen Wert steigt, wird ebenfalls meist Insulin verordnet. Insulin kann auch kurzzeitig notwendig sein, etwa wenn Sie für eine Operation ins Krankenhaus gehen und nüchtern bleiben müssen, also auch keine Antidiabetika einnehmen dürfen. Frauen mit Diabetes Typ 2 müssen manchmal von Tabletten zu Insulin wechseln, wenn sie schwanger werden. Manche Patientinnen mit Schwangerschaftsdiabetes (s. S. 136–137) brauchen während der Schwangerschaft Insulin, wenn sich der Blutzuckerspiegel nicht zuverlässig durch Ernährung und Bewegung regulieren lässt.

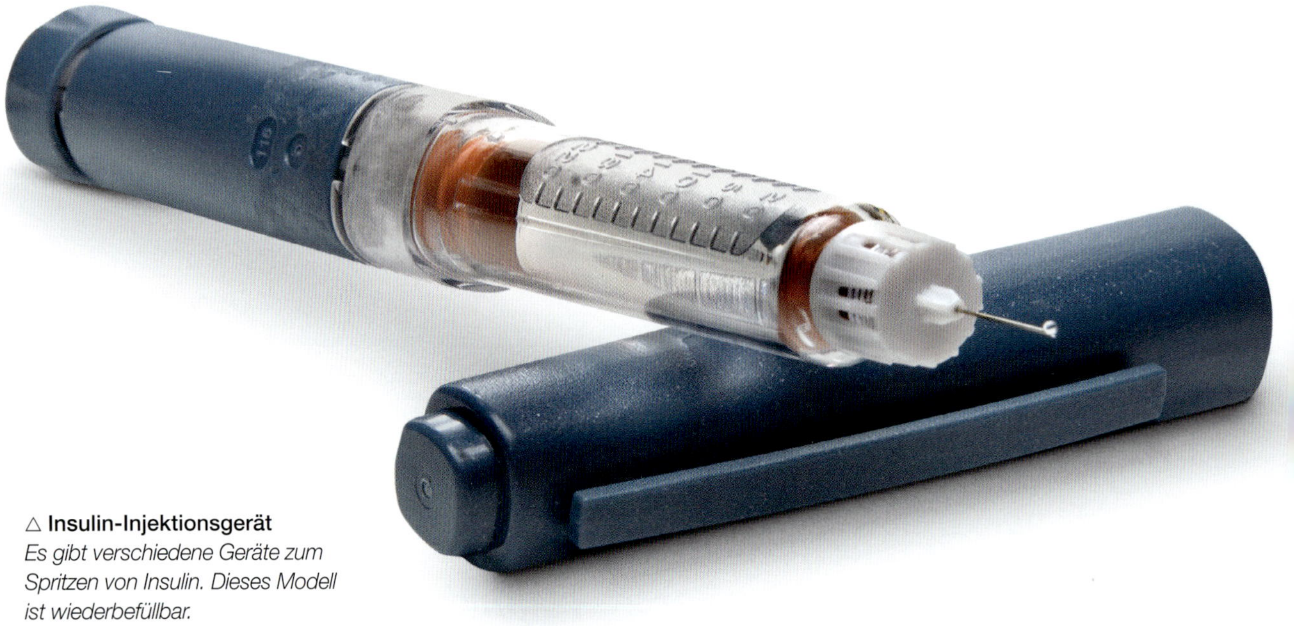

△ **Insulin-Injektionsgerät**
Es gibt verschiedene Geräte zum Spritzen von Insulin. Dieses Modell ist wiederbefüllbar.

Wie reguliert Insulin den Blutzuckerspiegel?

Das Insulin, das durch Spritzen oder eine Pumpe verabreicht wird, wirkt genau wie das Insulin, das die Bauchspeicheldrüse eines gesunden Menschen ausschüttet. Es senkt den Blutzuckerspiegel im Blut, indem es den Zellen ermöglicht, die Glukose aufzunehmen, und dafür sorgt, dass Leber und Muskeln Glukose in Form von Glykogen speichern. Insulin hemmt außerdem die Rückwandlung von Glykogen in Glukose. Dadurch wird ein unnötiger Anstieg des Blutzuckerspiegels vermieden. Die Insulinbehandlung ahmt die natürliche Ausschüttung des Hormons nach, die entsprechend dem Glukosegehalt des Bluts ansteigt und abfällt.

▽ Blutzucker- und Insulinspiegel ohne Diabetes
Die Bauchspeicheldrüse erhält immer einen gewissen Insulinspiegel aufrecht und schüttet mehr Insulin aus, wenn sie nach dem Essen und Trinken auf einen Glukoseanstieg im Blut reagieren muss.

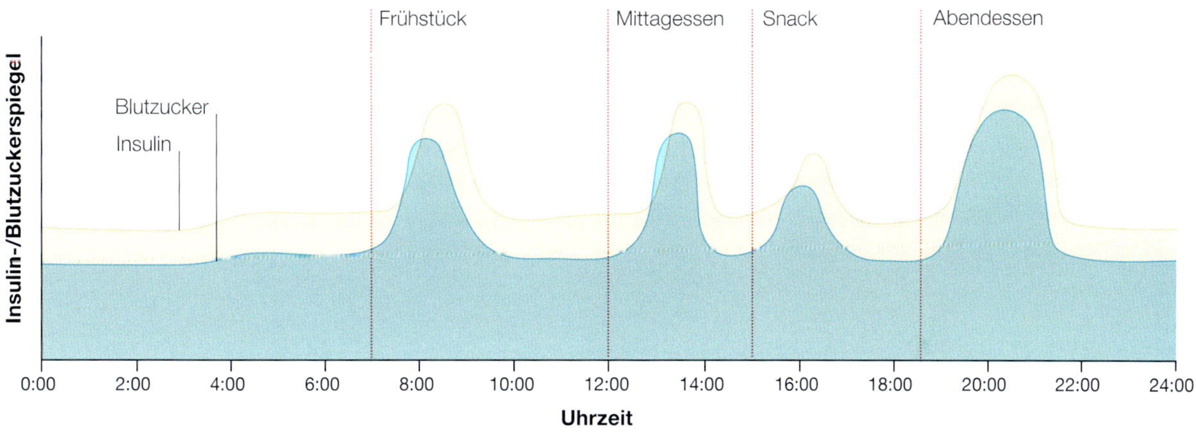

Konzentration und Dosierung von Insulin

Insulin wird in der Internationalen Einheit (I. E.) gemessen. Die meisten Insulinlösungen enthalten 100 Einheiten pro Milliliter (ml). Typische Verpackungsformen sind kleine Glasflaschen mit 10 ml (1000 I. E.) oder 3-ml-Patronen (300 I. E.) für Pens und Pumpen. Anders als bei Schmerzmedikamenten oder Antibiotika gibt es für Insulin keine allgemeingültigen Dosierungsempfehlungen oder Obergrenzen.

Die Dosierung wird immer auf den einzelnen Patienten zugeschnitten. Meist wird mit einer geringen Dosis begonnen (10–20 I. E. pro Tag), die dann erhöht oder gesenkt wird, um den Blutzuckerspiegel im Bereich von 4–10 mmol/l bzw. 70–180 mg/dl oder im individuellen Zielbereich zu halten. Die erforderliche Dosierung hängt von weiteren Faktoren ab (s. S. 48–51).

Die Insulinbehandlung soll den Blutzuckerspiegel im Zielbereich halten.

▷ Insulinkonzentration
Die Konzentration von Insulin wird in der Internationalen Einheit angegeben. Eine 10-ml-Flasche enthält normalerweise 1000 Einheiten Insulin. Vereinzelt werden auch andere Konzentrationen angeboten, sie dürfen jedoch auf keinen Fall verwechselt werden!

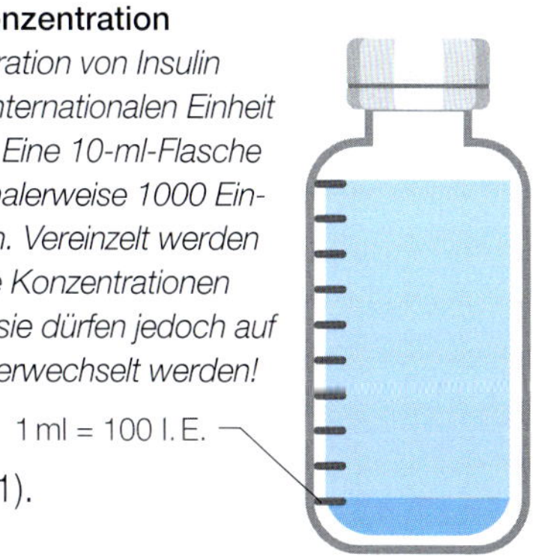

Insulinarten

Es gibt verschiedene Insulinarten, von denen eine oder mehrere benötigt werden. Sie unterscheiden sich darin, wie schnell ihre Wirkung eintritt und wie lange sie anhält. Eventuell müssen Sie den Typ gelegentlich wechseln oder verschiedene Kombinationen verwenden.

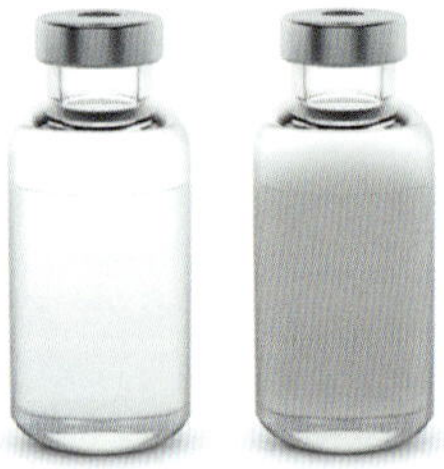

△ **Klar und trüb**
Schnell wirksame Insuline sind klar, Verzögerungsinsuline vom NPH-Typ sind trüb, weil es sich um Suspensionen handelt. Sie müssen vor Verwendung gut gemischt werden, ohne sie jedoch zu schütteln.

Turbo-Insulin

Dieses Insulin wirkt binnen Minuten und wird direkt vor dem Essen gespritzt. Es kommt auch in Insulinpumpen zum Einsatz (s. S. 54–55). Seine Wirkung dauert lange genug an, um den Blutzuckeranstieg nach einer Mahlzeit abzufangen. Wegen der schnellen und kurzen Wirkung treten Unterzuckerungen zwischen den Mahlzeiten seltener auf (s. S. 62–63). Häufig wird dieses Insulin auch als kurz wirksames Analoginsulin bezeichnet.

Kurz wirksames Insulin

Die Wirkung dieses Insulins setzt nach ca. 30 Min. ein, es muss also 20–30 Min. vor dem Essen gespritzt werden. Die Wirkdauer beträgt ca. 6 Stunden. Aufgrund der Wirkdauer kann es bei manchen Patienten notwendig sein, 2–3 Std. nach der Mahlzeit eine Zwischenmahlzeit zu essen, um eine Unterzuckerung zu vermeiden. Häufig wird dieses Insulin auch als kurz wirksames Humaninsulin bezeichnet.

Verzögerungsinsulin (vom NPH-Typ)

Diese Insuline halten den Blutzucker tagsüber oder in der Nacht im Zielbereich. Die Wirkdauer beträgt ca. 12–16 Stunden. Diese Insuline zeigen ein Wirkmaximum nach 4–6 Std., sodass zu diesem Zeitpunkt häufig gegessen werden muss, um eine Unterzuckerung zu verhindern. Diese Insuline findet man auch als Bestandteil eines sogenannten Mischinsulins. Hier wird ein NPH-Insulin kombiniert mit einem schnell wirkenden Insulin. Mischinsuline werden nur noch selten, dann bei Typ 2 Diabetes eingesetzt und oft mit Tabletten kombiniert.

Basalinsulin (lang wirksam)

Die Wirkung setzt binnen 1–2 Stunden ein und hält meist mindestens 24 Std. an. Weil es keine Wirkungsspitze besitzt, kommt es seltener zu Unterzuckerungen. Bei Diabetes Typ 2 wird dieses Insulin häufig als Einstieg in die Insulintherapie verwendet und mit Tabletten kombiniert. Bei Diabetes Typ 1 wird neben diesem Insulin auch ein schnelles Insulin verordnet, um Blutzuckerspitzen der Mahlzeiten abzufangen beziehungsweise erhöhte Blutzuckerwerte zu korrigieren. Diese Insuline bezeichnet man häufig auch als lang wirksame Analoginsuline.

FERTIGE MISCHUNGEN

Mischinsuline enthalten neben kurz wirksamen (human) oder Turbo-Insulin (Analoginsulin) ein NPH-Verzögerungsinsulin (human) in einem festgelegten Mengenverhältnis. Die Wirkung setzt zwischen wenigen Min. und 30 Min. ein und hält 12–16 Std. an. Sie werden meist zweimal täglich injiziert und eignen sich für Patienten mit Diabetes Typ 2, die selten spritzen möchten und regelmäßige Mahlzeiten zu sich nehmen.

INSULINARTEN UND IHRE WIRKUNG

Menschen mit Diabetes Typ 1 müssen meist ein schnell wirksames oder Turbo-Insulin vor dem Essen spritzen und zusätzlich ein lang wirksames einsetzen. Bei Diabetes Typ 2 kommt, falls nötig, meist ein Mischinsulin oder ein lang wirksames zum Einsatz. Um Unterzuckerung zu vermeiden, ist es wichtig, die Wirkungsspitze des Präparats zu kennen und gegebenenfalls eine kohlenhydratreiche Zwischenmahlzeit zu essen.

ART UND BEISPIELE	WIRK-BEGINN	WIRKUNGS-SPITZE	WIRKUNGS-DAUER	EINSATZ
Turbo-Insulin (Insulin aspart, Insulin lispro)	Wenige Min.	1 Stunde	3–4 Stunden	Bei Diabetes Typ 1 zum Spritzen oder für die Insulinpumpe; häufig in Kombination mit lang wirksamem Insulin, um Blutzuckerspitzen nach Mahlzeiten abzufangen; als Einzelfall-Dosis geeignet.
Kurz wirksames Insulin (lösliches oder neutrales Insulin)	30–60 Min.	2 Stunden	ca. 6 Stunden	Bei Diabetes Typ 1 zum Spritzen. Um Unterzuckerung vorzubeugen, kann zur Zeit der Wirkungsspitze die Aufnahme von Kohlenhydraten nötig sein.
Verzögerungsinsulin (vom NPH-Typ)	1–2 Stunden	4–6 Stunden	12–16 Stunden	Um Unterzuckerung vorzubeugen, kann zur Zeit der Wirkungsspitze die Aufnahme von Kohlenhydraten nötig sein.
Lang wirksames Insulin (Basalinsuline mit langer Wirkdauer: Insulin detemir, Insulin glargin, Insulin degludec)	1–2 Stunden	Keine	24 Stunden oder länger	Stabilisiert den Blutzuckerspiegel über längere Zeit. Bei Diabetes Typ 1 wird zusätzlich schnelles Insulin zum Spritzen vor Mahlzeiten verordnet. Bei Diabetes Typ 2 kann lang wirksames Insulin allein, in Kombination mit anderem Insulin oder anderen Medikamenten eingesetzt werden.

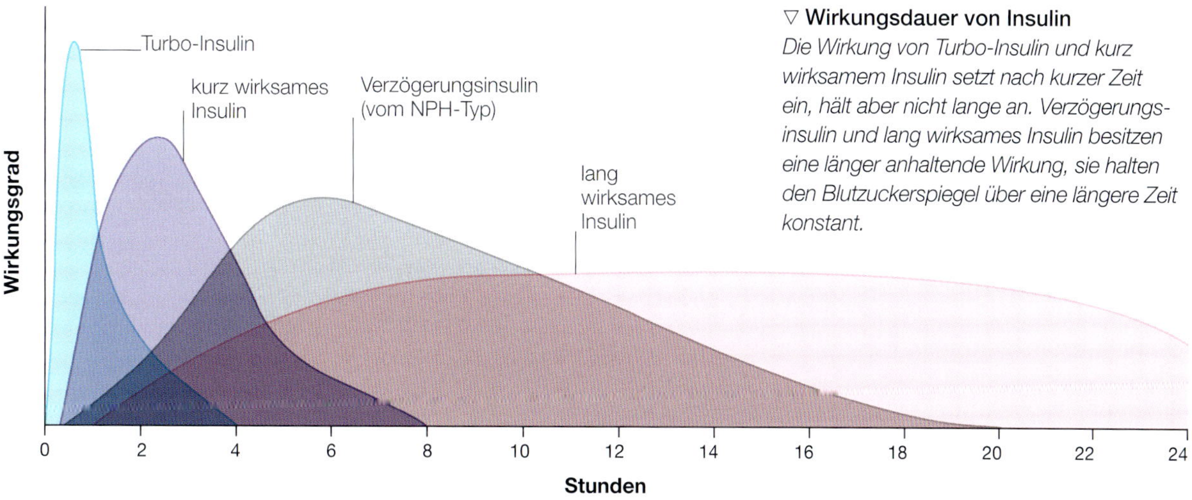

▽ **Wirkungsdauer von Insulin**
Die Wirkung von Turbo-Insulin und kurz wirksamem Insulin setzt nach kurzer Zeit ein, hält aber nicht lange an. Verzögerungsinsulin und lang wirksames Insulin besitzen eine länger anhaltende Wirkung, sie halten den Blutzuckerspiegel über eine längere Zeit konstant.

Wie oft spritzen?

Der Diabetestyp und die Wirkung des Insulins bestimmen, wie oft gespritzt werden muss. Immer geht es darum, durch die richtige Insulinmenge den Blutzuckerspiegel im Lauf des Tages im empfohlenen Bereich zu halten.

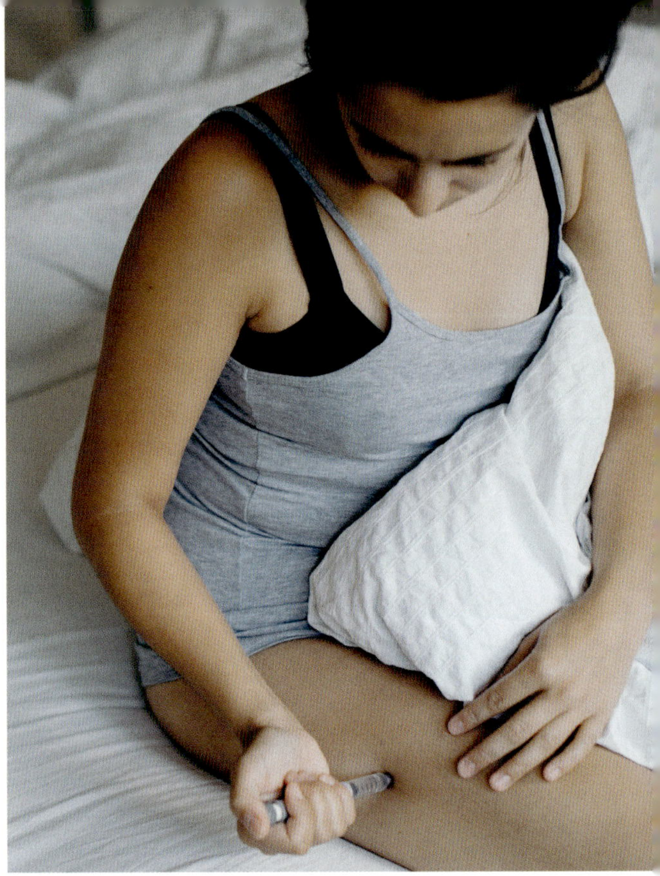

△ **Insulin-Injektion**
Um den Blutzuckerspiegel im Zielbereich zu halten, sind häufig mehrere Insulin-Injektionen am Tag notwendig.

Wie oft brauche ich Insulin?

Menschen mit Diabetes Typ 1 müssen meist mehrmals täglich spritzen oder eine Insulinpumpe tragen. Bei Typ 2 genügen eventuell ein bis zwei Spritzen täglich und zusätzliche Tabletten.

Bei Diabetes Typ 1 muss man meist mehrmals täglich spritzen, um den Blutzuckeranstieg nach Mahlzeiten auszugleichen.

Grundbedarf und Mahlzeiten

Bei Diabetes Typ 1 ist meist abends (oder morgens und abends) ein NPH-Insulin oder lang wirksames Insulin notwendig, um den Grundbedarf des Körpers zu decken. Zusätzlich wird vor den Mahlzeiten kurz wirksames Insulin gespritzt, um den Blutzuckeranstieg abzufangen. Indem man so flexibel auf Essenszeiten und -zusammensetzung reagiert, lassen sich Unterzuckerungen besser vermeiden.

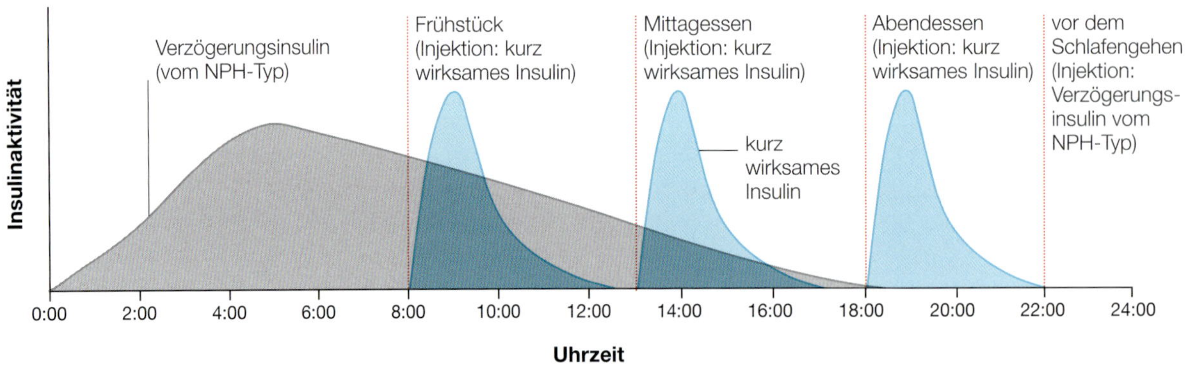

Zweimal täglich

Dieser Rhythmus kann bei Diabetes Typ 2 zum Einsatz kommen. Verordnet wird möglicherweise zweimal täglich NPH-Insulin, eine Fertigmischung aus kurz wirksamem Insulin und NPH-Insulin oder einmal Basalinsulin und einmal kurz wirksames Insulin. Eine Spritze NPH-Insulin am Morgen hält den Blutzuckerspiegel tagsüber stabil, eine Spritze am Abend bewirkt dasselbe über Nacht. Entsprechend diesen Insulingaben wird mit den Mahlzeiten und Snacks reagiert.

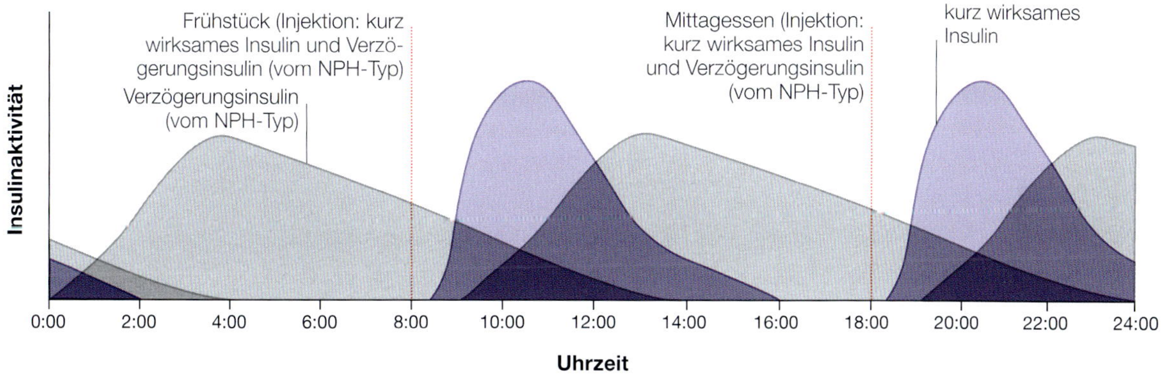

Einmal täglich

Wenn Diabetes Typ 2 mit Insulin und anderen Medikamenten behandelt wird, ist meist nur eine Injektion am Tag nötig, um den Blutzucker zu stabilisieren. Bei Diabetes Typ 1 genügt diese Behandlungsform nicht, weil die Insulinmenge nicht ausreicht, um den Blutzuckeranstieg durch die Mahlzeiten abzufangen. Wird ein lang wirksames Analoginsulin verordnet, kann der Patient meist selbst entscheiden, ob er morgens oder abends spritzt.

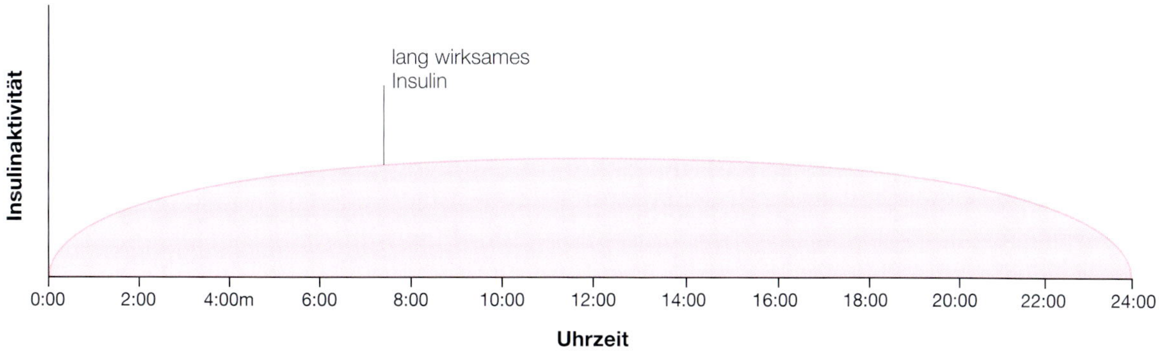

KONTINUIERLICHE VERSORGUNG

Eine Insulinpumpe (s. S. 54–55) versorgt den Körper kontinuierlich mit Insulin. Sie wird zunehmend bei Diabetes Typ 1 eingesetzt. Die Pumpe gibt schnell kurz wirksames Insulin ab, meist durch einen Schlauch im Bauch. Zusätzliche Mengen zu den Mahlzeiten oder bei hohem Blutzuckerspiegel – Bolus genannt – können über einen Knopf am Gerät oder eine Fernbedienung verabreicht werden. Weil sich die Insulingaben leicht an die individuellen Bedürfnisse anpassen lassen, bietet eine Pumpe dem Patienten viel Flexibilität.

Die Insulindosis anpassen

Zum Diabetes-Management gehört, die Insulindosis an die Schwankungen des Blutzuckerspiegels anzupassen. Die notwendige Dosierung kann variieren, wenn Sie anders essen, mehr oder weniger Sport treiben, krank sind oder unter Stress stehen.

Wann sind Anpassungen nötig?

Veränderungen im Leben, etwa eine Schwangerschaft, eine Krankheit oder eine neue Arbeitsstelle, verlangen manchmal, unabhängig von der Ernährung, eine neue Insulindosierung. Wie oft solche Anpassungen nötig sind, hängt vom Lebensstil und vom Blutzuckerspiegel ab. Möglicherweise sind Veränderungen häufig notwendig, vielleicht auch nur selten in besonderen Fällen. Liegt der Blutzuckerspiegel oft außerhalb des Zielbereichs, essen Sie vielleicht mehr oder weniger, oder Ihre körperliche Aktivität hat sich verändert. Dann hilft es vielleicht schon, das Verhalten zu justieren. Gelingt das nicht, kann eine Änderung der Insulindosierung nötig sein.

Die Auslöser für Blutzuckerschwankungen lassen sich nicht immer einfach erkennen. Darum ist es sinnvoll, wichtige Anhaltspunkte zu notieren, beispielsweise Insulindosis, Blutzuckerwert, Ernährung und weitere Aspekte, die einen Einfluss auf den Blutzuckerspiegel haben. Ein Beispiel für ein solches »Tagebuch« finden Sie auf S. 50, Ihre individuellen Zeiten können von den dort angegebenen abweichen. CGM-Systeme (s. S. 35) speichern die Ergebnisse. Man kann sie in Echtzeit ablesen oder zur Auswertung auf einen Computer übertragen.

Anpassung bei einmaliger Injektion

Ob eine Dosisanpassung sinnvoll ist, lässt sich durch mehrmalige Blutzuckermessungen im Tageslauf feststellen – beispielsweise morgens nach dem Aufstehen, zwei Stunden vor oder

Wer mehr als einmal täglich Insulin spritzt, sollte nur je eine Dosis gleichzeitig verändern.

ENTSCHEIDUNGSFAKTOREN ZUR DOSIERUNGSANPASSUNG

- Nehmen Sie die Veränderung nicht aufgrund eines einzelnen Blutzuckerwerts vor.
- Wenn der Blutzuckerspiegel länger als 1–2 Tage zu hoch ist und andere Maßnahmen nicht wirken, brauchen Sie mehr Insulin.
- Wenn der Blutzuckerspiegel länger als 1–2 Tage zu niedrig ist, brauchen Sie weniger Insulin.
- Passen Sie nur eine Dosierung am Tag an, um die Wirkung durch Messungen leicht überprüfen zu können.
- Erhöhen oder senken Sie die Dosis zunächst nur um 2–4 Einheiten. Wenn Sie normalerweise hohe Dosen benötigen, beispielsweise 40–60 Einheiten, können größere Veränderungen nötig sein, um eine Wirkung zu zeitigen.
- Wenn Sie zweimal täglich Mischinsulin spritzen, warten Sie mindestens einen Tag, bevor Sie weitere Veränderungen vornehmen. Dieses Insulin bleibt bis zu 24 Stunden im Körper. Erst danach lässt sich beurteilen, ob die Dosierungsänderung wirksam war.

nach jeder Mahlzeit. Wenn sich die Blutzuckerwerte durch die Dosisanpassung nicht verbessern, sollten Sie eine weitere Dosierungsänderung in ein bis zwei Tagen ins Auge fassen.

Anpassung bei zweimaliger Injektion

Wenn Sie Mischinsulin oder Basalinsulin verwenden, müssen Sie entscheiden, welche der beiden Injektionen (morgens oder abends) Sie ändern wollen. Um den Blutzuckerspiegel vor dem Mittagessen, am Nachmittag und vor dem Abendessen zu beeinflussen, sollte die morgendliche Dosierung verändert werden. Soll der Blutzuckerspiegel am Abend, in der Nacht und am frühen Morgen beeinflusst werden, ändern Sie die abendliche Dosierung. Verbessern sich die Werte dadurch nicht, kann eine weitere Anpassung nötig sein.

Anpassung bei häufigen Injektionen

Wenn Sie mehrmals täglich spritzen, können Sie die Dosierung von schnell wirkendem Insulin zu den Mahlzeiten oder auch die Grundversorgung mit langsam wirkendem Insulin anpassen. Die Dosierung des schnell wirkenden Insulins kann auf den Kohlenhydratgehalt der jeweiligen Mahlzeit abgestimmt werden (siehe Kasten unten). Wenn Sie nicht wissen, wie viel Sie essen werden, kann schnell wirkendes Insulin sogar in Ausnahmenfällen nach der Mahlzeit injiziert werden. Um die Wirkung der Dosierung zu prüfen, messen Sie 2 Stunden später den Blutzucker. Verändert man bei schnell wirkendem Insulin die Frühstücksdosierung, hält die Wirkung nicht nur zwei Stunden nach der Mahlzeit an, sondern etwa bis zur Mittagszeit. Ebenso kann eine Veränderung der Mittagsdosis den Blutzuckerspiegel bis zum späten Nachmittag beeinflussen. Das bedeutet, dass es 4–6 Stunden nach einer erhöhten Dosis zur Unterzuckerung kommen kann, auch wenn nach 2 Stunden der Blutzuckerwert im korrekten Bereich lag.

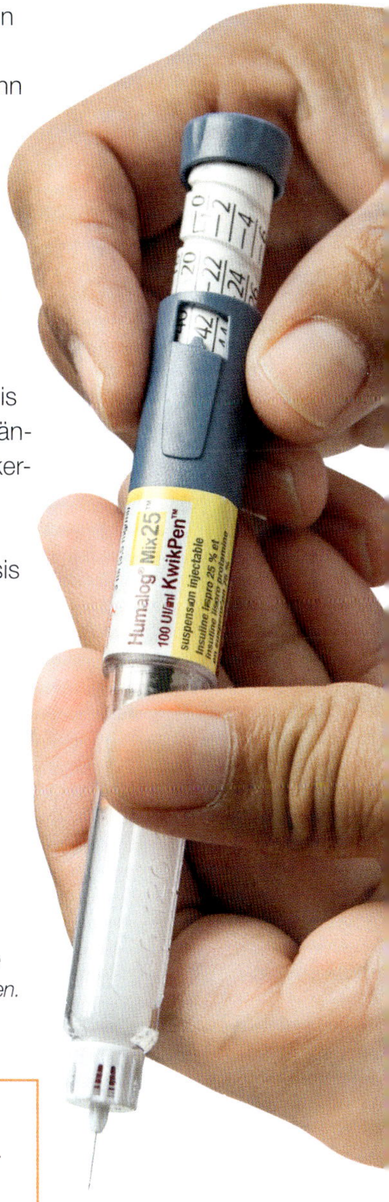

▷ **Die richtige Dosis**
Besondere Lebensumstände oder Krankheit können erfordern, dass die Insulindosierung mehrmals angepasst wird. Wichtig ist, solche Veränderungen immer allmählich vorzunehmen.

DAS BOLUSINSULIN BERECHNEN

Als Bolusinsulin bezeichnet man schnell oder sehr schnell wirkendes Insulin, das vor, während oder manchmal nach der Mahlzeit injiziert wird. Um den Bedarf zu berechnen, ist es wichtig, das individuelle Insulin-Kohlenhydrat-Verhältnis zu kennen. Das ist die Insulinmenge (in Einheiten), die für eine bestimmte Kohlenhydratmenge injiziert werden muss. Das individuelle Insulin-Kohlenhydrat-Verhältnis eines Patienten wird vom Arzt auf Grundlage verschiedener Faktoren wie Alter, Gewicht und Diabetestyp ermittelt. Wenn Ihr Insulin-Kohlenhydrat-Verhältnis 1 Einheit pro 10 g Kohlenhydrate beträgt, benötigen Sie für eine Mahlzeit mit 80 g Kohlenhydraten 8 Einheiten Insulin.

Wenn der Blutzuckerwert zwischen den Mahlzeiten oder beim Aufstehen zu hoch oder zu niedrig ist, muss meist die Dosierung des lang wirksamen Insulins verändert werden. Messen Sie den Blutzucker mehrmals im Lauf des Tages, um die Wirkung der Anpassung beurteilen zu können (s. S. 45).

Anpassung bei kontinuierlicher Zufuhr

Insulinpumpen (s. S. 54–55) versorgen den Körper ständig mit schnellem Insulin. Um zu prüfen, ob der Basiswert richtig eingestellt ist, messen Sie den Blutzucker alle 2 bis 3 Stunden, ohne zwischendurch zu essen. Schwanken die Werte

AUFZEICHNUNGEN BEI MULTIDOSIS-INJEKTION

Aufzeichnungen können helfen, die Insulindosierung anzupassen. Bei mehreren täglichen Injektionen (hier bei Diabetes Typ 2) kann die Dosis für jede Mahlzeit individuell angepasst werden.

	INSULIN: UHRZEIT UND DOSIS (I. E.)				BLUTZUCKERWERT (mmol/l bzw. mg/dl)						BEMERKUNGEN
	Frühstück Basal (lang wirksam) + schnell, gemischt	Mittag schnelles Insulin	Abendessen schnelles Insulin	Schlafenszeit lang wirksames Insulin	Vor dem Frühstück	Vor dem Mittagessen	Mittlerer Nachmittag	Vor dem Abendessen	Vor dem Schlafengehen	Nachts	
So	10+6	6	8	10	5 90	6,2 112	9,6 173	12,3 223	7,6 137	6,8 122	Hoch – Sonntagsessen mit Dessert
Mo	10+6	6	8	10	5,3 95	5,8 105	8,8 159	10,2 183	6,5 117	5,5 98	Nachmittags noch hoch, heute keine Extras
Di	10+6	8	8	10	4 70	4,9 89	6,2 112	7 125	6,8 122	3,2 58	Unterzuckerung nachts – Ursache unklar
Mi	10+6	8	8	8	3,8 68	5,2 93	5,8 105	6,2 112	6,4 115	5,6 100	Nachts und frühmorgens niedrig. Basalinsulin für die Nacht reduziert
Do	10+6	8	8	8	4,8 87	3,6 65	10,3 185	7,1 127	5,8 105	6,2 112	Nachts besser. Unterzuckerung mittags (wegen Aerobics am Morgen)
Fr	10+4	8	8	8	6,3 113	5,7 102	6,4 115	5,8 105	6,5 117	6,5 117	Morgendosis reduziert, zu Fuß zur Arbeit, keine Unterzuckerung
Sa	10+6	6	6	6	7,2 130	6,3 114	8,6 155	7,5 135	8,0 145	5,4 97	Weniger Insulin wegen Alkohol am Nachmittag und Abend – scheint okay zu sein.

um mehr als 1–2 mmol/l bzw. 20–40 mg/dl, können Sie die Dosis anpassen, um das zu verhindern.

Besondere Situationen

Blutzuckerschwankungen können auch durch besondere Umstände ausgelöst werden. In diesem Fall können Dosierungsanpassungen nötig sein.

Auswärts essen

Wenn Sie auswärts essen und vielleicht mehr als üblich zu sich nehmen, können Sie einem zu starken Blutzuckeranstieg vorbeugen, indem Sie vor der Mahlzeit die Dosis erhöhen. Wer Turbo-Insulin verwendet, kann nach dem Essen eine zusätzliche Dosis spritzen, die sich an Art und Menge der Speisen orientiert. Berechnen Sie bei einer Erhöhung der Dosis, wie lange das Insulin im Körper bleibt und wann seine höchste Wirkung eintritt (s. S. 45), denn dann müssen Sie möglicherweise etwas essen, um eine Unterzuckerung zu vermeiden.

Körperliche Anstrengung

Durch körperliche Aktivität kann der Blutzuckerspiegel sinken (s. S. 104–107). Falls Sie sich voraussichtlich stärker als üblich anstrengen, müssen Sie eventuell die Insulindosis senken, um eine Unterzuckerung zu vermeiden.

Krankheit

Bei Krankheit ist ein Anstieg des Blutzuckerspiegels normal, selbst wenn man kaum isst. Dadurch kann sich die Genesung verzögern. Bei Diabetes Typ 1 besteht die Gefahr einer Ketoazidose (s. S. 71), bei Diabetes Typ 2 kann es zu einem hyperosmolaren hyperglykämischen Zustand (s. S. 71) kommen. Es ist wichtig, die Insulindosierung auf Grundlage häufiger Messungen so zu erhöhen, dass der Blutzuckerspiegel immerhin unter 10 mmol/l bzw. 180 mg/dl bleibt. Im Krankheitsfall kann die Erhöhung 2–4 Einheiten oder mehr pro Dosis betragen. Eventuell empfiehlt der Arzt auch häufigere Injektionen. Nach der Genesung sinkt der Blutzucker meist wieder, und die Dosis muss reduziert werden.

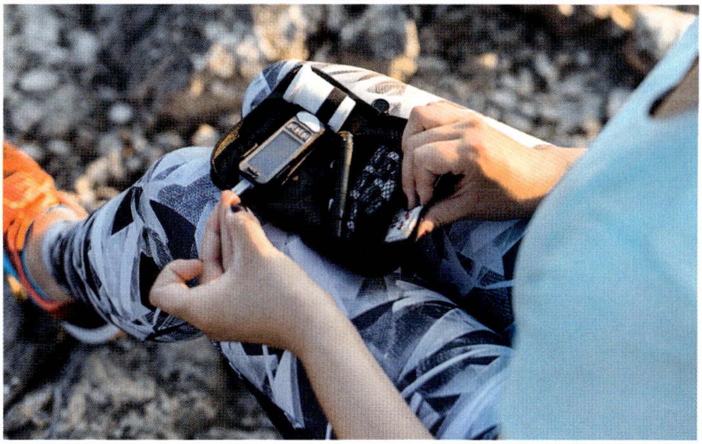

△ **Blutzuckermessung beim Sport**
Wenn Sie die Blutzuckerwerte vor und nach dem Sport messen, können Sie feststellen, ob eine Anpassung der Dosierung notwendig ist oder nicht.

Fasten

Wer fastet, muss seine Insulindosis senken. Menschen mit Diabetes Typ 1 benötigen während des gesamten Zeitraums eine geringere Dosis als üblich. Bei Diabetes Typ 2 kann man das Insulin stark reduzieren oder sogar ganz darauf verzichten (weil der Körper eventuell noch eine kleine Menge produziert).

Wer nur bestimmte Lebensmittel vom Speiseplan streicht, muss die Dosierung so anpassen, dass sie für die Mahlzeiten ausreicht, ansonsten aber Unterzuckerung vermieden wird. Dabei kann eine Basis-Bolus-Therapie mit Einsatz eines Turbo-Insulins sinnvoll sein. Der Arzt berät in diesen Fragen.

Injektionsausstattung

Es gibt verschiedene Hilfsmittel zum Injizieren von Insulin. Die gebräuchlichsten sind Insulinpens, aber auch Insulinpumpen finden immer mehr Anklang, weil sie eine noch flexiblere Dosierung ohne häufiges Stechen erlauben. Als Reserve ist die traditionelle Spritze sinnvoll. Wichtig ist außerdem eine verschließbare Box zur sicheren Entsorgung gebrauchter Instrumente.

Injektionsgerät

Welches Injektionsgerät verwendet wird, hängt oft von Typ und Marke des verordneten Insulins sowie von der Behandlungsform und Dosierung ab. Geräte für Kinder besitzen eine »kindgerechte« Optik, erlauben aber auch eine feiner dosierte Einstellung von halben Einheiten.

Insulinpens

Pens gibt es in vielen Ausführungen. Der Hauptunterschied besteht darin, ob sie wiederbefüllbar oder für den Einmalgebrauch gedacht sind. Wiederbefüllbare Pens werden geöffnet, um eine Ampulle einzusetzen (meist mit 300 I. E.). Nach dem Schließen wird eine Nadel aufgeschraubt und einmal ausgelöst. Danach wird die Insulindosis eingestellt (s. S. 57). Ist die Ampulle leer, tauscht man sie gegen eine neue aus. Diese Pens können mehrere Jahre lang benutzt werden.

Andere wiederverwendbare Geräte sind Jet-Injektoren, die einen Insulinstrahl ohne Nadel durch die Haut katapultieren. Viele wiederbefüllbare Geräte haben eine Memory-Funktion, die Zeit und Menge der letzten Insulindosis speichert. Für andere Modelle kann man separate Speichereinheiten zukaufen (s. S. 54).

Einwegpens sehen ähnlich aus, haben aber eine fest verbaute Patrone.

WIEDERBEFÜLLBARER PEN

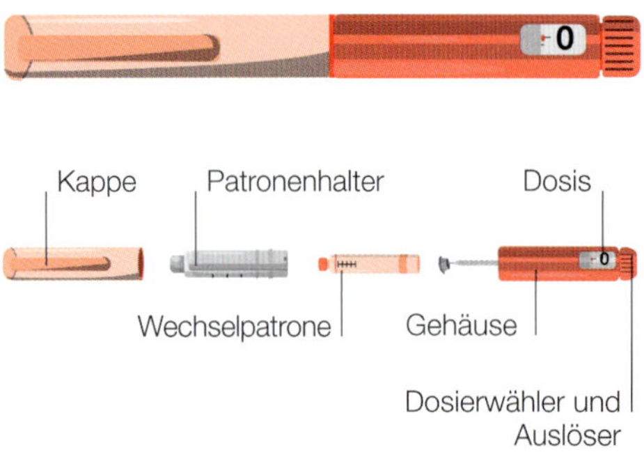

△ **Wiederbefüllbare Pens**
In diese Pens wird eine Insulinpatrone eingesetzt. Wenn sie leer ist, wird sie gegen eine neue ausgetauscht.

EINWEGPEN

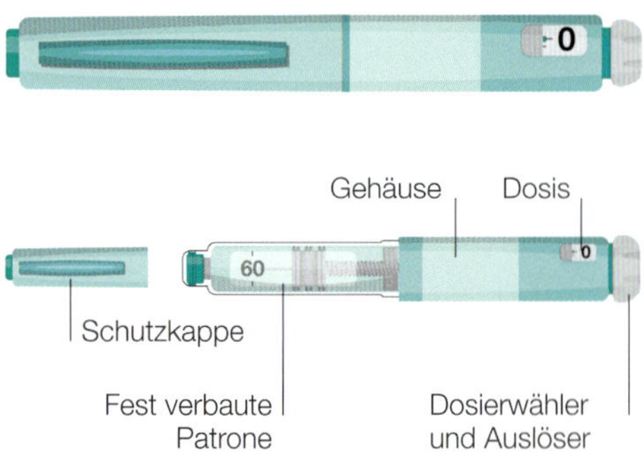

△ **Einwegpen**
Diese Pens verfügen über eine fest verbaute Insulinpatrone. Wenn der Pen leer ist, wird er entsorgt.

Die Handhabung entspricht wiederbefüllbaren Pens; wenn sie leer sind, müssen sie jedoch entsorgt werden. Je nach individueller Insulinmenge können Einwegpens Tage oder mehrere Wochen halten.

Einstellrad
Viele Einwegpens verfügen über ein großes, gut ablesbares Wählrad, an dem die Dosierung eingestellt wird. Sie sind meist mit 300 I. E. Insulin gefüllt, sind mit Einwegnadeln ausgestattet und werden durch Druck auf einen Kolben betätigt.

Spritzen

Eine Spritze besteht aus einem Plastikröhrchen, auf dem Insulineinheiten angezeichnet sind, und einer festen Nadel. Das Insulin zieht man sich dann selbst aus einer Ampulle auf (s. S. 56). Weil Spritzen klein und leicht sind, kann man sie bequem mitnehmen. Das Aufziehen ist unterwegs aber etwas umständlicher und lässt sich nicht so diskret ausführen. Spritzen gibt es in verschiedenen Größen für unterschiedliche Dosierungen und mit Nadeln in verschiedenen Längen.

SPRITZE

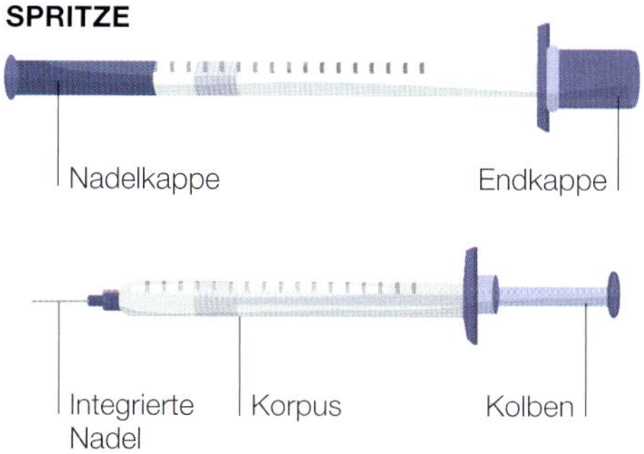

△ **Traditionelle Spritze**
Diese Spritzen mit integrierter Nadel sind für den Einmalgebrauch gedacht. Zur Dosierung dient eine Skala auf dem Korpus.

NADELN
Die Nadeln von Injektionsgeräten müssen nach einmaligem Gebrauch ersetzt werden. Es gibt sie in verschiedenen Längen. Meist wird zuerst eine kurze Nadel verwendet und bei Bedarf (z. B. wenn Blutergüsse auftreten) auf eine längere umgestellt.

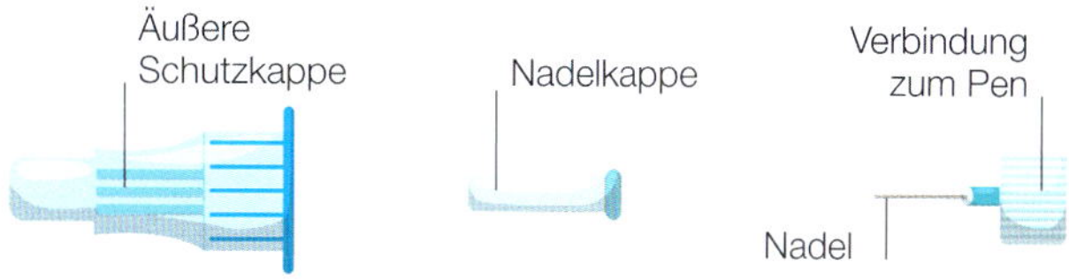

Injektionshilfen

Wer an einer Spritzenphobie leidet, die Anzahl der Einstiche begrenzen möchte oder leicht den Überblick über seine Insulindosen verliert, kann auf verschiedene Hilfsmittel zurückgreifen.

Ablenkungshilfen
Diese Hilfsmittel verbergen die Nadel oder setzen während der Injektion einen anderen Reiz auf der Haut, um die Konzentration vom Pieks abzulenken.

Insulinport
Ein Insulinport besteht aus einer kurzen Kanüle (hohlen Röhre) an einer Abdeckung, die ein kleines Loch für die Nadel besitzt. Die Kanüle wird in die Haut eingeführt. Zum Injizieren von Insulin wird

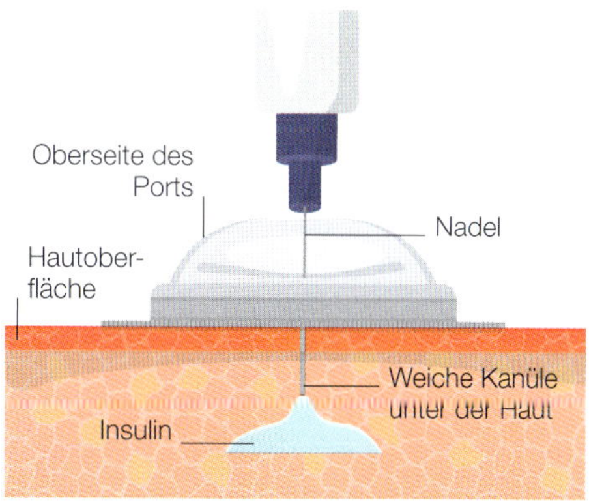

◁ **Insulinport**
Ein Insulinport wird mit einem Klebepflaster auf der Haut befestigt und kann dort mehrere Tage bleiben. Gespritzt wird durch eine Öffnung in seiner Oberseite.

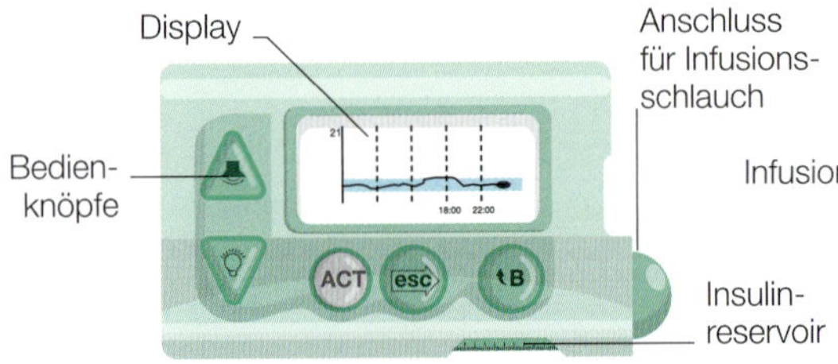

INSULINPUMPE

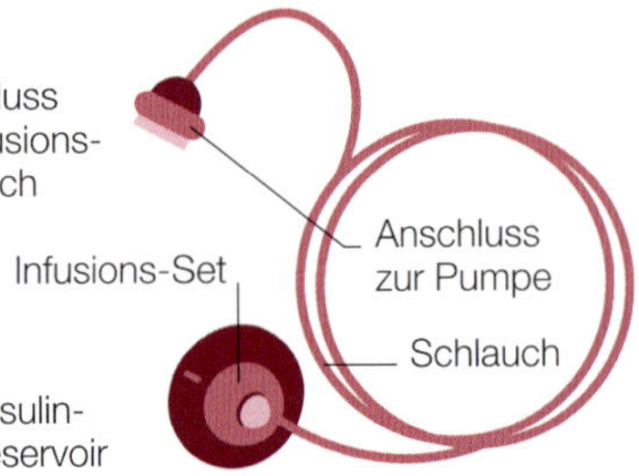

VERBINDUNG ZUR HAUT

◁ **Insulinpumpe mit Schlauch**
Dieser Pumpentyp hat Bedienschalter, Display und Insulinpatrone. Ein dünner Plastikschlauch verbindet die Pumpe mit dem Infusions-Set am anderen Ende. Das Set besteht aus einer Kanüle, die in die Haut injiziert wird, und einer selbstklebenden Schutzfolie.

die Nadel in die Öffnung des Ports eingeführt. Das Insulin spritzt man dann durch die Kanüle in den Körper. Das ermöglicht mehrere Injektionen täglich, ohne jedes Mal neu in die Haut zu pieksen. Der Port wird erst nach einigen Tagen gewechselt.

Stoppuhr-Kappen

Diese Ersatz-Schutzkappen für Pens zeigen an, wie viel Zeit seit der letzten Injektion vergangen ist. Es gibt auch Modelle, die Menge und Typ des verwendeten Insulins speichern oder mit einem Smartphone verbunden werden können, um die Daten zu übertragen.

Insulinpumpen

Eine Insulinpumpe ist ein kleines batteriebetriebenes Gerät, das mit Insulin gefüllt ist oder eine Insulinpatrone aufnimmt. Die Pumpe gibt das Insulin entweder direkt in den Körper ab (Patch-Pumpe), oder sie ist mit einem dünnen Schlauch ausgestattet, durch den das Insulin durch eine dünne Kanüle im Bauch verabreicht wird. Schlauch und Kanüle müssen jeweils nach einigen Tagen gewechselt werden.

Die Pumpe kann so programmiert werden, dass sie die kontinuierliche Grundversorgung (Basalinsulin) abgibt und zusätzlich Extradosen (Bolusinsulin), wenn Sie essen oder wenn der Blutzuckerspiegel über den Zielbereich steigt. Das Gerät speichert die Dosierungen und warnt, wenn es nicht einwandfrei funktioniert oder das Insulin zur Neige geht. Es hilft auch bei der Berechnung der Bolus-Dosen.

Die Pumpe wird ständig getragen. Man kann sie in die Hosentasche stecken oder an Gürtel oder Kleidung befestigen. Zum Schwimmen oder Duschen kann sie kurzzeitig (ca. 1 Stunde) abgenommen werden.

Dosisanpassung mit der Pumpe

Insulinpumpen besitzen umfangreiche Einstellmöglichkeiten. Wenn Sie zum Essen oder einer Feier eingeladen sind und voraussichtlich mehr Kohlenhydrate zu sich nehmen, können Sie beispielsweise den Boluswert so einstellen, dass der Blutzuckerwert nicht über den Zielbereich hinaus ansteigt.

Wenn Sie mehr Sport treiben als üblich, können Sie die Dosierung entsprechend verringern. Einige Pumpen können bei Gefahr einer Unterzuckerung die Insulinabgabe auch verzögern. Viele dieser Geräte lassen sich mit einer App programmieren.

Pumpe und kontinuierliche Messung

Die meisten Insulinpumpen können mit einem Gerät zur kontinuierlichen Blutzuckermessung (s. S. 35 und S. 37) kombiniert werden. Das CGM misst den Blutzuckerwert ständig. Es übermittelt die Daten an die Pumpe und an ein separates Gerät, mit dem die Dosierung ein-

VOR- UND NACHTEILE VON INSULINPUMPEN

Da Insulinpumpen Vor- und Nachteile haben, ist die Entscheidung nicht einfach. Am besten lassen Sie sich von Ihrem Arzt beraten. Eventuell besteht auch die Möglichkeit, eine Insulinpumpe auszuprobieren, um herauszufinden, wie Sie damit zurechtkommen.

PRO	KONTRA
Häufige Injektionen entfallen. Die Kanüle wird nur alle 2–3 Tage gewechselt.	Diabetes kann als ständig präsent wahrgenommen werden.
Flexibilität – z. B. in Bezug auf Mahlzeiten und körperliche Anstrengung	Reaktion auf Signale des Geräts erforderlich
Genauere Anpassung der Insulindosis an Speisen und Aktivitäten	Gefahr von Fehlfunktion oder versehentlicher Beschädigung (selten)
Kann bei zu hohem oder niedrigem Blutzuckerspiegel sofort eingreifen und schnell wirken.	Sicherheitspersonal muss über die Pumpe informiert werden und kann misstrauisch reagieren.
Gefühl der Eigenverantwortung für den Diabetes	Mehrere Geräte notwendig, evtl. auch ein CGM, zusätzlich regelmäßige Blutzuckermessungen mit Lanzette

gestellt werden kann. Manche Pumpen justieren die Grundversorgung aufgrund der übermittelten Daten alle paar Minuten automatisch. Dadurch lassen sich Blutzuckerschwankungen vermeiden.

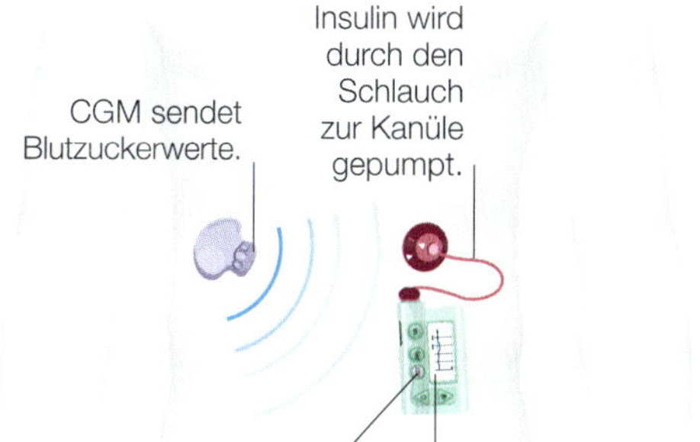

△ **CGM und Pumpe**
Das CGM misst den Blutzucker und sendet den Wert an die Pumpe und ein zusätzliches Gerät. Manche Pumpen passen die Grundversorgung dann automatisch an. Die Dosierung kann auch über das Zusatzgerät eingestellt werden.

Lagerung, Pflege, Entsorgung

Grundsätzlich sind für Handhabung, Lagerung und Pflege die Herstelleranweisungen zu beachten. Besonders wichtig ist es, für jede Injektion eine neue Nadel zu verwenden oder den Pumpenschlauch regelmäßig zu ersetzen.

Ungeöffnetes Insulin wird im Kühlschrank bei 2–8 °C gelagert. In Gebrauch befindliches Insulin kann etwa einen Monat lang bei Temperaturen bis 25 °C aufbewahrt werden, jedoch geschützt vor direktem Sonnenlicht. Bei großer Hitze muss es kühl gelagert werden. Kontrollieren Sie gelegentlich das Verfallsdatum Ihres Vorrats.

Gebrauchte Nadeln und Lanzetten sowie alles, was mit Blut in Berührung kommt, muss sachgerecht entsorgt werden. Dafür eignet sich eine Spritzenbox, die sich, wenn sie gefüllt ist, sicher verschließen lässt. Meist kann die geschlossene Box im Restmüll entsorgt werden.

Insulin injizieren

Damit die Behandlung erfolgreich ist, muss das Insulin korrekt vorbereitet und richtig injiziert werden. Die Methode hängt davon ab, ob Sie einen Pen oder eine Spritze verwenden. Wichtig ist, die Nadel immer an einer anderen Stelle einzustechen.

VOR DEM SPRITZEN

- Kontrollieren Sie Aussehen und Verfallsdatum des Insulins. Wenn es klar sein soll, aber trüb, flockig oder rötlich aussieht oder wenn es nach leichtem Bewegen noch Partikel enthält, werfen Sie es weg.
- Legen Sie vorher alles bereit, was Sie brauchen: Insulinpen und neue Nadel, Spritzenbox und Watte oder Gaze, um eventuell austretendes Blut abzutupfen.

Die Injektionsstelle wählen

Insulin wird ins Unterhautfettgewebe injiziert. Eine Insulinspritze in den Bauch wirkt schneller als eine Injektion ins Gesäß. Sie wirkt ebenfalls schneller, wenn das betreffende Körperteil anschließend bewegt wird (z. B. der Oberschenkel beim Radfahren). Vor allem für schnell wirkendes Insulin ist die Injektion in den Bauch empfehlenswert. Mischinsulin sollte morgens in den Bauch und abends in den Oberschenkel oder das Gesäß gespritzt werden. Achten Sie darauf, die Einstichstellen zu wechseln, um Probleme mit der Insulinaufnahme aufgrund von Lipohypertrophie (s. S. 198) zu vermeiden.

▷ **Wo spritzen?** *Insulin wird ins Fettgewebe injiziert, keinesfalls in die Muskulatur.*

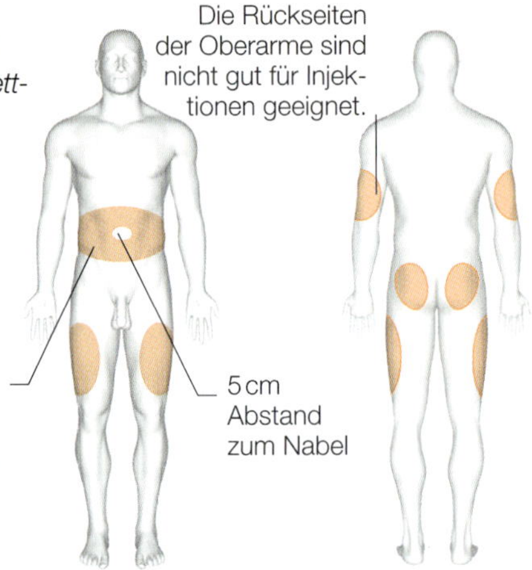

MIT DER SPRITZE

Prüfen Sie zuerst Aussehen und Verfallsdatum des Insulins. Wenn das Insulin trüb aussieht, drehen Sie die Patrone langsam um, um die Suspension wiederherzustellen.

Die Patrone muss sauber sein. Für jede Injektion eine neue Spritze verwenden. Nach der Injektion die Schutzkappe wieder auf die Nadel setzen und die Spritze entsorgen.

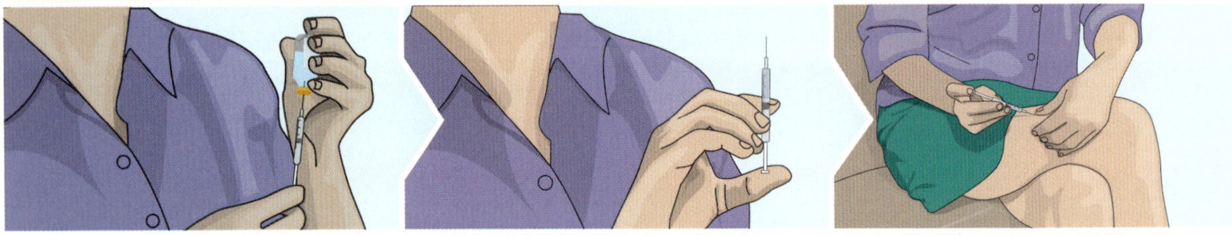

1 Drehen Sie die Patrone um (mit der Öffnung nach unten) und stechen Sie mit der Spritze durch die durchlässige Schicht der Patrone. Achten Sie darauf, dass die Nadelspitze von der Flüssigkeit bedeckt ist.

2 Ziehen Sie den Kolben zurück, um Ihre Insulindosis plus eine Zusatzeinheit aufzuziehen. Ziehen Sie dann die Nadel aus der Patrone. Die Spritze aufrecht halten und leicht auf den Kolben drücken, damit die Luft samt Zusatzeinheit entweicht.

3 Die Menge nochmals prüfen. Die Nadel in die Haut einstechen (eventuell vorher Fettgewebe mit der anderen Hand zusammenkneifen) und den Kolben drücken. Bis 10 zählen, dann erst die Nadel herausziehen.

MIT DEM INSULINPEN

Die meisten Insulinpens funktionieren ähnlich, es kann aber im Detail Abweichungen geben. Richten Sie sich im Zweifelsfall nach den Gebrauchshinweisen des Herstellers. Zuerst Aussehen und Verfallsdatum des Insulins prüfen.

Die Hände gründlich waschen und alle Utensilien bereitlegen (siehe gegenüber). Nach der Injektion die Nadel sicher entsorgen. Bei Fragen berät Sie auch Ihr Arzt oder Apotheker.

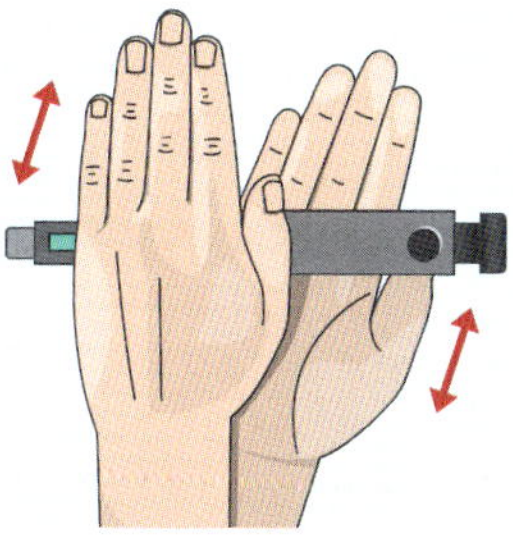

1 Die äußere Kappe vom Gerät abziehen. Wird Mischinsulin oder trübes Insulin verwendet, das Gerät 10-mal zwischen den Händen rollen.

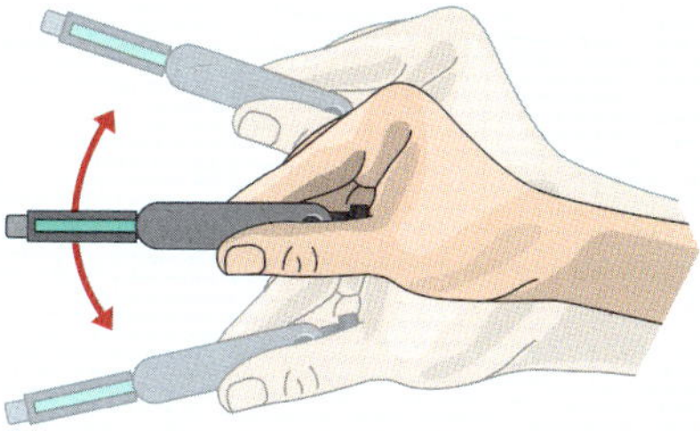

2 Danach das Gerät 10-mal langsam auf und ab bewegen. (Bei klarem Insulin ist das Mischen nicht nötig.)

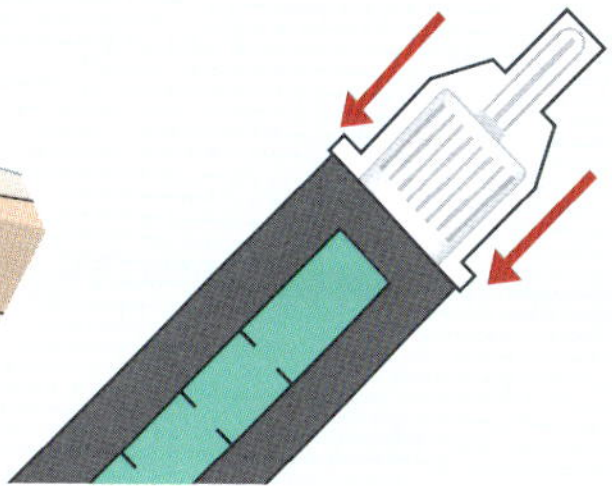

3 Eine neue Nadel auf das Gerät setzen und kontrollieren, ob sie sich in der korrekten Position befindet.

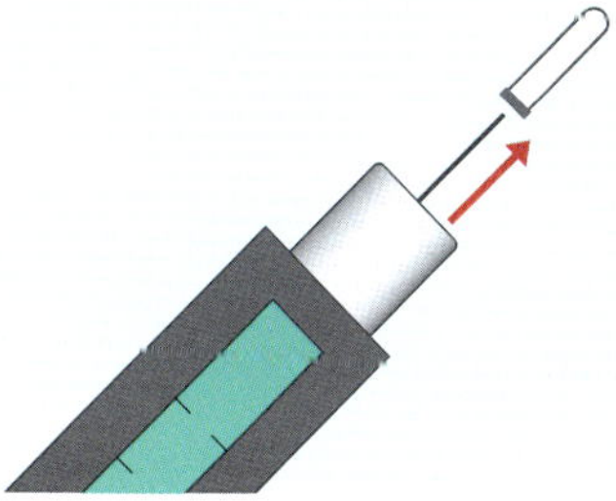

4 Die Nadel durch Drehen befestigen, dann die äußere Schutzkappe und die Nadelkappe entfernen.

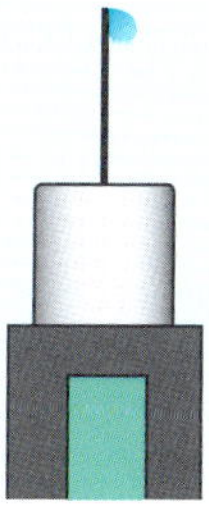

5 Den Pen aufrecht halten, eine kleine Dosis einstellen (2–4 I. E.) und den Kolben drücken, bis ein Tropfen Insulin aus der Nadel tritt.

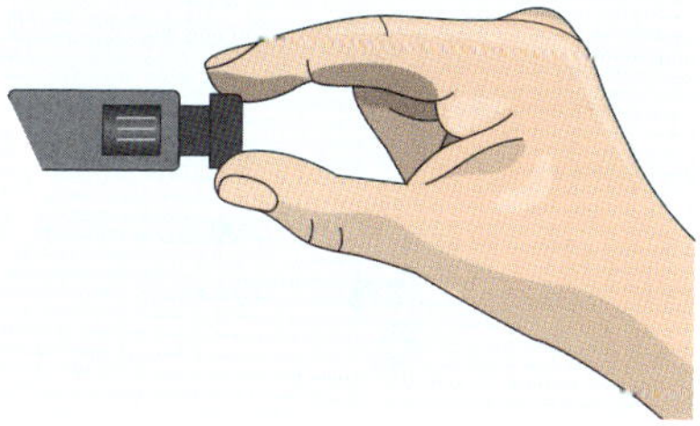

6 Jetzt kann die benötigte Insulindosis eingestellt werden.

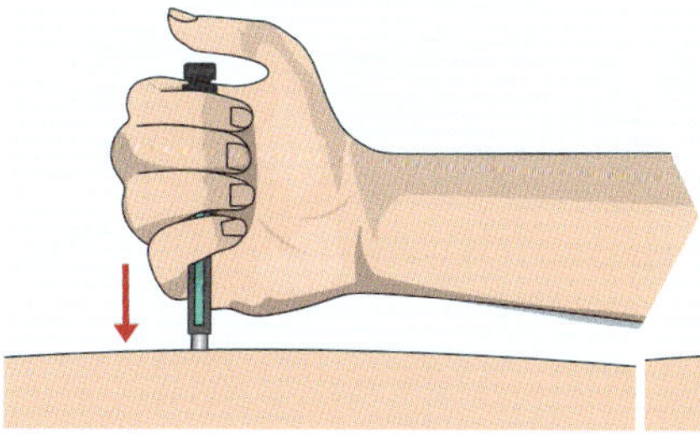

7 Den Pen im Winkel von 90 Grad auf die Haut setzen.

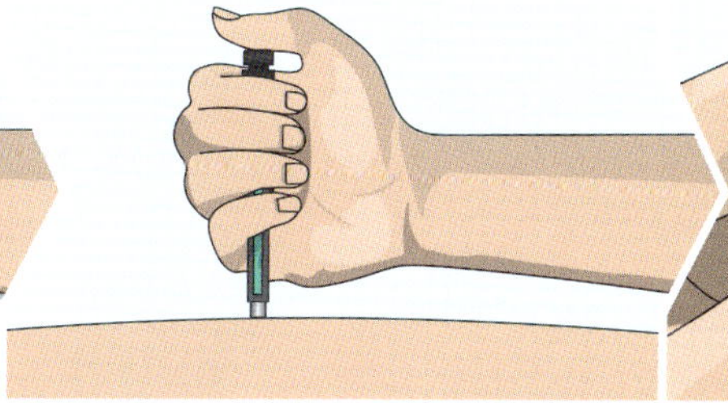

8 Den Kolben drücken und gedrückt halten, bis die Dosieranzeige auf Null steht. 10 Sekunden warten, dann die Nadel herausziehen.

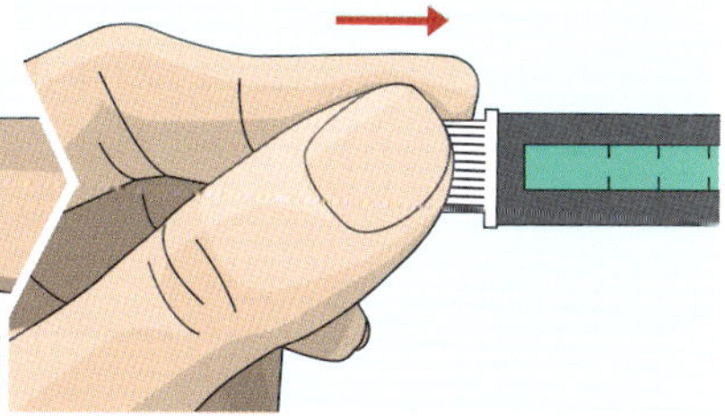

9 Die Nadel sachgerecht entsorgen. Zuletzt die Kappe wieder auf den Pen setzen.

Andere Diabetes-Medikamente

Bei Diabetes Typ 2 wird meist kein Insulin verordnet. Stattdessen werden andere Medikamente in Tablettenform eingenommen oder injiziert. Sie alle regulieren den Blutzuckerspiegel, wenn auch auf unterschiedliche Art und Weise.

Die richtigen Medikamente

Diabetestabletten können auf verschiedene Weise dafür sorgen, dass der Blutzuckerspiegel im Zielbereich bleibt (siehe Tabelle gegenüber). Manche regen die Bauchspeicheldrüse zur Insulinausschüttung an, andere verlangsamen die Aufnahme von Glukose in den Blutstrom, und einige erhöhen die Empfänglichkeit der Körperzellen für die Wirkung des Insulins.

Der Arzt berücksichtigt bei der Verordnung verschiedene Faktoren wie Gewicht, Blutzuckerspiegel und Lebensgewohnheiten des Patienten. Für Übergewichtige sind Medikamente, die eine Zunahme begünstigen, nicht die erste Wahl. Bei unregelmäßigen Mahlzeiten ist ein schnell wirksames Medikament sinnvoller als ein langsam wirkendes. Häufig werden Medikamente zuerst versuchsweise verordnet, um die optimale Einstellung zu finden. Nach drei Monaten kann ein HbA1c-Test (s. S. 31) durchgeführt werden, um die Wirkung des Medikaments zu beurteilen. Liegt das Ergebnis außerhalb des Zielbereichs, wird die Dosis möglicherweise erhöht oder ein zusätzliches Medikament verordnet.

Manchmal müssen mehrere Medikamente oder Kombinationen erprobt werden, um die beste Einstellung zu finden.

TIPPS ZUR EINNAHME VON MEDIKAMENTEN

- Zählen Sie morgens alle Tabletten für den Tag ab. Prüfen Sie abends, ob Sie alle eingenommen haben.
- Legen Sie die Tagesdosis an einen Platz, an dem Sie sie nicht übersehen können.
- Bereiten Sie Medikamente und Mahlzeiten gleichzeitig vor.
- Nutzen Sie die Alarmfunktion von Handy oder Computer, um sich an die Einnahme erinnern zu lassen.
- Bitten Sie jemanden, Sie an die Medikamenteneinnahme zu erinnern.
- Legen Sie sich einen Vorrat an, damit Sie Ihre Medikamente immer und überall bei sich haben können.

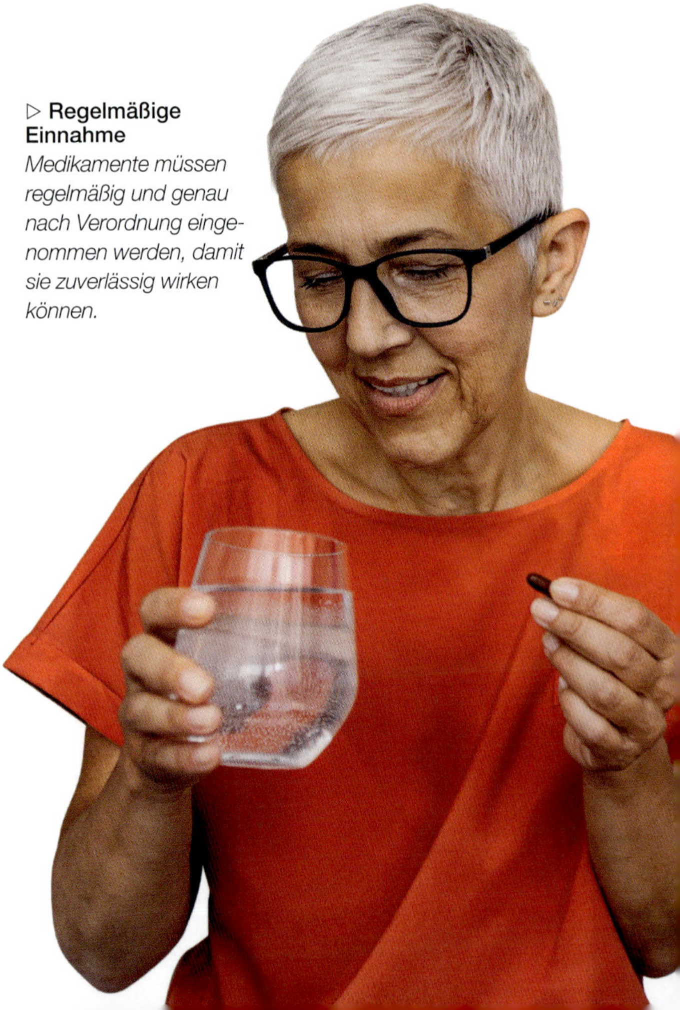

▷ **Regelmäßige Einnahme**
Medikamente müssen regelmäßig und genau nach Verordnung eingenommen werden, damit sie zuverlässig wirken können.

MEDIKAMENTE BEI DIABETES TYP 2

Wirkung, Dosierung und Nebenwirkungen sind von Medikament zu Medikament verschieden. Besprechen Sie eventuelle Bedenken mit Ihrem Arzt. Die meisten Medikamente sollen während der Schwangerschaft und Stillzeit nicht verwendet werden. Niemals ohne Rücksprache mit dem Arzt die Dosis ändern oder das Medikament absetzen!

MEDIKAMENTENTYP UND WIRKUNG	BEISPIELE	DARREICHUNGSFORM/ EINNAHME	MÖGLICHE NEBENWIRKUNGEN
Sulfonylharnstoffe Erhöhen die Insulinausschüttung der Bauchspeicheldrüse und die Wirksamkeit dieses Insulins	Glibenclamid, Gliclazid, Glipizid, Glimepirid	Tabletten; ein- oder zweimal täglich zu den Mahlzeiten oder kurz davor	Gewichtszunahme; Unterzuckerung
Prandiale Glukoseregulatoren (Glinide) Ähnlich wie Sulfonylharnstoff, erhöhen die von der Bauchspeicheldrüse ausgeschüttete Insulinmenge	Nateglinid, Repaglinid	Tabletten; bis 30 Minuten vor Beginn einer Mahlzeit	Gewichtszunahme; Unterzuckerung. Nebenwirkungen seltener als bei Sulfonylharnstoff
Biguanide Erhöhen die Insulinempfindlichkeit der Zellen, hemmen die Glukoseproduktion in der Leber	Metformin	Tabletten; je nach Typ einmal oder 2–3-mal täglich zu den Mahlzeiten oder direkt danach	Übelkeit; Durchfall; Bauchschmerzen
Alpha-Glukosidase-Hemmer Verlangsamen die Verdauung von Kohlenhydraten in stärkehaltigen Speisen und dadurch den Eintritt von Glukose in den Blutstrom	Acarbose	Tabletten; zu Beginn der Mahlzeit oder unmittelbar davor	Blähungen; Durchfall
Glitazone Verringern die Insulinresistenz, verbessern die Insulinaufnahme der Zellen	Pioglitazon	Tabletten; 1–2-mal täglich mit oder ohne Nahrung	Sehstörungen; Gewichtszunahme; Wassereinlagerungen; erhöhtes Risiko von Knochenbrüchen
Gliptine (DPP-4-Hemmer) Regen die Insulinausschüttung der Bauchspeicheldrüse an, verlangsamen die Verdauung, hemmen den Appetit, senken den Blutzuckerspiegel	Sitagliptin, Vildagliptin, Saxagliptin, Alogliptin, Linagliptin	Tabletten; 1–2-mal täglich mit oder ohne Nahrung	Ausschlag; Infektionen der oberen Atemwege; Kopfschmerzen; Übelkeit
Gliflozine (SGLT-2-Hemmer) Fördern die Ausscheidung von Glukose mit dem Urin	Dapagliflozin, Ertugliflozin, Empagliflozin	Tabletten; 1–2-mal täglich mit oder ohne Nahrung	Harnwegsinfektionen; Hefeinfektionen; Infektionen und Juckreiz des Genitalbereichs
Incretin-Mimetika (GLP-1-Analoga) Regen die Insulinausschüttung der Bauchspeicheldrüse an, hemmen die Glukoseproduktion der Leber	Exenatid, Liraglutid, Lixisenatid, Dulaglutid, Semaglutid	Injektion; 1–2-mal täglich oder einmal wöchentlich, je nach Medikation	Übelkeit/Erbrechen, meist nur von kurzer Dauer

Neue Perspektiven

Neue Behandlungsmethoden für Diabetes werden intensiv erforscht, es kann aber noch Jahre dauern, bis sie zur Verfügung stehen. Dazu gehören neue Formen von Insulin, die Immuntherapie, die Transplantation von Inselzellen sowie die technische Weiterentwicklung von Geräten.

Neue Formen von Insulin

Die heute verfügbaren Insuline sind im Körper nur eine gewisse Zeit wirksam, unabhängig vom Blutzuckerspiegel. Forscher arbeiten zurzeit daran, ein »intelligentes« Insulin zu entwickeln, das automatisch auf Blutzuckerschwankungen reagiert, um den Wert im Zielbereich zu halten. Das Insulin befindet sich noch im Experimentierstadium, doch wenn es sich bewährt, könnte es die Regulierung des Blutzuckerspiegels deutlich vereinfachen.

Immuntherapie bei Diabetes Typ 1

Medikamentöse Korrekturen des Immunsystems – auch Immuntherapie genannt – sind bei rheumatoider Arthritis und anderen Autoimmunerkrankungen bereits bekannt. Bei Autoimmunerkrankungen, zu denen auch Diabetes Typ 1 gehört, greifen Immunzellen irrtümlich bestimmte Körperzellen an. Wissenschaftler arbeiten an der Entwicklung von Medikamenten, die verhindern, dass das Immunsystem die Insulin produzierenden Inselzellen in der Bauchspeicheldrüse zerstört. Wenn sich diese Medikamente als wirksam erweisen, könnten sie das Eintreten von Diabetes Typ 1 zumindest verzögern. Profitieren würden Menschen, die noch nicht an Diabetes Typ 1 leiden, deren Erkrankungsrisiko aber durch einen Gentest bestätigt wurde.

Transplantation von Inselzellen

Es ist möglich, die zerstörten Inselzellen eines Menschen mit Diabetes Typ 1 durch Transplantation gesunder, Insulin produzierender Inselzellen zu ersetzen. So lassen sich schwere Unterzuckerungen vermeiden und die Lebensqualität erhöhen. Allerdings muss der Empfänger lebenslang Medikamente einnehmen, die das Abstoßen der Zellen verhindern. Diese können Nebenwirkungen haben.

Transplantation von Inselzellen

Inselzellen aus der gesunden Bauchspeicheldrüse eines Spenders werden isoliert und einem Menschen mit Diabetes Typ 1 implantiert.

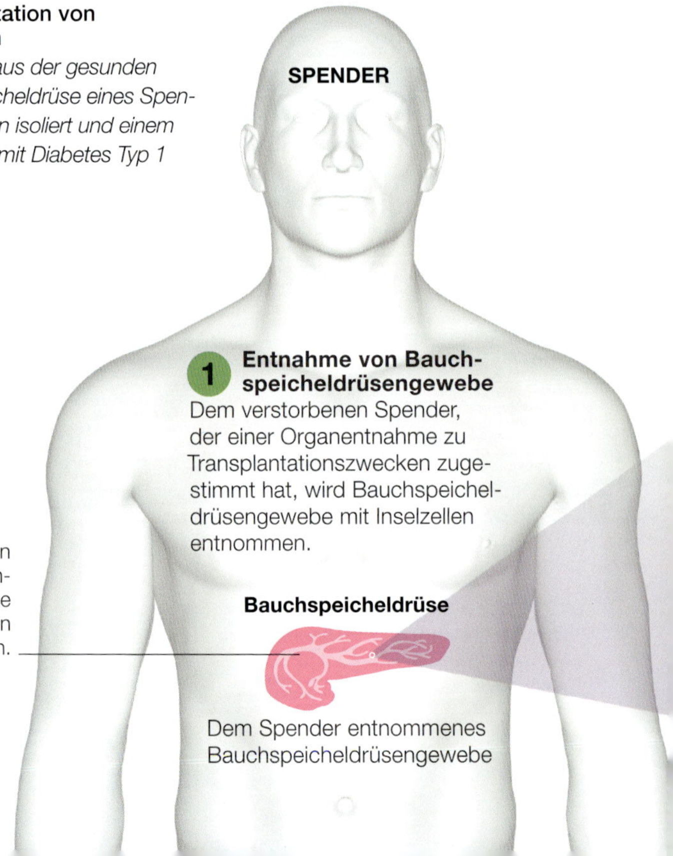

Außerdem benötigen viele Empfänger auch nach der Transplantation noch Insulin, wenn auch in kleineren Mengen. Nicht jeder kommt als Empfänger infrage, und die Zahl der verfügbaren Spender-Bauchspeicheldrüsen ist sehr gering.

Technische Weiterentwicklung

Durch technische Neuerungen wird das Diabetes-Management einfacher und genauer. Smart-Pens beispielsweise speichern Daten, die man später auf ein Smartphone oder einen Computer übertragen und auswerten kann. So lassen sich Datum, Uhrzeit, Insulinmenge, Kohlenhydratverzehr und Blutzuckerspiegel leicht dokumentieren. In einigen Ländern gibt es bereits geschlossene Systeme aus Insulinpumpe und Gerät zur kontinuierlichen Überwachung. Das Überwachungsgerät sendet Daten an einen kleinen Computer, der mithilfe eines Algorithmus die Insulinabgabe der Pumpe entsprechend dem Blutzuckerspiegel steuert. Als Display für das System können ein Smartphone oder eine Smartwatch verwendet werden. Auch die manuelle Steuerung des Systems ist möglich.

TEILNAHME AN STUDIEN

Studienteilnehmer haben manchmal nur einen Fragebogen auszufüllen, manchmal aber auch neue Therapien auszuprobieren. Bei offiziellen Studien müssen die Teilnehmer über alle Schritte genau informiert sein und können jederzeit abbrechen. Wer Interesse hat, an einer Studie teilzunehmen, kann sich an seinen Arzt oder einen Diabetikerverband wenden.

2 Behandlung des Spendergewebes
Die Inselzellen werden aus dem restlichen Spendergewebe isoliert und gereinigt.

3 Implantation in den Empfänger
Die Inselzellen werden in eine Arterie injiziert, die Blut zur Leber transportiert. Der Empfänger erhält dabei eine örtliche Betäubung und ein Beruhigungsmittel.

4 Inselzellen produzieren Insulin
Die transplantierten Inselzellen etablieren sich in der Leber des Empfängers und beginnen nach 2–6 Wochen, Insulin zu produzieren.

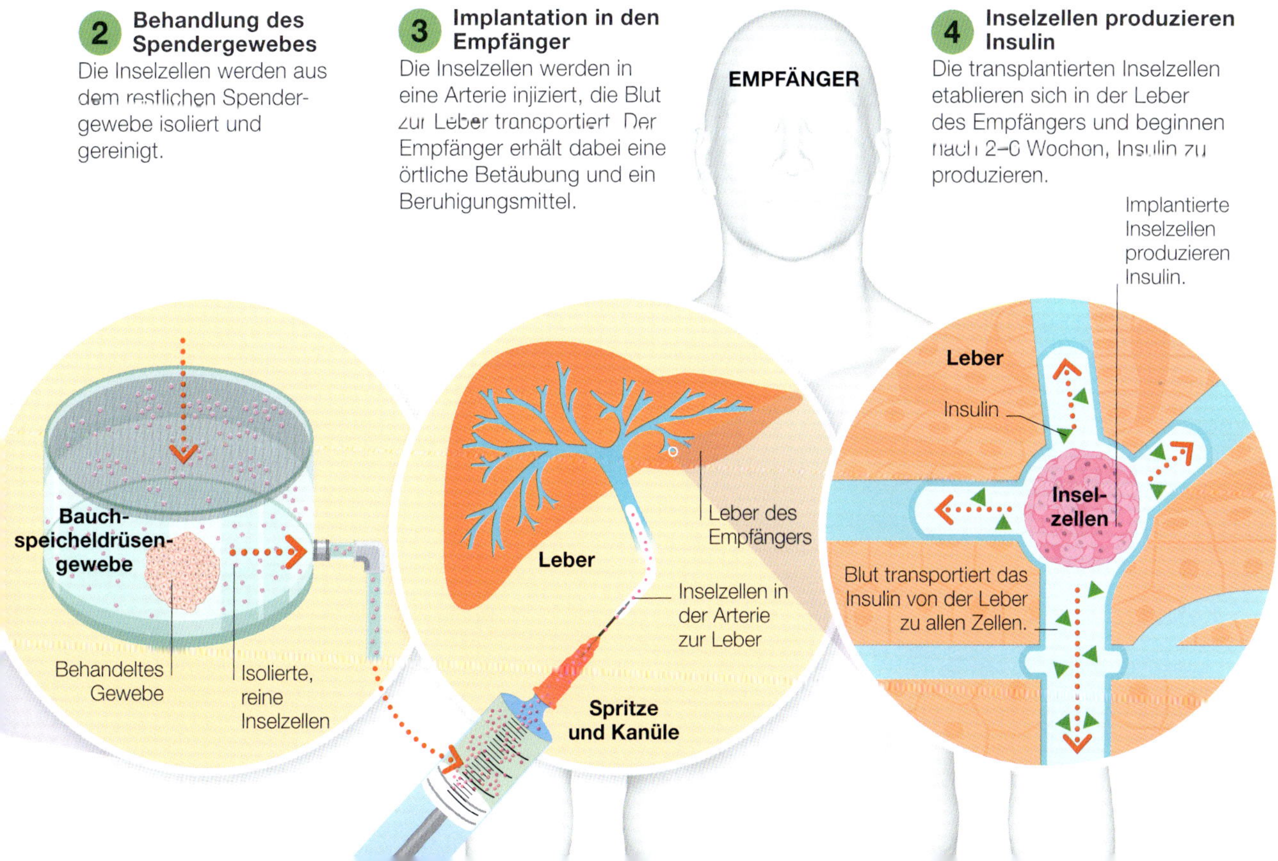

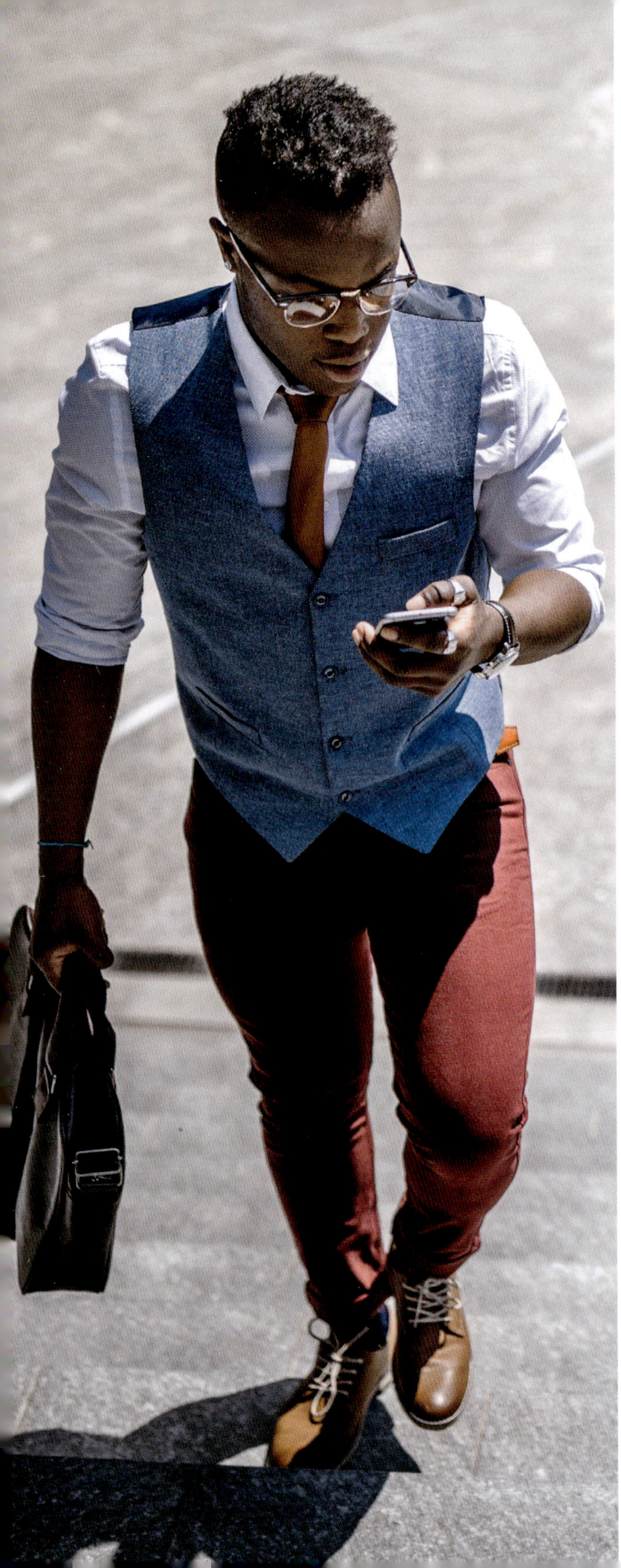

Unterzuckerung

Von Unterzuckerung oder Hypoglykämie spricht man, wenn der Blutzuckerspiegel zu weit absinkt. Das kommt vor, wenn Insulin oder Medikamente im Verhältnis zur Nahrungszufuhr zu hoch dosiert sind. Unterzuckerung lässt sich leichter vermeiden, wenn man die Faktoren kennt, die sie auslösen können.

Was ist Unterzuckerung?

Eine Unterzuckerung liegt vor, wenn der Blutzuckerspiegel unter 4 mmol/l bzw. unter 70 mg/dl sinkt. Sie tritt auf, wenn im Körper mehr Insulin vorhanden ist, als benötigt wird, beispielsweise wenn die Insulindosierung nicht zur Nahrungsmenge oder Aktivität passt. Oft treten erkennbare Symptome auf (s. S. 64–65), allerdings ist der Blutzuckerspiegel, bei dem sie sich zeigen, individuell verschieden, und bei manchen Menschen sind die Symptome stärker ausgeprägt als bei anderen.

◁ **Essenspausen**
Im hektischen Alltag ist es nicht immer einfach, regelmäßig zu essen. Versäumte oder verspätete Mahlzeiten erhöhen aber die Gefahr der Unterzuckerung. Lassen Sie sich notfalls per Handy ans regelmäßige Essen erinnern.

UNTERZUCKERUNG VORBEUGEN

- Messen Sie den Blutzucker einige Stunden nach anstrengenden Aktivitäten, weil Unterzuckerung auch verzögert auftreten kann.
- Bitten Sie Verwandte, Freunde oder Kollegen, Sie ans regelmäßige Blutzuckermessen und Essen zu erinnern.
- Halten Sie Traubenzucker und kohlenhydratreiche Snacks griffbereit.
- Sprechen Sie bei häufiger Unterzuckerung mit Ihrem Arzt. Vielleicht ist es sinnvoll, das Medikament oder den zeitlichen Rhythmus zu verändern.

URSACHEN UND VORBEUGUNG

In dieser Tabelle sind typische Faktoren aufgeführt, die eine Unterzuckerung bewirken können. Es ist wichtig, einer Unterzuckerung vorzubeugen oder sie sofort zu behandeln (s. S. 66–67). Sinkt der Blutzuckerspiegel zu weit, kann Unwohlsein, Konzentrationsschwäche oder sogar Bewusstlosigkeit die Folge sein.

URSACHE		VORBEUGUNG
Medikamentendosis	Wer Insulin spritzt, muss mit gelegentlicher Unterzuckerung rechnen. Dasselbe gilt für Medikamente, welche die Insulinproduktion anregen (s. S. 58–59). Andere Medikamente bringen kein erhöhtes Hypoglykämie-Risiko mit sich.	Bei häufiger Unterzuckerung muss die Medikamentendosis vielleicht reduziert werden. Bei mehreren täglichen Einnahmen oder Injektionen ist es wichtig herauszufinden, welches Insulin oder Medikament die Unterzuckerung verursacht, um diese Dosierung anzupassen.
Nahrungsaufnahme	Injiziertes Insulin und Medikamente, welche die Insulinproduktion anregen, wirken mehrere Stunden lang. Wenn in diesem Zeitraum nichts gegessen wird, droht eine Unterzuckerung.	Wenn Sie Insulin oder produktionsstimulierernde Medikamente verwenden, müssen Sie wissen, wann die Wirkung eintritt. Nur dann können Sie mit kohlenhydratreichem Essen einer Unterzuckerung gegensteuern. Wenn Sie den richtigen Zeitpunkt nicht kennen oder nicht wissen, welche Snacks geeignet sind, sprechen Sie mit Ihrem Arzt.
Alkohol	Alkohol lässt den Blutzuckerspiegel anfangs ansteigen, dann folgt ein Abfall über mehrere Stunden. Bei Verwendung von Insulin oder produktionsanregenden Medikamenten steigt dann die Gefahr der Unterzuckerung. Sie ist besonders gefährlich, weil der Alkohol auch verhindert, dass die Leber gespeicherte Glukose freisetzt.	Trinken Sie Alkohol niemals auf leeren Magen. Wenn Sie mehr als 2–3 Einheiten Alkohol trinken, essen Sie zum Ausgleich eine größere Menge Kohlenhydrate. Wichtig ist außerdem, nach dem Alkoholkonsum den Blutzucker zu messen. Besprechen Sie das Vorgehen rechtzeitig mit Ihrem Diabetesteam.
Körperliche Anstrengung	Für jede körperliche Aktivität – auch Hausarbeit oder der Einkauf – wird Energie benötigt. Sie wird aus Glukose gewonnen. Je aktiver Sie sind, desto mehr Glukose verbraucht der Körper und desto stärker sinkt der Blutzuckerspiegel.	Um Unterzuckerung vorzubeugen, können Sie die Insulinmenge (oder die Menge eines Medikaments, das die Insulinproduktion anregt) vor der körperlichen Aktivität reduzieren. Alternativ essen Sie vorher etwas. Länger andauernde Anstrengung muss sorgfältig geplant werden (s. S. 100–107).
Stress	Die Stresshormone Adrenalin und Cortisol lassen normalerweise den Blutzuckerspiegel ansteigen. In manchen Fällen kann er aber auch sinken, weil der Körper unter Stress mehr Energie verbraucht oder weil manche Menschen in Stresssituationen nicht regelmäßig essen.	Versuchen Sie herauszufinden, wie sich Stress auf Ihren Blutzuckerspiegel auswirkt. Wenn Sie wissen, wodurch er sinkt, können Sie dem durch zusätzliche Nahrung oder durch Verringerung der Medikamentendosis gegensteuern.
Hitze	Bei Hitze zirkuliert das Blut schneller. Dadurch wirken Insulin oder produktionsanregende Medikamente schneller als gewöhnlich. Als Folge sinkt der Blutzuckerspiegel. Manche Menschen neigen bei Hitze, nach der Sauna oder einem heißen Bad zur Unterzuckerung.	Messen Sie den Blutzucker, bevor Sie sich ungewohnter Hitze aussetzen. Ist der Wert niedrig, essen Sie etwas, um einer Unterzuckerung vorzubeugen. Wenn die Hitzebelastung rechtzeitig vorauszusehen ist, können Sie auch die Dosis des Insulins oder insulinfördernder Medikamente verringern oder zusätzliche Nahrung zu sich nehmen.

Unterzuckerung erkennen

Ein zu niedriger Blutzuckerspiegel kann gefährlich sein. Wenn man aber die Warnzeichen frühzeitig erkennt, lässt sich das Problem meist schnell und einfach lösen. Manche Menschen zeigen stärkere Symptome als andere. Wenn Sie bei sich selbst keine Symptome wahrnehmen, bitten Sie Menschen Ihrer direkten Umgebung um Unterstützung.

Frühe Warnzeichen

Wenn der Blutzuckerspiegel zu sinken beginnt, können erste Warnzeichen auftreten (siehe Tabelle gegenüber), denn der Körper schüttet Adrenalin aus, um ihn wieder anzuheben. Manche Menschen haben nur einige Symptome oder gar keine. Ähnliche Warnzeichen können bei einem schnellen Abfall des Blutzuckerspiegels vorkommen, beispielsweise von 15 mmol/l bzw. 270 mg/dl auf 7 mmol/l bzw. 125 mg/dl. Messungen helfen zu entscheiden, ob Maßnahmen nötig sind. Eine Blutstropfenanalyse liefert aber nur eine Momentaufnahme und sagt nichts darüber aus, ob und wie sich der Blutzuckerspiegel verändert. Eine kontinuierliche Messung zeigt an, ob der Blutzuckerspiegel steigt, fällt oder konstant ist. Liegt der Messwert bei 4 mmol/l bzw. 70 mg/dl oder darunter, sind Sofortmaßnahmen angesagt (s. S. 66–67).

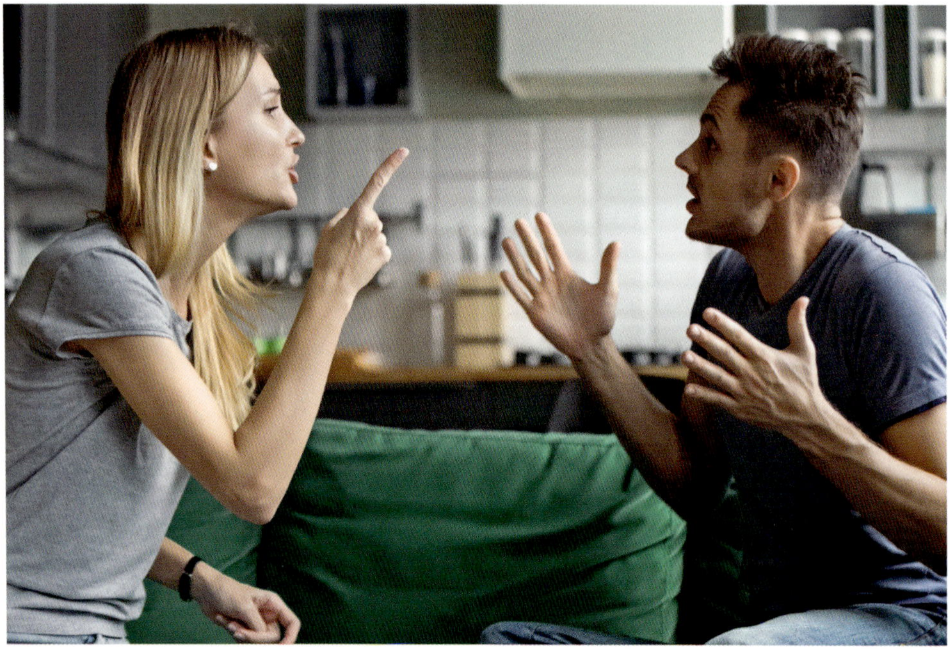

◁ **Untypisches Verhalten**
Eine Unterzuckerung kann sich auf das Verhalten auswirken. Betroffene können beispielsweise nervös, reizbar oder unkooperativ sein.

FRÜHSYMPTOME		SPÄTSYMPTOME
Nervosität	**Zittern**	**Kopfschmerzen, Konzentrationsstörungen, Desorientiertheit, unkooperatives und/oder aggressives Verhalten**
Geweitete Pupillen	**Herzrasen, schneller Puls**	**Verschwommenes Sehen**
Blasse Haut, Schwitzen	**Hunger**	**Undeutliche Sprache, Lallen**
Kribbeln der Lippen	**Übelkeit**	**Unsichere Bewegungen, schwankender Gang**

Spätsymptome

Sinkt der Blutzuckerspiegel unter ca. 3 mmol/l bzw. 55 mg/dl, arbeitet das Gehirn nicht einwandfrei, weil es nicht genug Glukose bekommt. Viele Spätsymptome einer Unterzuckerung betreffen deshalb die Hirnfunktion. Manche Patienten erkennen, dass sie unterzuckert sind, können aber nicht mehr klar genug denken, um zu realisieren, dass sie Hilfe brauchen. Es ist gut, wenn Familie, Freunde und Kollegen die Signale einordnen können und eingreifen. Ohne Behandlung kann es bei weiterem Absinken des Blutzuckerspiegels zu Krampfanfällen oder Bewusstlosigkeit kommen.

Verringerte Wahrnehmung der Symptome

Wenn Unterzuckerung häufig oder über längere Zeit vorkommt, können die frühen Warnsignale des Körpers schwächer werden. Wer seit Jahren Diabetes und öfter Unterzuckerung hat, nimmt vielleicht gar keine Symptome außer Verwirrung und Desorientierung wahr und kann bewusstlos werden, wenn niemand hilft. Patienten mit häufiger Unterzuckerung und geringer Wahrnehmung von Symptomen wird empfohlen, den Blutzuckerspiegel nicht unterhalb von 5,6 mmol/l bzw. 100 mg/dl abfallen zu lassen, sodass Unterzuckerungen ausbleiben und sich die Symptomwahrnehmung wieder verbessert.

Unterzuckerung geht nicht immer mit Symptomen einher.

KONTINUIERLICHE BLUTZUCKERMESSUNG

Diese Geräte zeigen neben dem aktuellen Blutzuckerwert auch die Tendenz an. Einige können so eingestellt werden, dass sie bei Unterzuckerungsgefahr einen Warnton abgeben. So können Betroffene schnell rechtzeitig Maßnahmen ergreifen. Weil zwischen Messung und Anzeige im Display ein kurzer Moment vergeht, sollte die Unterzuckerung zusätzlich durch Analyse eines Blutstropfens bestätigt werden.

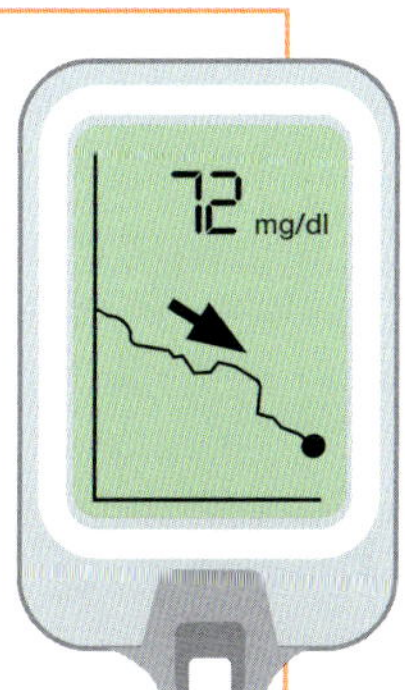

Maßnahmen bei Unterzuckerung

Wer die Symptome rechtzeitig erkennt, kann Unterzuckerung meist selbst behandeln. In ernsten Fällen ist aber die Hilfe anderer erforderlich, die möglicherweise sogar den Notarzt hinzuziehen müssen.

SOFORT DEN NOTARZT RUFEN, WENN …

- die Behandlung nicht anschlägt und die Unterzuckerung andauert.
- die unterzuckerte Person Alkohol getrunken hat.
- die unterzuckerte Person einen Krampfanfall hat.
- die unterzuckerte Person bewusstlos ist und kein Glukagon-Set zur Verfügung steht oder niemand Glukagon injizieren kann.

Unterzuckerung frühzeitig behandeln

Sobald Sie eine Unterzuckerung wahrnehmen, müssen Sie etwas Zuckerhaltiges essen oder trinken, um den Blutzuckerspiegel anzuheben (Beispiele im Kasten unten). Dadurch steigt der Blutzuckerspiegel binnen 10–15 Minuten und Sie erholen sich. Später sollten Sie Kohlenhydrate zu sich nehmen, beispielsweise ein belegtes Brot, ein Stück Obst oder eine Schale Cerealien. Die genaue Menge hängt von der Situation ab. Sie muss größer sein, wenn in nächster Zeit keine Mahlzeit ansteht. Sind Sie kurz vor einer Mahlzeit unterzuckert, kann diese Mahlzeit schon genügen.

Fortgeschrittene Unterzuckerung

Im fortgeschrittenen Stadium der Unterzuckerung kann es zu Verwirrung, Bewusstseinsstörungen oder Bewusstlosigkeit kommen. Dann ist es gefährlich, zu essen oder zu trinken. Stattdessen benötigt der Betroffene eine Glukagon-Injektion. Dieses Hormon bewirkt, dass Glukose aus der Leber in den Blutstrom abgegeben wird. Alternativ kann Glukose injiziert werden, um den Blutzuckerspiegel rasch anzuheben. Der Arzt kann Glukagon verordnen und einer nahestehenden Person erklären, wie es injiziert wird. Alternativ kann ein einfach anzuwendendes Glukagon-Nasenspray verwendet werden. Gegebenenfalls den Notarzt rufen.

Bei Unterzuckerung im Frühstadium schnell etwas Zuckerhaltiges essen oder trinken.

DEN BLUTZUCKERSPIEGEL SCHNELL ANHEBEN

Macht sich eine Unterzuckerung bemerkbar, muss der Blutzuckerspiegel schnell angehoben werden, damit sich der Zustand nicht verschlimmert. Am besten etwas Zuckerhaltiges essen oder trinken.

- 2–4 Glukose- oder Dextrosetäfelchen
- 5–10 Gummibärchen
- kleines Glas (100–200 ml) zuckerhaltiges Erfrischungsgetränk (kein Diätgetränk)
- kleiner Karton (100–200 ml) reiner Fruchtsaft
- 1–2 Päckchen Glukose- oder Dextrose-Gel

MASSNAHMEN BEI BEWUSSTLOSIGKEIT DURCH UNTERZUCKERUNG

Wird eine Person durch Unterzuckerung bewusstlos, braucht sie eine Glukagon-Injektion. Es muss also jemand wissen, wie das funktioniert. Steht kein Glukagon oder kein kompetenter Helfer zur Verfügung, muss der Notarzt gerufen werden.

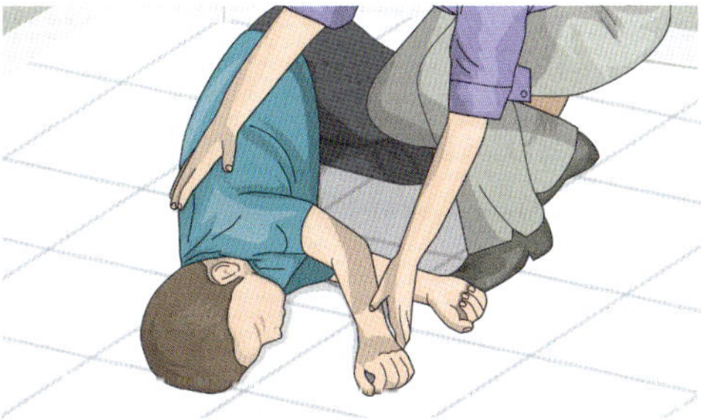

1 Den Patienten in die stabile Seitenlage bringen: oberer Arm und oberes Bein rechtwinklig zum Körper, Nacken überstreckt, um die Atemwege frei zu halten.

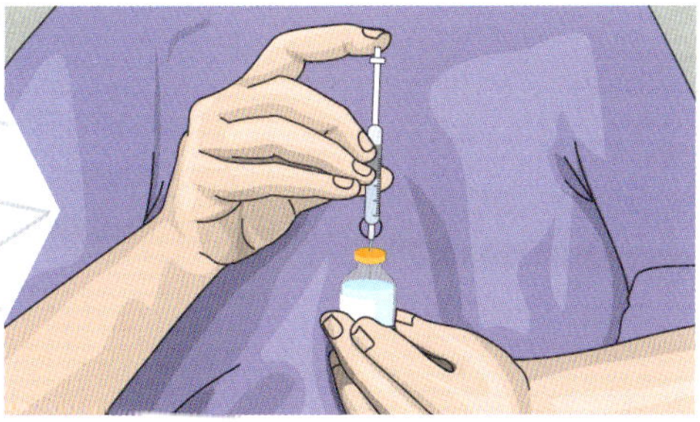

2 Ist ein Glukagon-Set vorhanden, das Siegel von der Flasche entfernen, die Nadelkappe abnehmen und die Flüssigkeit aus der Spritze in die Flasche mit dem Pulver injizieren.

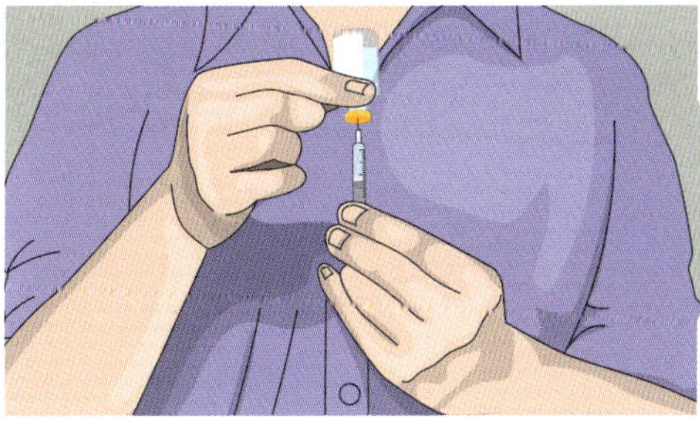

3 Die Flasche bewegen, bis das Glukagon ganz aufgelöst ist. Die Flasche kopfüber drehen und die Nadelspitze in die Lösung schieben. Den Kolben zurückziehen. Die ganze Lösung oder die verordnete Menge aufziehen.

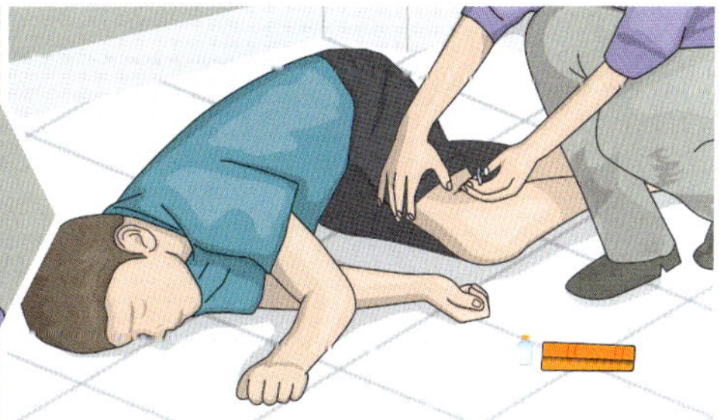

4 Die Nadel rechtwinklig in Oberschenkel, Gesäß oder Arm des Patienten stechen und sehr langsam den Kolben drücken, um die Lösung zu injizieren. Herausziehen, ein Taschentuch auf die Einstichstelle drücken. Patienten in der stabilen Seitenlage belassen.

Die Erholungsphase

Wenn die Unterzuckerung nicht zu gravierend ist, wird der Blutzucker nach Zuckerzufuhr auch ohne Glukagon-Behandlung und sogar bei Bewusstlosigkeit wieder ansteigen. Mit großen Mengen Insulin oder Alkohol im Blut kann der Zustand aber länger dauern und lebensgefährlich sein. In solchen Fällen muss ein Notarzt gerufen werden. Nach der Erholungsphase kann der Blutzuckerspiegel auch zu hoch steigen, meist kurz nach der Unterzuckerung oder innerhalb von 24 Stunden. Eine kleine Dosis Turbo-Insulin kann das ausgleichen, andere Insuline könnten aber weitere Unterzuckerung verursachen. Versuchen Sie auf jeden Fall, die Ursachen der Unterzuckerung herauszufinden, um Wiederholungen zu vermeiden (s. S. 62–63).

Überzuckerung

Von Überzuckerung spricht man bei einem zu hohen Blutzuckerspiegel. Sie tritt immer auf, wenn Diabetes unbehandelt bleibt. Die Diabetestherapie zielt darauf ab, Überzuckerung zu regulieren und gleichzeitig Unterzuckerung (s. S. 62–63) zu vermeiden.

Was ist Überzuckerung?

Wenn der Blutzuckerspiegel längerfristig über 7 mmol/l bzw. 125 mg/dl liegt, spricht man von Überzuckerung. Sie verursacht anfangs keine Beschwerden, kann aber langfristig zu Komplikationen führen. Darum wird je nach Alter und Diabetes-Typ ein Blutzuckerspiegel von 4–10 mmol/l bzw. 70–180 mg/dl empfohlen (s. S. 30 und 38). Bei Menschen mit Diabetes kommen im Alltag gelegentlich Phasen der Überzuckerung vor. Um langfristig Folgeschäden zu vermeiden, ist es wichtig, der Überzuckerung vorzubeugen (siehe gegenüber) oder ihre Dauer einzuschränken (s. S. 70–71).

ALLGEMEINE VORBEUGUNGSMASSNAHMEN

- Wenn Sie wissen, dass Sie mehr Kohlenhydrate als gewöhnlich essen werden, passen Sie die Insulindosis an oder bewegen Sie sich mehr.
- Stress und Hormonveränderungen wirken sich auf den Blutzuckerspiegel aus und erfordern eventuell eine Anpassung der Insulindosierung.
- Setzen Sie Insulin oder andere Medikamente bei Krankheit nicht ab. Messen Sie Ihren Blutzucker häufiger.
- Medikamente täglich verwenden und die Dosis bei Bedarf anpassen.

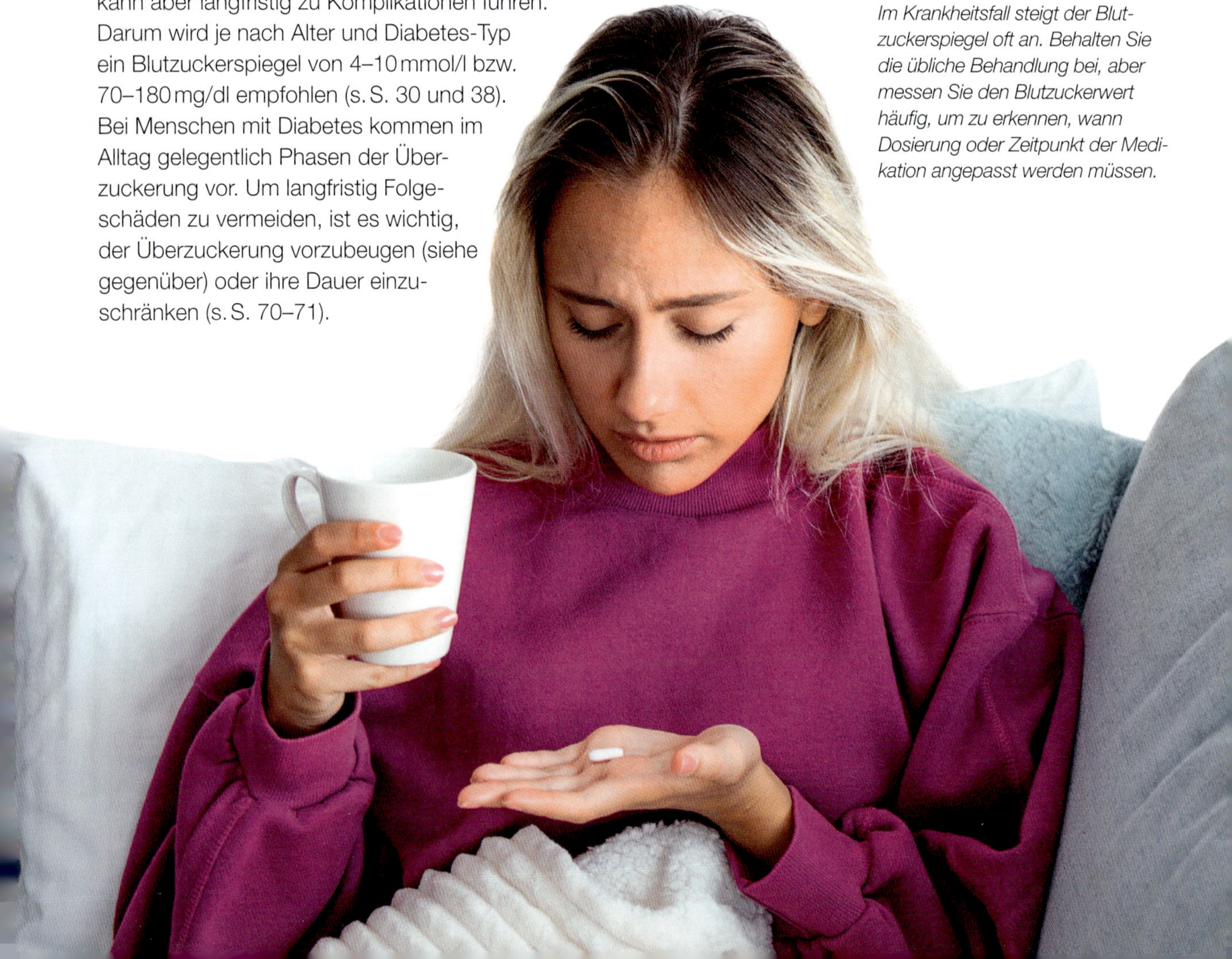

▽ **Wenn Sie krank sind**
Im Krankheitsfall steigt der Blutzuckerspiegel oft an. Behalten Sie die übliche Behandlung bei, aber messen Sie den Blutzuckerwert häufig, um zu erkennen, wann Dosierung oder Zeitpunkt der Medikation angepasst werden müssen.

MÖGLICHE URSACHEN UND VORBEUGUNG

Verschiedene Faktoren können eine Überzuckerung bewirken. Dann heißt es: regelmäßig Blutzucker testen und das Ergebnis in Beziehung zu den jeweiligen Umständen setzen – also Essen, Bewegung etc. So finden Sie heraus, welche Ursachen bei Ihnen eine Überzuckerungen auslösen, und können solche Episoden künftig vermeiden.

URSACHE		VORBEUGUNG
Ernährung/ Bewegung	Die wohl häufigste Ursachen von Überzuckerung sind eine Erhöhung der Nahrungsmenge (vor allem Kohlenhydrate), eine Abnahme der körperlichen Aktivität oder eine Kombination aus beiden. Manchmal kann auch eine Zunahme körperlicher Aktivität zu Überzuckerung führen (s. S. 104–105).	Achten Sie auf eine gesunde Ernährung (s. S. 74–75), bewegen Sie sich ausreichend (s. S. 100–103) und stimmen Sie Nahrungszufuhr und Medikation aufeinander ab. Wenn bei Diabetes Typ 2 die Regulierung nur über Ernährung und Bewegung nicht ausreicht, benötigen Sie eventuell Medikamente. Sprechen Sie mit Ihrem Arzt.
Krankheit	Bei Krankheit gibt die Leber mehr Glukose in den Blutstrom ab. Außerdem werden die Stresshormone Cortisol und Adrenalin vermehrt ausgeschüttet. Diese können die Wirkung von Insulin hemmen und den Blutzuckerspiegel ansteigen lassen.	Im Krankheitsfall sind häufige Blutzuckermessungen wichtig, um die Medikation auf den veränderten Blutzuckerspiegel abzustimmen (s. S. 70–71). Menschen mit Diabetes sollten also bei akuten Erkrankungen ihren Arzt darauf ansprechen.
Stress / hormonelle Veränderungen	Stresshormone beeinträchtigen die Wirkung von Insulin und verursachen einen Blutzuckeranstieg. Viele Menschen essen unter Stress zu viel oder ungesunde Lebensmittel, die dasselbe bewirken. Bei Frauen kann der Blutzuckerspiegel in bestimmten Zyklusphasen ansteigen (meist vor der Periode). Hormonveränderungen während der Menopause können ebenso Überzuckerung verursachen wie hormonelle Störungen, etwa das Cushing-Syndrom, das mit einer erhöhten Konzentration von Glukokortikoiden im Blut einhergeht.	Wenn Ihr Blutzuckerspiegel bei Stress oder Hormonschwankungen steigt, messen Sie häufiger (oder beginnen Sie damit, falls Sie es nicht schon tun). Bei erhöhtem Blutzucker passen Sie die Behandlung an (s. S. 70–71). Sind Hormonschwankungen die Ursache, kann deren Behandlung hilfreich sein. Lassen Sie sich von Ihrem Arzt beraten.
Diabetes-Medikamente	Wenn Sie Ihr Insulin oder andere Medikamente vergessen haben, steigt der Blutzuckerspiegel an. Das kann auch geschehen, wenn Sie die Medikamente zwar korrekt angewendet haben, aber ihre Wirkung nachlässt.	Die gewissenhafte Durchführung der Behandlung ist notwendig, um Überzuckerung zu vermeiden. Wenn Sie trotzdem häufiger an Überzuckerung leiden, sollten Sie sich an Ihren Arzt wenden. Wahrscheinlich wird er ein anderes Medikament verordnen oder die Dosierung anpassen.

Überzuckerung wird oft durch erhöhte Kohlenhydratzufuhr, weniger Bewegung oder eine Kombination beider Faktoren verursacht.

Überzuckerung erkennen und behandeln

Überzuckerung ist ein typisches Kennzeichen eines nicht erkannten oder falsch behandelten Diabetes. Es ist wichtig, sie sicher zu erkennen und rasch zu behandeln, um den Blutzucker wieder in den Zielbereich zu bringen und so kurz- und langfristigen Problemen vorzubeugen.

DEN ARZT KONTAKTIEREN

- **Diabetes Typ 1:** wenn der Blutzucker erhöht ist, Sie Symptome von Überzuckerung zeigen und Ketone vorhanden sind und der Blutzucker mit üblichen Mitteln nicht gesenkt werden kann (oder dies nicht geprüft werden kann)
- **Diabetes Typ 2:** wenn der Blutzuckerspiegel erhöht ist und/oder Symptome starker Überzuckerung auftreten

Symptome der Überzuckerung

Die typischen Symptome der Überzuckerung gleichen denen, die vor der Erstdiagnose aufgetreten sind. Allerdings zeigen sie sich nicht zwangsläufig bei jeder Überzuckerung. Das gilt vor allem für Diabetes Typ 2 oder wenn der Organismus sich an den erhöhten Blutzuckerspiegel gewöhnt hat.

Überzuckerung behandeln

Die Behandlung einer Überzuckerung muss immer auf ihre Ursache abgestimmt sein. Das kann bedeuten, weniger zu essen, sich mehr zu bewegen oder die Dosierung von Insulin oder anderen Medikamenten anzupassen (s. S. 48–51).

Wenn Sie Diabetes Typ 2 bisher nur durch Ernährung und Bewegung regulieren, sprechen Sie mit Ihrem Arzt. Pendelt sich der Blutzuckerspiegel dauerhaft über 9 mmol/l bzw. 160 mg/dl ein, ist ab jetzt möglicherweise eine medikamentöse Therapie angesagt. Liegen andere Erkrankungen zugrunde, sollten diese sofort behandelt werden, um die Überzuckerung im Rahmen zu halten (s. S. 124–125).

In jedem Fall sind häufige Blutzuckermessungen wichtig, um festzustellen, ob der Wert wieder den Zielbereich erreicht. Sinkt der Blutzucker aufgrund der erhöhten Insulin- oder Medikamentendosierung, muss diese wieder angepasst werden. Wenn Sie die Ursache der Überzuckerung nicht erkennen oder unsicher sind, wie Sie darauf reagieren sollen, wenden Sie sich an Ihren Arzt.

MÖGLICHE SYMPTOME VON ÜBERZUCKERUNG

- **Verschwommenes Sehen**
- **Häufige Ausscheidung großer Mengen Urin**
- **Müdigkeit und Antriebsschwäche**
- **Häufige Infektionen oder Erkrankungen**
- **Trockener Mund und starker Durst**
- **Gewichtsabnahme**

Risiken der Überzuckerung

Kurze Phasen der Überzuckerung sind meist harmlos. Ein ständig hoher oder steigender Blutzuckerspiegel (oft aufgrund einer anderen Krankheit, s. S. 124–125) kann gravierende Folgen haben und bei Diabetes Typ 1 zu einer diabetischen Ketoazidose (DKA) führen. Bei Diabetes Typ 2 kann es zu einer hyperosmolaren Hyperglykämie kommen. In beiden Fällen ist schnelle ärztliche Hilfe notwendig. Langfristig birgt ein dauerhaft erhöhter Blutzuckerspiegel das Risiko für Folgekomplikationen (s. S. 180–201).

Diabetische Ketoazidose (DKA)

Wenn bei Diabetes Typ 1 die Zellen aufgrund des Insulinmangels keine Glukose zur Energiegewinnung aufnehmen konnen, nutzen sie als alternative Energiequelle Fett. Bei der Aufspaltung des Fetts entstehen Ketone (giftige Nebenprodukte). Zusätzlich zum starken Durst und ständigen Harndrang verursachen diese weitere unangenehme Symptome, beispielsweise

- Übelkeit und Erbrechen,
- Bauchschmerzen,
- fruchtig riechender Atem
- und später Bewusstseinsstörungen.

Ohne sofortige medizinische Behandlung kann die DKA zu einem lebensgefährlichen Koma führen.

Bei ersten Symptomen einer DKA ist sofort der Blutzucker zu messen. Liegt er über 11 mmol/l bzw. 200 mg/dl, bestimmen Sie auch die Ketone, sofern Sie die nötige Ausstattung dafür haben.

Hyperosmolare Hyperglykämie

Bei Diabetes Typ 2 kommt es seltener zu einer diabetischen Ketoazidose, da noch etwas Insulin produziert wird. Dadurch steht den Zellen weiterhin etwas Glukose zur Verfügung. Weil in diesem Fall zur Energiegewinnung kein Fett aufgespalten wird, entstehen keine Ketone. Bei Menschen mit Diabetes Typ 2 kann eine starke Überzuckerung aber zur hyperosmolaren Hyperglykämie führen, die mit folgenden Symptomen einhergeht:

- Flüssigkeitsmangel und trockene Haut,
- Durst,
- häufiger Harndrang,
- Übelkeit,
- Verwirrung und Desorientiertheit,
- in schweren Fällen Bewusstlosigkeit.

Ohne eine schnelle medizinische Versorgung kann der Organismus stark austrocknen, was lebensgefährlich ist, und es kann zum Koma kommen.

KETONE ERKENNEN

Ketone können im Urin oder im Blut nachgewiesen werden. Für einen Harntest taucht man einen Teststreifen in eine Urinprobe. Der Streifen verfärbt sich, und der Ketonwert wird anhand einer Vergleichsskala ermittelt. Der Bluttest ähnelt einer Blutzuckermessung mit Lanzette, Teststreifen und Messgerät. Einige Blutzuckermessgeräte können auch den Ketonwert feststellen. Anderenfalls muss ein separates Messgerät verwendet werden.

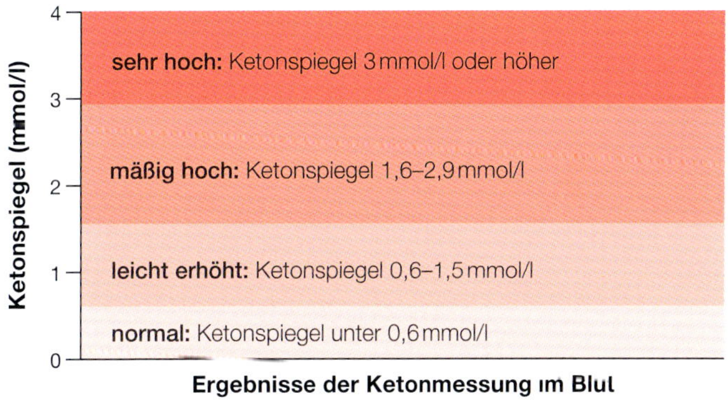

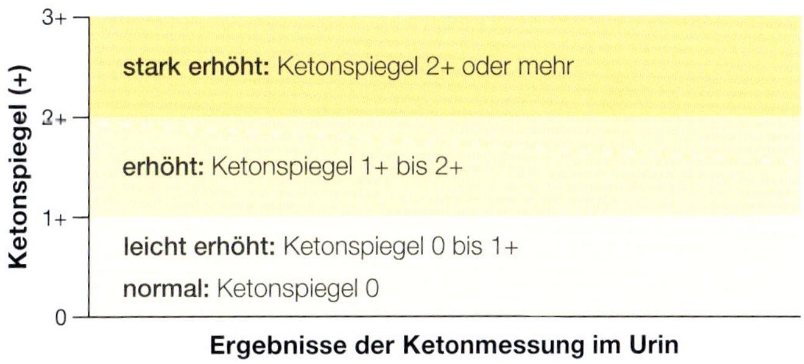

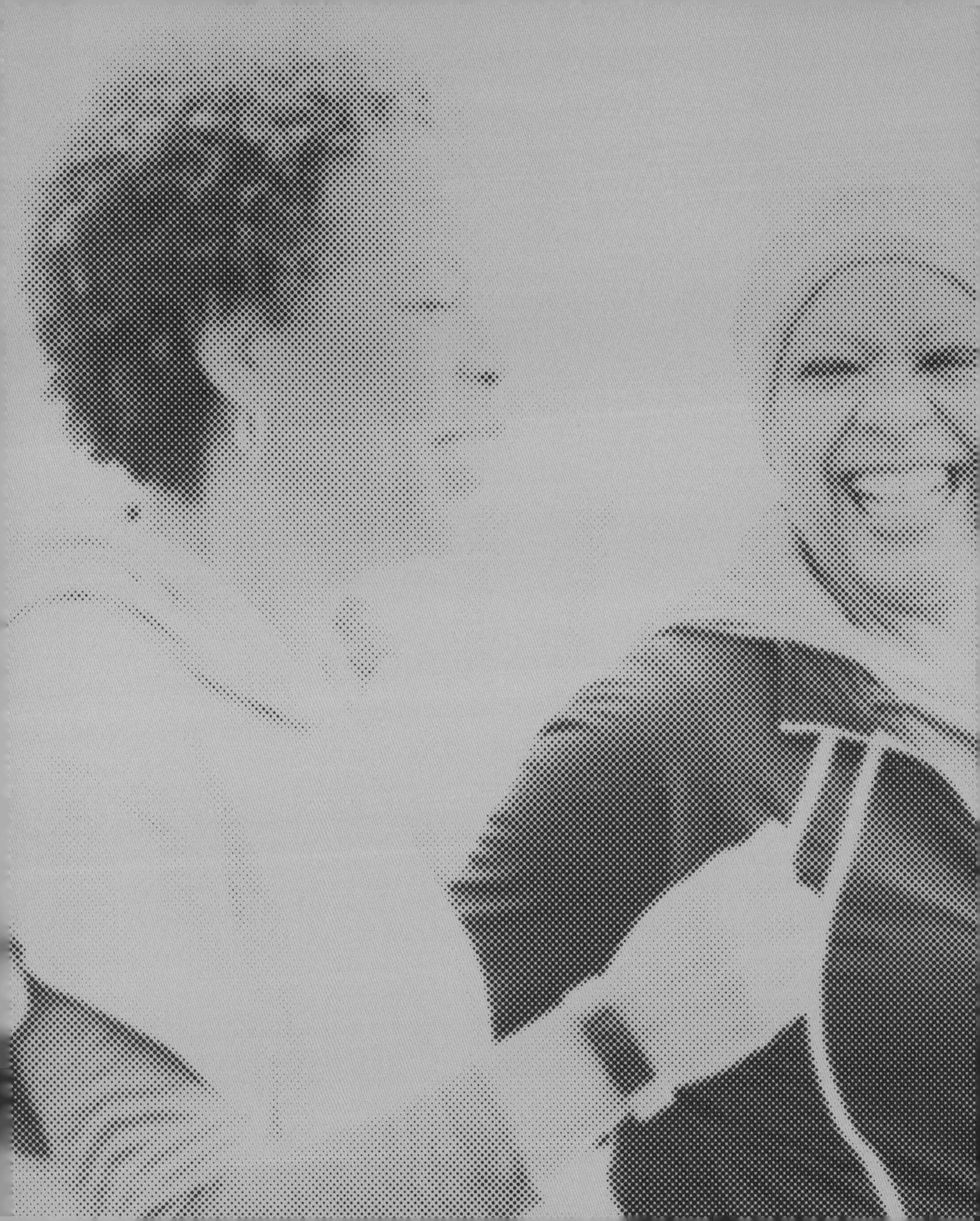

Essen, Trinken und Bewegung

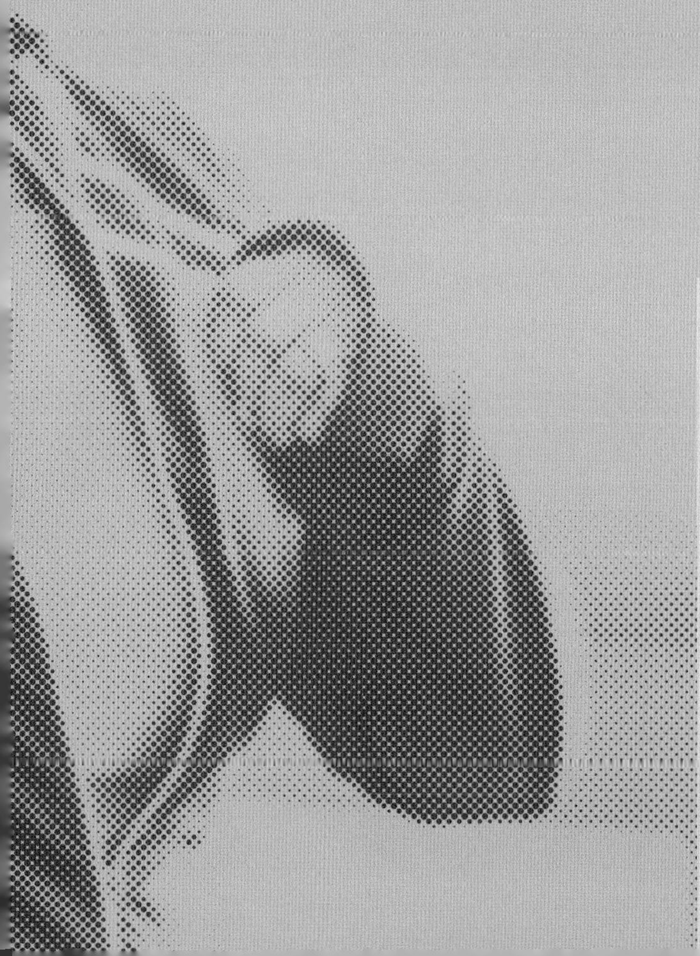

Gesund essen

Die Grundregeln gesunder Ernährung gelten für Menschen mit Diabetes ebenso wie für alle anderen. Es ist dabei hilfreich, die wichtigsten Lebensmittelgruppen zu kennen, um sich ausgewogen zu ernähren. Denn damit verringert sich das Risiko von Herzerkrankungen und anderen Komplikationen.

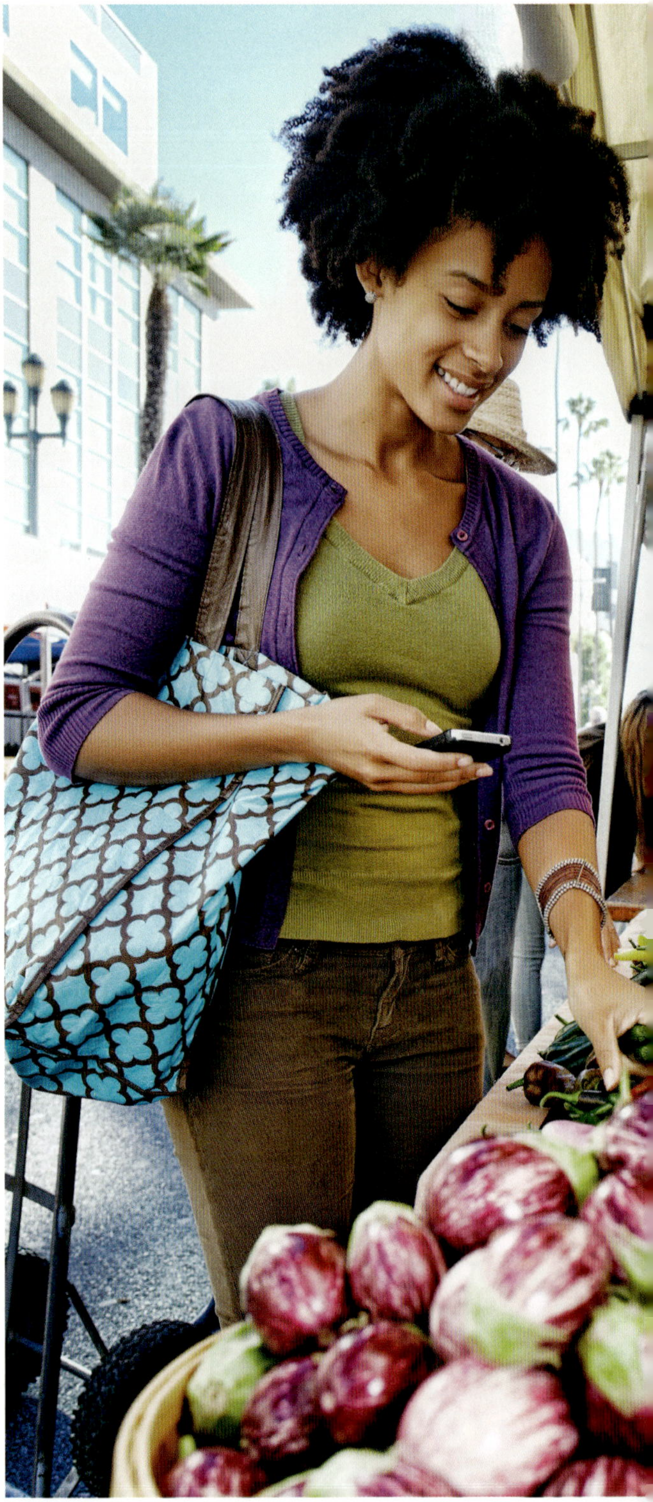

Warum gesundes Essen wichtig ist

Es gibt einige Grundprinzipien gesunder Ernährung, die jeder, unabhängig vom Diabetes, befolgen sollte. Dafür ist es wichtig, die verschiedenen Lebensmittelgruppen zu kennen (siehe Kasten gegenüber), die auf den folgenden Seiten genauer vorgestellt werden.

Wer sich ein gesundes Essverhalten angewöhnt (siehe Tipps unten), hält seinen Cholesterin- und Blutzuckerspiegel im Gleichgewicht und beugt damit Komplikationen vor, die sich im Zusammenhang mit Diabetes ergeben können.

TIPPS FÜR DIE GESUNDE ERNÄHRUNG

- Möglichst wenig Zucker und zuckerhaltige Produkte verzehren
- Auf versteckten Zucker achten: auf mit Zucker gesüßte Getränke verzichten
- Regelmäßige Mahlzeiten mit komplexen Kohlenhydraten essen
- Gesunde Kohlenhydrate bevorzugen, z. B. Naturreis, Kichererbsen, Linsen und Gemüse
- Fett, vor allem gesättigte Fette, reduzieren
- Ballaststoffreiche Produkte essen, z. B. Obst und Gemüse
- Mehrmals pro Woche selbst kochen, auf Fertiggerichte verzichten
- Rotes Fleisch in Maßen genießen
- Weniger Salz verwenden, um zur Bluthochdruck-Vorbeugung beizutragen
- Alkoholkonsum im Rahmen halten

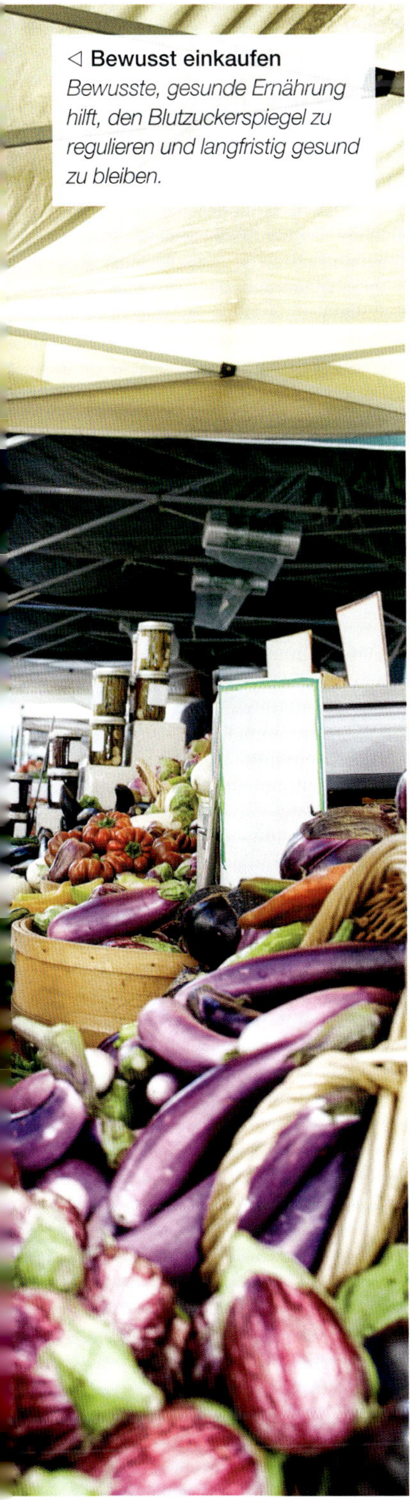

◁ **Bewusst einkaufen**
Bewusste, gesunde Ernährung hilft, den Blutzuckerspiegel zu regulieren und langfristig gesund zu bleiben.

Ausgewogene Ernährung

Zur ausgewogenen Ernährung gehören Proteine, Kohlenhydrate und Fette. Strenge Regeln über die Mengenverhältnisse gibt es nicht, wohl aber Empfehlungen. Stärkehaltige Kohlenhydrate (z. B. Getreide, Zerealien, Kartoffeln, Brot) sowie Obst und Gemüse sollten einen großen Teil einer Mahlzeit ausmachen. Vor allem Gemüse und Salate sollten an erster Stelle stehen. Proteinhaltige Lebensmittel wie Eier, Hülsenfrüchte, Fisch und mageres Fleisch bilden einen kleineren Anteil. Außerdem wird empfohlen, täglich mindestens fünf Portionen (à ca. 80 g) Obst und Gemüse zu verzehren – ein Apfel, eine Handvoll Beeren, drei Esslöffel Erbsen. Die meisten Arten von Obst und Gemüse sind kalorienarm, aber reich an Vitaminen und Mineralien. Früchte enthalten aber Zucker, der – wie Salz und gesättigte Fette – nur in kleinen Mengen verzehrt werden sollte.

LEBENSMITTELGRUPPEN

Es gibt drei Hauptnährstoffgruppen: Kohlenhydrate (einfache und komplexe), Fette und Proteine. Das einzelne Lebensmittel enthält meist eine Mischung, aber eine Hauptgruppe herrscht normalerweise vor.

KATEGORIE	FUNKTION UND QUELLEN
 **Kohlenhydrate**	Kohlenhydrate braucht der Körper zur Energiegewinnung. Man unterscheidet einfache und komplexe Kohlenhydrate. Komplexe Kohlenhydrate werden langsamer verdaut und sättigen länger. Zu den einfachen Kohlenhydraten gehören Zucker und Honig, zu den komplexen Getreide, Getreideprodukte und viele Gemüsearten (s. S. 78–83).
 **Fett**	Fett ist ein wichtiger Bestandteil vieler Körperzellen. Es wird für Wachstum und Entwicklung benötigt. Man unterscheidet zwischen gesättigten und ungesättigten Fetten, wobei die ungesättigten gesünder sind. Fett ist in Ölen, Butter und Margarine, aber auch in rotem Fleisch, Fisch, Milchprodukten, Eiern, Nüssen und Samen enthalten (s. S. 84).
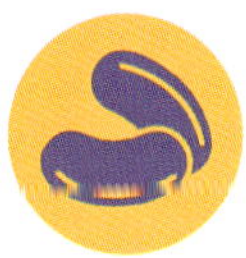 **Proteine**	Der Körper braucht Proteine, um neue Zellen zu bilden und vorhandene zu erhalten und zu reparieren. Wichtige Proteinquellen sind Fleisch, Fisch, Hülsenfrüchte, Nüsse, Eier und Milchprodukte (s. S. 85).

Ernährung und Diabetes

An Diabetes Erkrankte sollte wissen, wie sich bestimmte Lebensmittel auf den Blutzucker auswirken und welche Speisen und Snacks am besten geeignet sind. Wer Insulin spritzt oder Medikamente zur Förderung der Insulinproduktion einnimmt, muss Wechselwirkungen zwischen Nahrung und Medikament kennen. Auch beim Abbau von Übergewicht spielt die Ernährung natürlich eine wesentliche Rolle.

Diabetes Typ 1

Bei Diabetes Typ 1 müssen Insulin und Ernährung gut aufeinander abgestimmt sein, um den Blutzuckerspiegel im Lot zu halten. Ein schnell wirkendes Insulin muss beispielsweise jeweils zur Essenszeit gespritzt werden.

Wenn Sie ein modernes Basalinsulin verwenden, müssen keine Zwischenmahlzeiten gegessen werden. Die genaue Zeitplanung von Injektionen und Mahlzeiten hängt von der verwendeten Insulinart ab (s. S. 44–45).

DIE MAHLZEITEN PLANEN

Nehmen Sie sich jede Woche etwas Zeit, Ihre Mahlzeiten zu planen.

- Falls Sie nicht sicher sind, etwas zu essen zu bekommen, wenn Ihre Medikamente wirken, nehmen Sie Essen von zu Hause mit.
- Verteilen Sie mehrere Mahlzeiten über den Tag. Eine einzelne große Mahlzeit kann den Blutzucker zu stark ansteigen lassen.
- Einen süßen Snack sollten Sie zu oder nach einer Mahlzeit essen (z. B. nach dem Hauptgericht), um seine Auswirkung auf den Blutzucker im Rahmen zu halten.

Diabetes Typ 2

Wenn bei Diabetes Typ 2 die Insulinproduktion gestört ist, hat es die Bauchspeicheldrüse leichter, wenn Sie Lebensmittel essen, die nur langsam in Glukose umgewandelt werden. Zuckerhaltige Lebensmittel werden am schnellsten aufgespalten, darum isst man sie am besten nach einer Mahlzeit, wenn der Körper mit der Verdauung anderer Nahrung beschäftigt ist. So hält sich ihre Auswirkung auf den Blutzuckerspiegel im Rahmen. Große Portionen Kohlenhydrate sollten Sie meiden, um die Bauchspeicheldrüse nicht zu überfordern.

Tabletten müssen meist zu den Mahlzeiten eingenommen werden. Einige verlangsamen die Aufspaltung der Nahrung, andere regen die Insulinproduktion an (s. S. 59). Wer bei Diabetes Typ 2 Insulin spritzt, muss den Wirkungsverlauf kennen (s. S. 45) und die Mahlzeiten so planen, dass eine Unterzuckerung vermieden wird. Bei Übergewicht hilft meist eine konsequente Ernährungsumstellung (s. S. 94–99).

Wer unregelmäßig isst, muss mit häufigeren Blutzuckerschwankungen rechnen.

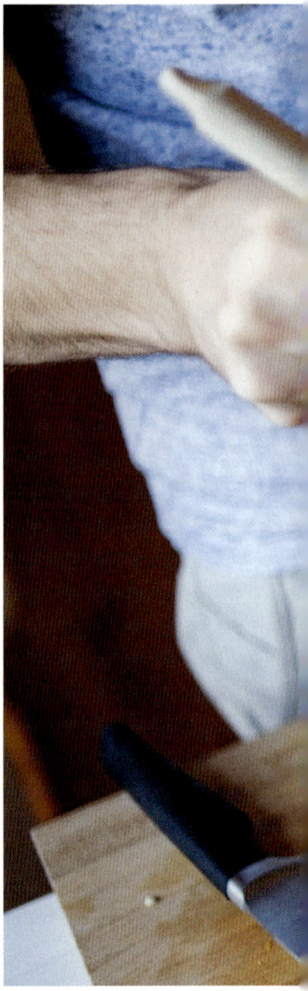

△ **Frisch zubereiten** *Wer seine Mahlzeiten mit frischen Produkten selbst zubereitet, hat seine Ernährung unter Kontrolle. Salate sind perfekt, um kalorienarm den Magen zu füllen. Anregungen finden Sie in Kochbüchern und online.*

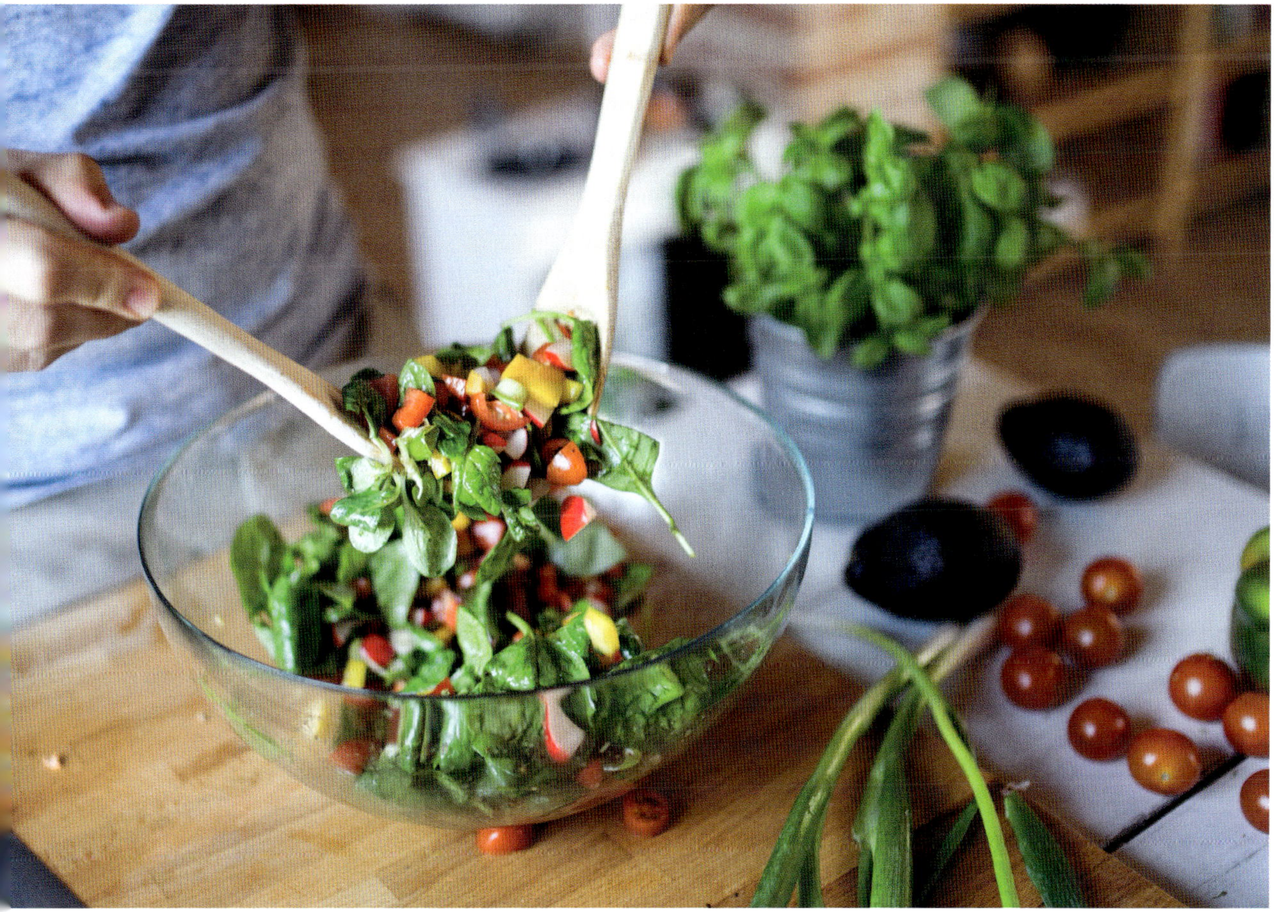

Zur richtigen Zeit essen

Menschen mit Diabetes müssen wissen, wann sie essen und trinken sollten, um die Wirkung von Tabletten oder Insulin auf den Blutzuckerspiegel auszugleichen. Regelmäßige Mahlzeiten mit komplexen Kohlenhydraten liefern dem Körper Energie, unterstützen die gesunde Verdauung und helfen, Blutzuckerschwankungen vorzubeugen.

Wer Insulin oder insulinanregende Tabletten nimmt, muss eventuell Zwischenmahlzeiten essen, um Unterzuckerung zu vermeiden. Snacks, die viel Fett oder Zucker enthalten, sollten allerdings vermieden werden.

SNACKS UNTER 100 KALORIEN

- **20 Weintrauben**
- **20 g Popcorn (natur oder gesalzen)**
- **160 g Mango**
- **1 großer Apfel**
- **20 g Studentenfutter**
- **2 kleine Orangen**
- **3 Grissini**
- **1 mittelgroße Banane**

Kohlenhydrate und Ballaststoffe

Kohlenhydrate sind wichtige Energielieferanten für den Körper, wirken sich aber zugleich stark auf den Blutzucker aus. Auch Ballaststoffe wirken auf den Blutzuckerspiegel ein, denn sie beeinflussen, wie schnell Kohlenhydrate aufgenommen werden.

Verschiedene Kohlenhydrate

Grundsätzlich unterscheidet man zwischen einfachen Kohlenhydraten (Zuckern) und komplexen Kohlenhydraten. Einfache Kohlenhydrate werden schnell verdaut und ins Blut aufgenommen, komplexe Kohlenhydrate deutlich langsamer.

Einfache Kohlenhydrate

In diese Gruppe gehören Zucker wie Glukose, Saccharose, Fruktose und Laktose. Weil sie schnell absorbiert werden, können sie den Blutzuckerspiegel rasch ansteigen lassen, sodass mehr Insulin benötigt wird. Diese Wirkung ist aber hilfreich, um eine Unterzuckerung zu behandeln (s. S. 66–67).

Zucker ist in vielen Produkten enthalten, z. B. Süßigkeiten, Erfrischungsgetränken und Kuchen. »Natürlicher« Zucker findet sich beispielsweise in Honig, Obst und Milch. Viele Fertigprodukte – auch herzhafte – enthalten ebenfalls Zucker. Isst man Zucker zusammen mit anderen Lebensmitteln, wird er langsamer aufgenommen. Wählen Sie bevorzugt zuckerarme Lebensmittel, um Blutzuckerspitzen zu vermeiden.

Kohlenhydrate beeinflussen den Blutzucker am stärksten.

Komplexe Kohlenhydrate

Sie sind beispielsweise in Naturreis, Nudeln, Vollkornbrot, Kartoffeln, Getreideprodukten und Hülsenfrüchten enthalten. Auch sie werden in Glukose umgewandelt, weil sie aber langsamer verdaut werden als einfache Kohlenhydrate, verursachen sie geringere Blutzuckerspitzen. Für Weißmehl, das für helles Brot, Kuchen und Kleingebäck verwendet wird, werden Hülle und Keimling von den Getreidekörnern entfernt. Zurück bleibt nur Stärke. Sie wird schneller verdaut als unverarbeitete Getreidekörner und kann den Blutzuckerspiegel ähnlich schnell in die Höhe treiben wie Zucker.

KÜNSTLICHE SÜSSSTOFFE

Zum Süßen von Speisen und Getränken können auch künstliche Süßstoffe verwendet werden. Sie enthalten Stoffe wie Aspartam, Saccharin, Cyclamat, Acetosulfam oder Sukralose, die sich nicht auf den Blutzucker auswirken. Bei den Süßstoffen handelt es sich um geprüfte, zugelassenen Zusatzstoffe. Für jeden Typ gibt es eine empfohlene Tageshöchstmenge, die auf dem Etikett angegeben ist und nicht überschritten werden sollte. Die meisten Produkte verlieren durch starke Hitze ihre süßende Wirkung und sollten darum erst nach dem Kochen an Speisen oder Getränke gegeben werden.

EINFACHE KOHLENHYDRATE (ZUCKER)

Sie werden schnell aufgenommen und lassen den Blutzuckerspiegel hochschnellen. Zur Behandlung einer Unterzuckerung kann das hilfreich sein. Achten Sie auf versteckten Zucker!

Zucker: alle Arten, auch Rohrohrzucker, Palmzucker und brauner Zucker

Honig und Sirup, auch Maissirup und Agavendicksaft

Konfitüre: Viele enthalten 60 % Zucker, es gibt aber auch zuckerreduzierte Produkte.

Süßigkeiten und Schokolade enthalten normalerweise viel Zucker.

Erfrischungsgetränke haben einen hohen Zuckergehalt.

Kuchen, Plätzchen und Desserts enthalten meistens viel Zucker.

Früchte enthalten natürlichen Fruchtzucker. Beeren sind relativ zuckerarm. Ananas, Mango und Melone enthalten viel Fruktose.

Milch und Joghurt: Reine Kuhmilch (alle Fettstufen) enthält 5 % Lactose; Joghurt ist oft gesüßt oder enthält Fruchtpüree.

Fruchtsaft enthält Fruchtzucker (Fruktose), der schnell absorbiert wird.

KOMPLEXE KOHLENHYDRATE (STÄRKE)

Auch sie werden in Glukose umgewandelt. Vollkornprodukte werden aber langsamer verdaut und lassen den Blutzuckerspiegel nicht so schnell ansteigen.

Brot: Vollkornbrot und -brötchen werden langsamer verdaut als Weißmehlprodukte.

Reis: Naturreis und Wildreis werden langsamer verdaut als weißer Reis.

Pasta und Couscous werden meist aus Weizen hergestellt. Vollkornpasta wird langsamer verdaut als weiße.

Eiernudeln: Werden meist aus Weißmehl hergestellt und sind schnell verdaulich.

Kartoffeln und Süßkartoffeln enthalten natürliche komplexe Kohlenhydrate.

Haferflocken sind ein Vollkornprodukt und reich an löslichen Ballaststoffen (s. S. 83).

Bohnenkerne (rote, weiße) enthalten neben Kohlenhydraten auch Ballaststoffe, die deren Verdauung verlangsamen.

Linsen enthalten neben Kohlenhydraten wertvolle Proteine.

Bulgur und Quinoa: Bulgur (ein Produkt aus Vollkornweizen) und Quinoa (nährstoffreiche Samen) sind langsam verdaulich.

Die Kohlenhydratzufuhr im Blick behalten

Weil Kohlenhydrate sich stark auf den Blutzuckerspiegel auswirken, sollten gerade Diabetiker den Kohlenhydratgehalt ihrer Speisen kennen. Das ist bei allen Diabetestypen für das Blutzucker-Management wichtig. Bei Diabetes Typ 2 und zum Abbau von Übergewicht kann es hilfreich sein, den Kohlenhydratverzehr zu reduzieren. Lebensmittel ohne Kohlenhydrate beeinflussen den Blutzuckerspiegel meist nicht.

Das Zählen von Kohlenhydrateinheiten (s. S. 82) ist eine Methode, um die notwendige Insulinmenge zu ermitteln. Die Kohlenhydrate haben zwar den größten Einfluss auf den Blutzuckerspiegel, doch bei stärkeren Schwankungen ist es auch hilfreich, den glykämischen Index (GI) zu kennen.

Lebensmittel mit niedrigem GI sind nicht immer gesund. Erdnüsse enthalten viel Fett.

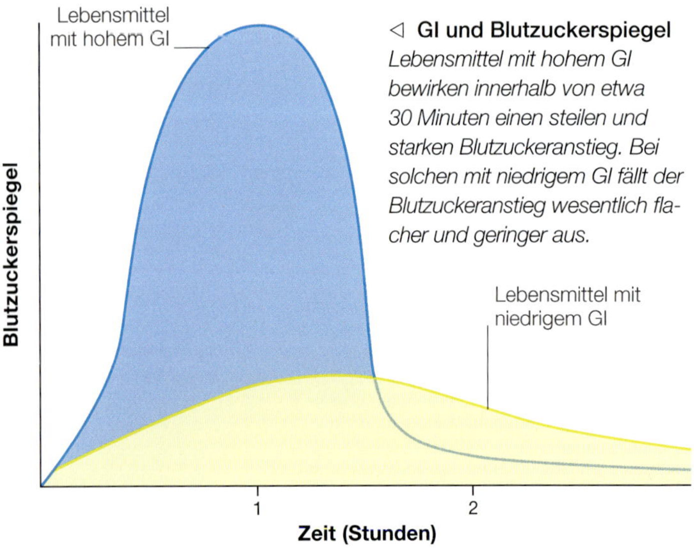

◁ **GI und Blutzuckerspiegel**
Lebensmittel mit hohem GI bewirken innerhalb von etwa 30 Minuten einen steilen und starken Blutzuckeranstieg. Bei solchen mit niedrigem GI fällt der Blutzuckeranstieg wesentlich flacher und geringer aus.

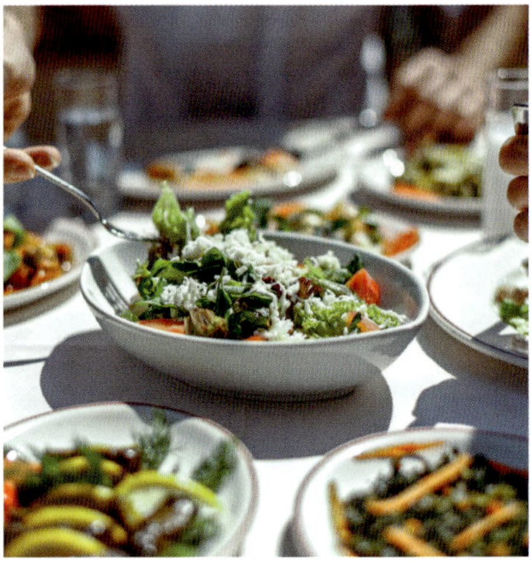

△ **Den Gesamt-GI senken**
Der GI bezieht sich jeweils auf einzelne Lebensmittel. Isst man ein Lebensmittel mit hohem GI zusammen mit einem mit niedrigem GI, verringert sich der Gesamt-GI.

Der glykämische Index (GI)

Der GI gibt an, wie sich kohlenhydrathaltige Lebensmittel auf den Blutzucker auswirken. Langsam verdauliche Produkte haben einen niedrigen GI, schnell verdauliche einen hohen (siehe gegenüber). Ein Schwerpunkt auf Lebensmitteln mit niedrigem und mittlerem GI kann helfen, den Blutzuckerspiegel zu regulieren.

Lebensmittel mit hohem GI enthalten oft raffinierten Zucker. Sie können den Blutzuckerspiegel in die Höhe treiben. Andererseits sind nicht alle Lebensmittel mit niedrigem GI automatisch gesund. Ein Müsliriegel aus Haferflocken (niedriger GI) enthält auch viel Zucker und Fett. Schokolade hat einen niedrigen GI, weil das Fett die Zuckeraufnahme hemmt.

Der GI bezieht sich auf einzelne Lebensmittel. Produkte mit hohem GI werden langsamer verdaut, wenn man sie zusammen mit Lebensmitteln mit niedrigem GI verzehrt. Auch Garmethode und Reife spielen eine Rolle.

GLYKÄMISCHER INDEX

Die GI-Skala reicht von 1 bis 100. Zucker hat den Wert 100, weil er den Blutzuckerspiegel sehr schnell steigen lässt. Jedes Lebensmittel hat einen GI, der von Hersteller zu Hersteller verschieden sein kann. In dieser Tabelle sind einige Beispiele zusammengestellt.

HOHER GI (ÜBER 70)	NIEDRIGER GI (UNTER 55)
Stampfkartoffeln	Süßkartoffeln
Honig	Brauner Reis
Popcorn	Basmatireis
Kartoffelchips	Roggenbrot
Wassermelone	Erbsen
Eiernudeln	Kidneybohnen
Cola (nicht zuckerreduziert)	Joghurt
MITTLERER GI (55–69)	Trockenaprikosen
Rosinen	Kichererbsen
Mischbrot	Linsen
Gekochte Kartoffeln (mit Schale)	Dunkle Schokolade (70% Kakao)
Melonen	Rote Paprika
Bananen	Zwiebeln
Couscous	Auberginen
Weißer Reis	

DEN GI BEWUSST NUTZEN

- Achten Sie bei der Speiseplanung darauf, ob die Mahlzeit insgesamt einen höheren oder niedrigeren GI hat. So lässt sich die Wirkung auf den Blutzuckerspiegel einschätzen.
- Wenn Sie nur Lebensmittel mit sehr niedrigem GI essen, müssen Sie eventuell die Medikamentendosis verringern, um Unterzuckerung zu vermeiden.
- Probieren Sie aus, wie sich Lebensmittel mit unterschiedlichem GI auswirken. Nach dem Essen den Blutzucker messen!
- Kombiniert man Lebensmittel mit hohem und niedrigem GI (z. B. ein süßes Dessert nach komplexen Kohlenhydraten), kann die Wirkung des Lebensmittels mit hohem GI geringer ausfallen.

Kohlenhydrate zählen

Sie können Kohlenhydrate zählen, um die nötige Insulinmenge für eine Mahlzeit zu ermitteln und eine Blutzuckerspitze zu vermeiden. Diese Technik ist besonders wichtig, wenn Sie schnell wirkendes Insulin verwenden, weil sie Ihnen beim Essen mehr Freiheiten lässt. Lebensmittel ohne Kohlenhydrate (mageres Fleisch, Butter und Käse) werden nicht mitgezählt. Addieren Sie dann den Kohlenhydratgehalt der übrigen Lebensmittel. Um Ihre Insulindosis zu berechnen, müssen Sie nun noch Ihr persönliches Insulin-Kohlenhydrat-Verhältnis einbeziehen (s. S. 49). Wenn Sie beispielsweise pro 10 Gramm Kohlenhydrate eine Einheit Insulin spritzen müssen, benötigen Sie für eine Mahlzeit mit 45 g Kohlenhydraten 4,5 Einheiten.

ZÄHLEN UND ADDIEREN

Wenn Sie den Kohlenhydratgehalt der einzelnen Lebensmittel addieren, erhalten Sie den Gesamtwert der Mahlzeit. Damit können Sie berechnen, wie viel Bolusinsulin Sie spritzen müssen.

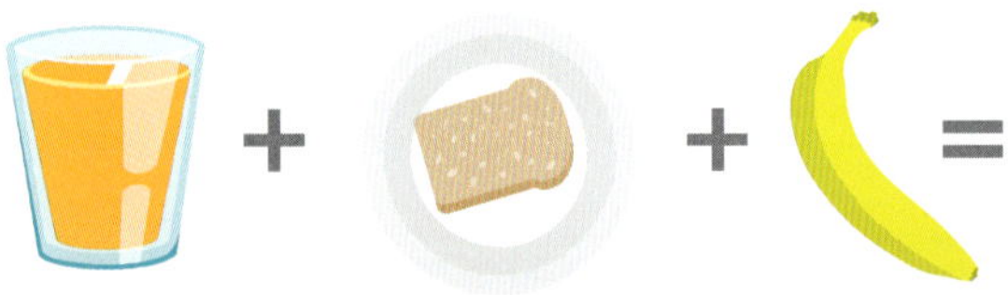

KH insgesamt = 41 g

150 ml Orangensaft oder 200 ml Milch = 12 g KH

1 Scheibe Vollkorntoast mit Käse = 12 g KH

1 kleine Banane oder 1 mittelgroßer Apfel = 17 g KH

Hilfsmittel zum Zählen

Um die Kohlenhydrataufnahme zu ermitteln, gibt es verschiedene Hilfsmittel. Sie können in Tabellen (gedruckt oder online) nachschlagen oder auf der Verpackung von Lebensmitteln nachlesen (s. S. 96). Es gibt auch Apps, die Ihnen das Zählen und Rechnen abnehmen.

WIE HOCH IST DER KOHLENHYDRATGEHALT?

Je mehr Kohlenhydrate eine Mahlzeit hat, desto mehr Insulin ist nötig, um sie in Energie umzuwandeln. Der Kohlenhydratgehalt bleibt unabhängig von der Garmethode immer gleich, allerdings werden Lebensmittel schwerer, wenn sie beim Kochen Wasser aufsaugen. Zählen Sie möglichst immer den Kohlenhydratgehalt der rohen Lebensmittel.

MENGE	TYPISCHE LEBENSMITTEL
10 g Kohlenhydrate	1 dünne Scheibe Brot (25 g); 1 Scheibe Knäckebrot; 10 Salzstangen; 3 Butterkekse à 5 g; 200 g Möhren; 200 g grüne Bohnen; 15 g Tagliatelle (ungekocht); 1 kleiner Apfel; 1 kleine Kugel Eis; 1 Glas fettarme Milch (0,2 l)
15 g Kohlenhydrate	1 Scheibe Toastbrot; 1 gekochte Kartoffel (90 g); 2 TL Honig; 200 g Quiche Lorraine; 18 g Marshmallows; 50 g Cashewnüsse; 20 g Spaghetti (ungekocht); 1 mittlere Grapefruit; 1 kleine Banane (80 g), 1 kleine Mango (125 g)
20 g Kohlenhydrate	1 dicke Scheibe Bauernbrot (50 g); 1 großes Croissant; Kartoffelchips 50 g; 2 Esslöffel Rosinen; 10 Gummibärchen; 125 g Weintrauben; 50 g Käsegebäck; 150 g Honigmelone
30 g Kohlenhydrate	40 g Popcorn; 1 Laugenbrezel; 1 Stück Zwetschgenkuchen mit Hefeteig; 100 g Backofen-Pommes; 125 g Ananas aus der Dose; 100 g Spaghetti gekocht; 50 g dunkle Schokolade; 1 Port. Reis verzehrfertig (150 g); 1 Port. Cini-Minis (30 g mit 125 ml Milch)

Ballaststoffe

Ballaststoffe sind wichtig für die Gesundheit. Unlösliche Ballaststoffe fördern den Nahrungstransport durch den Darm, sie beugen Verstopfung vor und halten den Darm gesund. Lösliche Ballaststoffe verlangsamen die Verdauung von Kohlenhydraten und verhindern so, dass der Blutzuckerspiegel nach dem Essen in die Höhe schnellt. Außerdem helfen sie, den Cholesterinspiegel zu regulieren. Viele Lebensmittel enthalten beide Ballaststofftypen, aber meist herrscht einer vor.

Erwachsene sollten täglich etwa 30 g Ballaststoffe zu sich nehmen. Wenn Sie den Verzehr erhöhen müssen, tun Sie es allmählich und trinken Sie dazu reichlich Flüssigkeit.

Obst und Gemüse

Gemüse und die meisten Obstsorten sind kalorienarm, aber reich an Vitaminen und Mineralien. Außerdem enthalten sie viele Ballaststoffe. Diese stecken oft in der Schale, darum sollte man z. B. Äpfel ungeschält verzehren. Essen Sie Obst und Gemüse über den Tag verteilt, um von den Nährstoffen zu profitieren, ohne dass der Blutzucker zu stark steigt.

MEHR BALLASTSTOFFE ESSEN

- Frühstücksflocken oder Joghurt mit Obst, Samen oder Nüssen servieren
- Eintöpfe und Currys mit Hülsenfrüchten zubereiten. Dadurch lässt sich auch der Fleisch- und Fettgehalt solcher Gerichte verringern.
- Zu jeder Mahlzeit reichlich Gemüse essen
- Zwischendurch rohes Gemüse knabbern (Möhren, Sellerie, Kirschtomaten vorbereitet im Kühlschrank aufbewahren)
- Bei Brot, Pasta und Reis Vollkornsorten bevorzugen

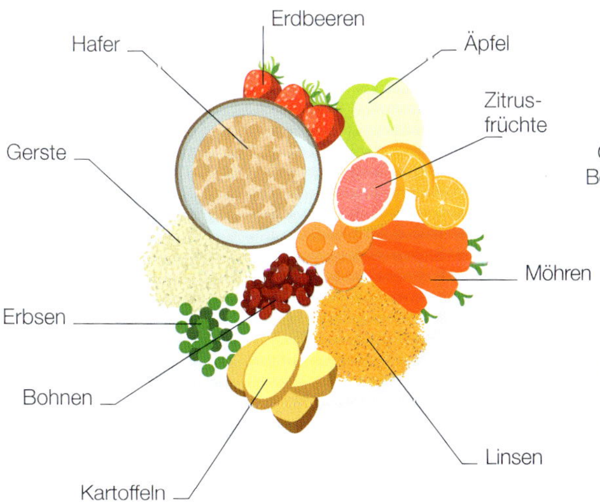

△ **Gute Quellen für lösliche Ballaststoffe**
Viele Lebensmittel mit löslichen Ballaststoffen kann man für sich allein essen oder an andere Gerichte geben, um deren Gesundheitswert zu erhöhen.

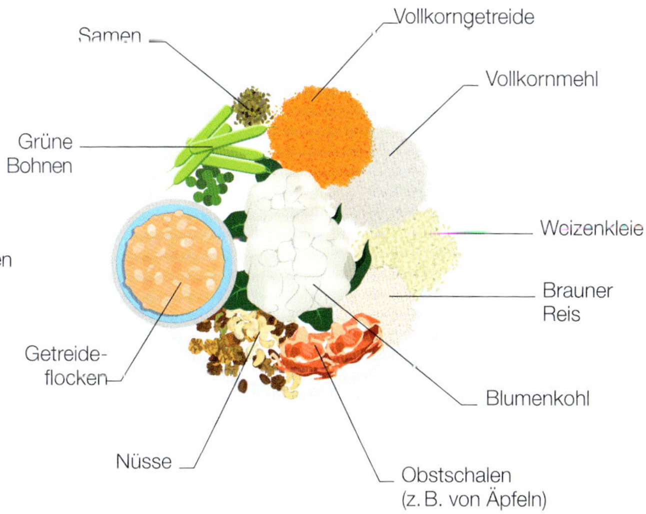

△ **Gute Quellen für unlösliche Ballaststoffe**
Lebensmittel mit unlöslichen Ballaststoffen sättigen gut und beugen einem Hungergefühl zwischen den Mahlzeiten vor. Außerdem kurbeln Sie die Verdauung an.

Fette, Proteine, Vitamine und Mineralien

Fette und Proteine sind wichtige Bestandteile jedes Ernährungsplans. Fette wirken sich zwar nicht direkt auf den Blutzucker aus, sind aber wegen ihrer Kalorien zu berücksichtigen. Jeder sollte auch wissen, welche Nahrungsfette als schädlich zu meiden und welche proteinhaltigen Lebensmittel besonders gesund sind.

SO VERRINGERN SIE DEN FETTKONSUM

- Verwenden Sie statt Butter oder Margarine fettreduzierte Aufstriche mit einfach ungesättigten Fetten.
- Wählen Sie bei Crème fraîche, Joghurt und Frischkäse die fettreduzierte Variante.
- Essen Sie mehr Fisch: wöchentlich zwei Portionen fetten Fisch.
- Essen Sie mageres Fleisch und Geflügel ohne Haut.
- Vermeiden Sie Frittiertes.

Nahrungsfette

Fette sind in Milchprodukten wie Butter und Käse, Speiseölen, Fleisch und Nüssen sowie in verarbeiteten Lebensmitteln enthalten. Den Blutzuckerspiegel beeinflussen sie kaum, dennoch sollten Menschen mit Diabetes ihren Fettkonsum beschränken. Zu viel davon kann sich ungünstig auf den Blutfettspiegel auswirken und das Risiko für Herz-Kreislauf-Erkrankungen und Schlaganfall erhöhen. All das sind auch mögliche Folgeschäden bei Diabetes (s. S. 192–197). Übergewicht kann dieselben Probleme begünstigen, und Fette sind sehr kalorienreich. Milchprodukte enthalten zwar relativ viel Fett, daneben aber auch Kohlenhydrate, Proteine, Kalzium und Vitamine.

Um langfristig Herz-Kreislauf-Erkrankungen vorzubeugen und bedenkliches Übergewicht abzubauen, ist es ratsam, beispielsweise bei Milch, Joghurt oder Käse jeweils die fettarmen Varianten zu bevorzugen.

VERSCHIEDENE FETTE

GESUNDE FETTE

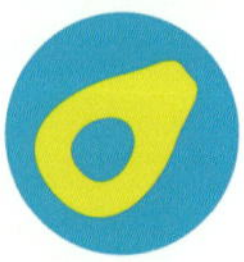

Einfach ungesättigte Fette

Einfach ungesättigte Fette sind in manchen Margarinen und Speiseölen enthalten, z. B. in Oliven- und Rapsöl, außerdem in Nüssen, Samen und Avocados. Sie heben den LDL-Cholesterinspiegel (»schlechtes« Cholesterin) nicht an und sind eine gesündere Alternative zu gesättigten Fetten.

Mehrfach ungesättigte Fette

Hierzu gehören die Omega-3-Fettsäuren, die in fettem Fisch, Rapsöl und Walnüssen enthalten sind, sowie die Omega-6-Fettsäuren aus Sonnenblumen-, Färberdistel- und Maiskeimöl. Sie sind gesünder als gesättigte Fette.

UNGESUNDE FETTE

Gesättigte Fette

Gesättigte Fette kommen hauptsächlich in tierischen Produkten wie Butter, Käse und Fleisch vor, aber auch in Kokos- und Palmöl. Sie heben den LDL-Cholesterinspiegel (»schlechtes« Cholesterin) an.

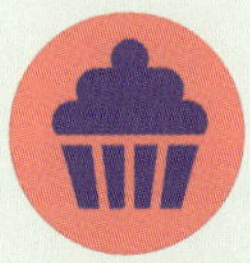

Transfette

Hierbei handelt es sich um gehärtete Fette, die in verarbeiteten Produkten wie Kuchen und Plätzchen sowie in Frittiertem enthalten sind. Sie heben den LDL-Cholesterinspiegel (»schlechtes« Cholesterin) an und können bei häufigem Verzehr das Herzinfarktrisiko erhöhen.

Proteine

Proteine, also Eiweiße, benötigt der Organismus für die Bildung, Erhaltung und Reparatur von Zellen und somit auch für den Muskelaufbau. Empfohlen wird, pro Kilogramm Körpergewicht 1 Gramm Proteine täglich zu essen. Für eine Person mit 80 kg wären das 80 g Proteine am Tag. Sie beeinflussen den Blutzuckerspiegel kaum, spielen aber bei der Gesundherhaltung eine wichtige Rolle. Günstig ist es, wenig rotes Fleisch, fettarmen Käse und zwei- bis dreimal wöchentlich fetten Fisch zu verzehren. Milch, Käse und Joghurt versorgen Sie nicht nur mit Proteinen, sondern auch mit wertvollem Kalzium. Eier lassen sich auch ohne Fett vielfältig zubereiten.

Vitamine und Mineralien

Eine ausgewogene Ernährung versorgt den Körper mit allen wichtigen Vitaminen und Mineralien. Ergänzungspräparate brauchen auch Menschen mit Diabetes nur einzunehmen, wenn der Arzt es ausdrücklich empfiehlt. Das kann der Fall sein, wenn die Ernährung aus anderen Gründen eingeschränkt ist. Obst und Gemüse enthalten viele wichtige Vitamine und Mineralien sowie Antioxidanzien, die einer Insulinresistenz entgegenwirken. Möglicherweise können sie auch vor Durchblutungsstörungen schützen, das ist jedoch noch nicht endgültig bewiesen.

▽ **Proteinquellen**
Die wichtigsten Proteinquellen sind Fleisch, Fisch, Eier, Hülsenfrüchte und Milchprodukte. Einige enthalten viel Fett und sollten darum nur in Maßen genossen werden.

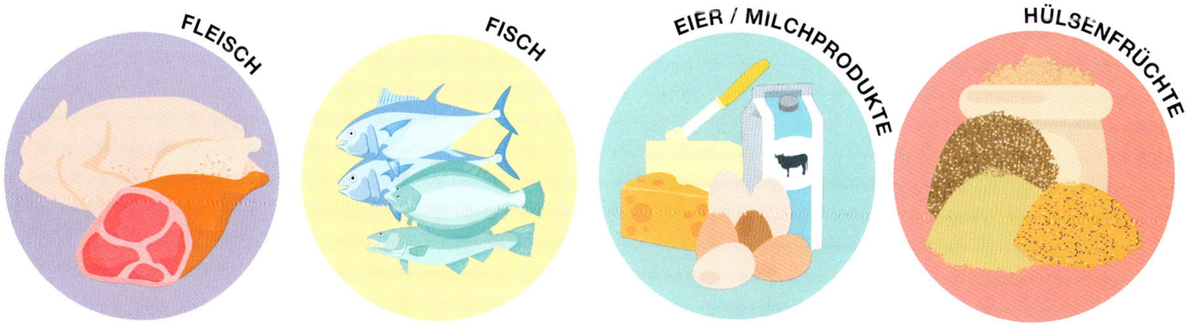

Fleisch ist zwar proteinreich, manche Sorten enthalten aber viel Fett. Geflügelfleisch ist fettarm.

Magerer Fisch ist eine Proteinquelle. Fetter Fisch enthält gesunde Omega-3-Fettsäuren.

Eier, Käse und Milch sind gute Proteinquellen, enthalten aber auch Fett.

Hülsenfrüchte sind proteinreich und fettarm. Außerdem enthalten sie Ballaststoffe.

SALZ

Bei Diabetes besteht ein erhöhtes Risiko für Bluthochdruck und andere Kreislauferkrankungen. Dieses Risiko steigt bei hohem Salzkonsum, darum sollen sich Patienten mit Bluthochdruck möglichst salzarm ernähren. Wenn Sie wenig oder kein Salz zum Kochen verwenden und bei Tisch nicht nachsalzen, können Sie Ihren Verbrauch relativ leicht auf die empfohlene Menge von 6 Gramm (entspricht etwa einem Teelöffel) pro Tag reduzieren. Achten Sie aber besonders auf verstecktes Salz. Vor allem verarbeitete Lebensmittel und Fertiggerichte enthalten oft beachtliche Mengen.

Getränke

Neben Speisen beeinflussen auch Getränke den Blutzuckerspiegel, darum muss man den Konsum im Blick behalten. Viele Erfrischungsgetränke und Alkoholika enthalten viel Zucker und sind sehr kalorienreich.

Alkoholfreie Getränke

Menschen mit Diabetes können Tee, Kräutertee, schwarzen Kaffee und Wasser bedenkenlos trinken, um den Flüssigkeitsbedarf des Körpers zu decken. Aus Kaloriengründen sollte für Tee und Kaffee wenig oder fettarme Milch verwendet werden. Wasser schmeckt mit etwas Zitrone oder Minze interessanter, auch Kräutertee kann angenehm erfrischend sein. Zuckerhaltige, kalorienreiche Getränke sollten Sie möglichst meiden. Bei gesüßten Erfrischungsgetränken können Sie auf zuckerarme oder zuckerfreie Produkte ausweichen. Fruchtsäfte und Smoothies enthalten natürlichen Fruchtzucker, der sich ebenfalls auf den Blutzucker auswirkt. Fruchtsäfte lassen sich aber auch problemlos verdünnen. Zuckerfreie Konzentrate haben keinen Einfluss auf den Blutzuckerspiegel.

ALKOHOL TRINKEN MIT VERSTAND

Die folgenden Tipps helfen, die Wirkung von Alkohol auf den Blutzucker einzudämmen:

- Verzehren Sie vor oder während des Trinkens Kohlenhydrate, z. B. belegte Brote oder Chips.
- Für den Fall einer Unterzuckerung sollten Sie immer Glukose und Ihren Diabetespass bei sich haben.
- Trinken Sie keinen Alkohol, bevor Sie ein Fahrzeug bewegen.
- Wenn Sie abends mehr als einige wenige Einheiten Alkohol getrunken haben, essen Sie vor dem Schlafengehen noch eine Kleinigkeit.

SOFORT DEN NOTARZT RUFEN

- Alkohol kann eine Unterzuckerung hervorrufen. Deren Symptome ähneln einem Rausch und werden dadurch manchmal nicht ernst genommen. Rufen Sie bei Bewusstlosigkeit nach Alkoholkonsum den Notarzt.

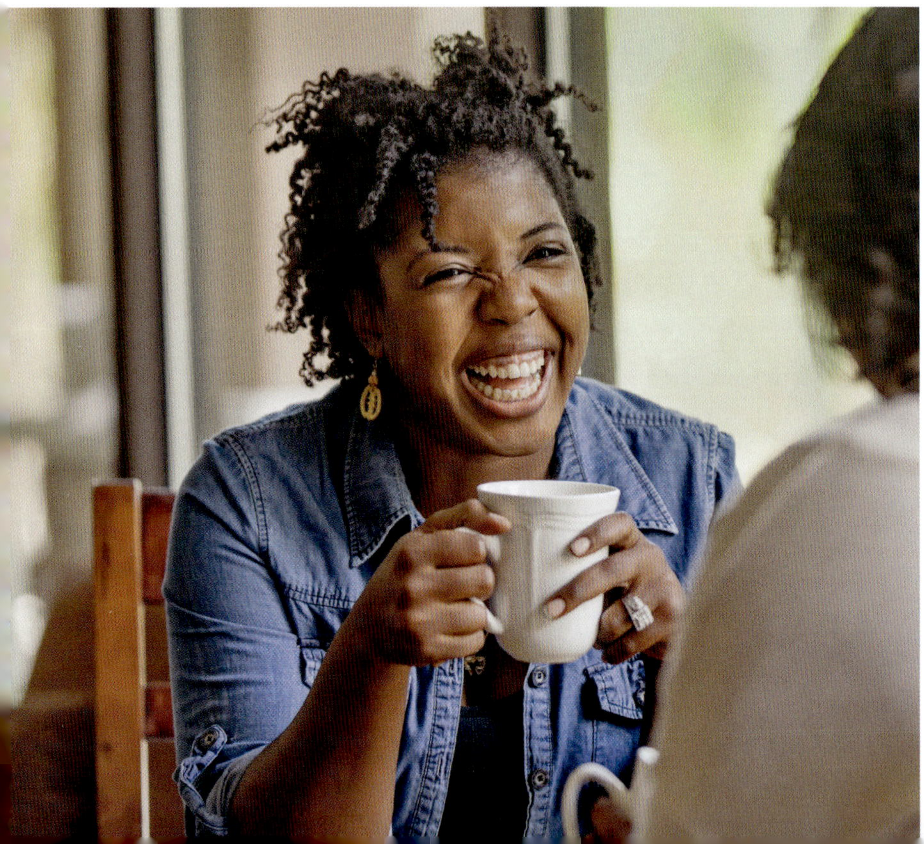

◁ **Treffen im Café**
Achten Sie auch auswärts darauf, was Sie trinken. Meiden Sie gesüßte Getränke und geben Sie keinen Zucker in den Kaffee, sonst kann der Blutzuckerspiegel in die Höhe schnellen.

Alkohol

Grundsätzlich können Menschen mit Diabetes Alkohol trinken, sollten sich aber seiner Wirkung bewusst sein (siehe unten) und den Konsum im Rahmen halten. Mehr als 14 Einheiten in der Woche sollten es nicht sein, und an einigen Tagen sollten Sie auf Alkohol verzichten.

Alkohol lässt den Blutzuckerspiegel anfangs steigen, in größeren Mengen verhindert er aber, dass die Leber Glukose aus ihrem Speicher abgibt. Dann sinkt der Blutzuckerspiegel, und eine Unterzuckerung kann länger dauern oder schwerer ausfallen. Das ist gefährlich, wenn es im Schlaf geschieht. Das Risiko lässt sich eindämmen, wenn Sie vor dem Trinken oder währenddessen eine kohlenhydrathaltige Mahlzeit zu sich nehmen, vor allem, wenn Sie mehr als 1–3 Einheiten Alkohol trinken werden. In diesem Fall muss eventuell auch die Medikamentendosis verringert werden. Ein kurzzeitig erhöhter Blutzuckerspiegel ist besser als eine gefährliche Unterzuckerung, die im schlimmsten Fall sogar eine Aufnahme ins Krankenhaus nach sich ziehen kann.

ALKOHOLISCHE GETRÄNKE UND IHRE WIRKUNG AUF DEN BLUTZUCKERSPIEGEL

Weil Alkohol einfache Kohlenhydrate (Zucker) enthält, steigt der Blutzuckerspiegel zunächst an – je höher der Alkoholgehalt des Getränks, desto stärker die Wirkung. Viele alkoholische Getränke sind reich an Kohlenhydraten und Kalorien. Der Alkoholgehalt variiert, auch bei Wein und Bier. Am besten schauen Sie auf dem Etikett nach.

GETRÄNK (1 GLAS)	KAL	KOHLENHYDRATE	ALKOHOLGEHALT/ EINHEITEN	WIRKUNG AUF DEN BLUTZUCKERSPIEGEL
Weißbier (0,5 l)	190	15 g	4,5 % (2 Einheiten)	Lässt den Blutzuckerspiegel zunächst ansteigen.
Lagerbier (0,25 l)	100	7,5 g	3,2–4 % (1 Einheit)	Lässt den Blutzuckerspiegel zunächst ansteigen. Diätbier erhöht den Blutzuckerspiegel nicht, kann aber mehr Alkohol enthalten.
Weißwein, trocken (125 ml)	80–90	0,7 g	9–14,5 % (1–1,5 Einheiten)	Trockene und süße Weine enthalten ähnlich viel Alkohol. Trockener Wein beeinflusst den Blutzucker weniger stark, weil er weniger Zucker enthält.
Weißwein, lieblich (125 ml)	110–120	7,5 g	9–14,5 % (1–1,5 Einheiten)	
Rotwein (125 ml)	110–120	0,4 g	9–14,5 % (1–1,5 Einheiten)	Rotwein enthält weniger Kohlenhydrate als Weißwein, hat aber eine ähnliche Wirkung auf den Blutzuckerspiegel.
Spirituosen (2 cl)	50	Spuren	40–60 % (1 Einheit)	Alle Spirituosen enthalten ähnlich viel Alkohol und Kalorien. Für sich allein heben sie den Blutzuckerspiegel nicht stark an.
Sherry trocken (5 cl)	60	1,0 g	15,5–20 % (1 Einh.)	Trockener Sherry enthält weniger Zucker als süßer und beeinflusst daher den Blutzuckerspiegel weniger.
Sherry süß (5 cl)	70	3,0 g	15,5–20 % (1 Einh.)	

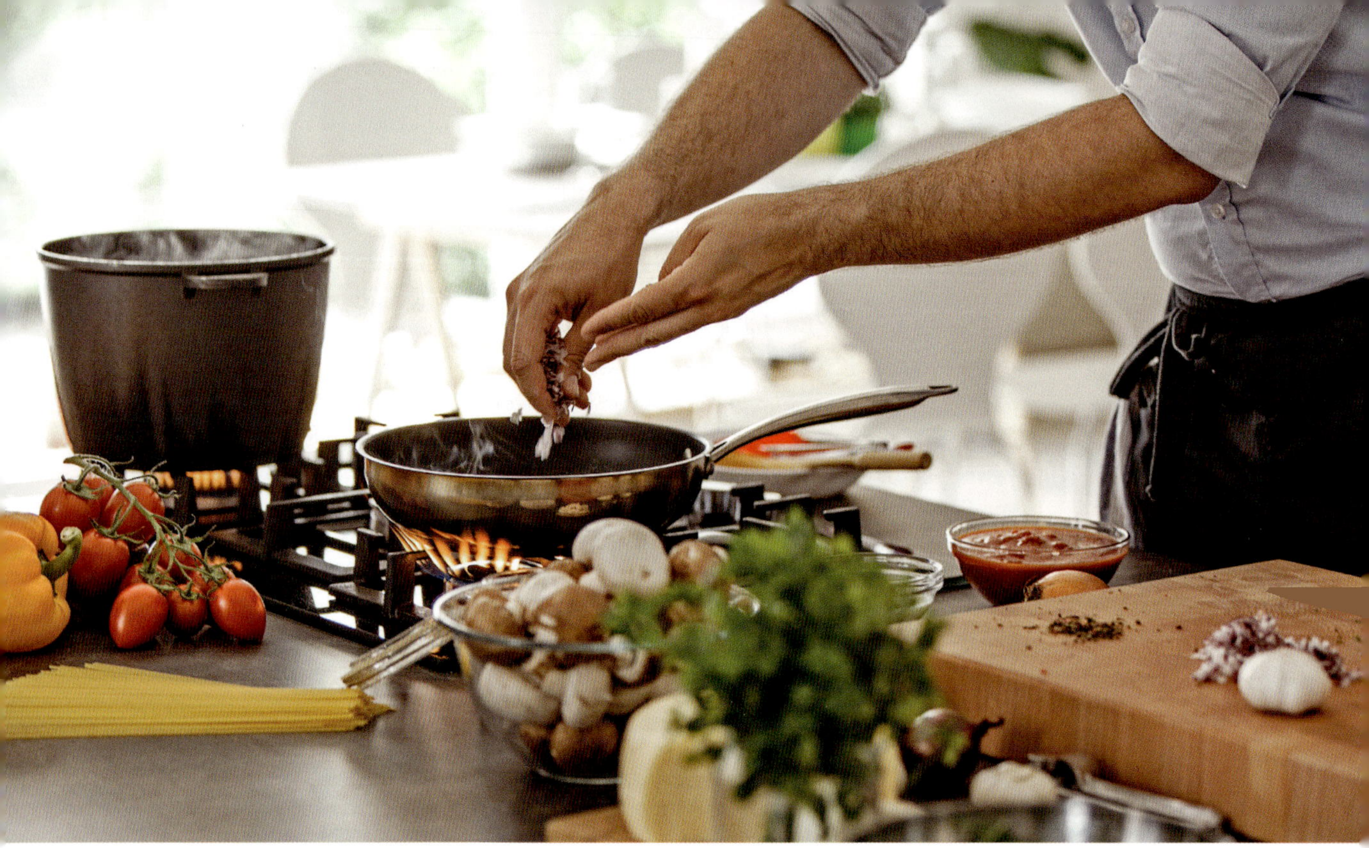

△ **Gesunde Küche**
Wer sich gesund ernähren will, sollte vor allem auf Gemüse setzen. Probieren Sie einmal eine bunte Gemüsepfanne!

Kochen und auswärts essen

Diabetes bedeutet nicht, auf Lieblingsgerichte verzichten zu müssen. Sie können Rezepte abwandeln, indem Sie Fett, Salz und Zucker reduzieren oder extra viel Gemüse verwenden, damit die Mahlzeit ausgewogen wird. Sogar bei festlichen Anlässen, bei Partys oder im Restaurant gibt es viele Möglichkeiten, genussvoll und trotzdem gesund zu essen.

Gesünder kochen

Um sich fettarm zu ernähren, sollten Sie möglichst grillen, dünsten oder im Ofen garen. Wenn Lebensmittel gebraten werden müssen, verwenden Sie statt Butter lieber ein gesünderes Speiseöl (s. S. 84). Zum Garen im Ofen legen Sie die Lebensmittel auf den Rost, damit das Fett abtropfen kann. Würzen Sie statt mit Salz lieber mit Kräutern. Es ist aber nicht nötig, vollständig auf fett- und salzhaltige Produkte zu verzichten, vor allem, wenn man sie sparsam einsetzt. Parmesan beispielsweise enthält viel Fett, hat aber einen sehr intensiven Geschmack, sodass Sie nur wenig brauchen. Honig enthält viel Zucker, süßt aber oft besser als weißer Zucker. Wenn also für ein Rezept kleine Mengen solcher Lebensmittel benötigt werden, nur zu!

Feste und Feierlichkeiten

Mit etwas Planung können auch Menschen mit Diabetes unbeschwert feiern. Finden Sie zuerst heraus, wann welches Essen serviert wird. Dann können Sie (eventuell im Vorfeld zusammen mit Ihrem Arzt) die Zeiten der Insulin- oder Medikamentengaben und der Blutzuckermessungen festlegen. Für eine Hochzeit am späten Nachmittag mit anschließender Festtafel müssen die Abendmedikamente vielleicht etwas früher zum Einsatz kommen. Wird mittags gegessen, können zusätzliche Messungen nötig sein. Sie sollten auf jeden Fall Snacks bei sich haben, falls sich das Essen verzögert. Wenn Sie vermuten, mehr als üblich zu essen, müssen Sie die Medikamentendosis entsprechend anpassen.

Bei manchen religiösen Festen wird gefastet und nur zu bestimmten Zeiten gegessen. Menschen mit Diabetes sind davon ausgenommen. Wer es aber möchte, kann für die Fastenzeit die Dosierung verringern. Regelmäßige Blutzuckermessungen sind dabei wichtig. Nehmen Sie während des Fastens reichlich zuckerfreie Getränke zu sich, um nicht zu dehydrieren.

Tanzen, Alkohol oder verzögerte Mahlzeiten erhöhen das Risiko der Unterzuckerung (s. S. 62–67). Darum ist es beim Feiern besonders wichtig, etwas gegen Unterzuckerung bei sich zu haben und genau auf Warnsignale zu achten.

Mit guter Planung können Menschen mit Diabetes unbeschwert mitfeiern.

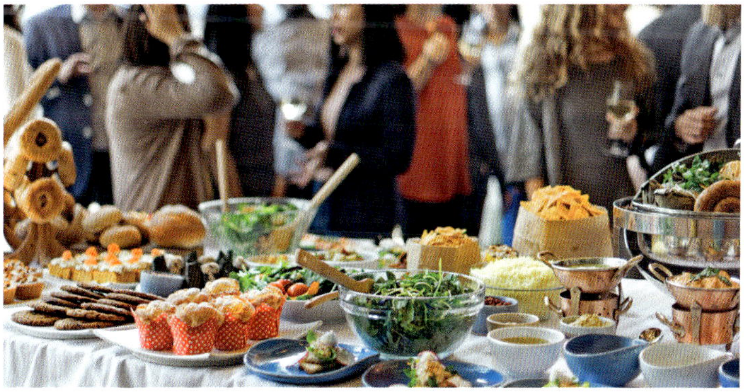

△ **Festessen**
Bei Feiern gibt es oft viele verlockende Gerichte, die man gern probieren möchte. Überlegen Sie vorher, wie Sie Ihre Medikamente einsetzen müssen, damit der Blutzucker auch dann im Zielbereich bleibt, wenn Sie mehr als üblich essen.

REZEPTE ABWANDELN

Für viele Zutaten gibt es fett- oder zuckerarme Alternativen. Kaloriensparende Garmethoden müssen nicht auf Kosten des Geschmacks gehen.

- An Suppen viel Gemüse geben, um sie fettfrei anzureichern und den Ballaststoffgehalt zu erhöhen. Am Ende statt Sahne etwas fettarmen Joghurt unterrühren.
- Möglichst fettreduzierte Sahne verwenden (z. B. für selbst gemachtes Eis).
- Würzigen Käse wie Parmesan, Ziegenkäse oder Feta bevorzugen, dann brauchen Sie nicht viel.
- Fettes Fleisch zuerst trocken anbraten und das Fett abtropfen lassen, dann gemäß Rezept fortfahren.
- Zu Pasta Tomatensauce statt Sahnesauce servieren.
- Mürbeteig (für Pasteten) extradünn ausrollen. Herzhafte Gerichte können auch mit Kartoffelscheiben abgedeckt werden.
- Auf Salz weitgehend verzichten und stattdessen Kräuter, Gewürze und Zitrone verwenden.
- Für Tiramisu statt Eiern und Mascarpone Magerquark und fettarmen Frischkäse verwenden. Etwas Zucker können Sie an die Creme geben.
- Den Zucker in Süßspeisen reduzieren oder durch künstlichen Süßstoff ersetzen. Lesen Sie auf der Packung nach, ob er erst nach dem Abkühlen zugegeben werden soll.

▽ **Nachfragen**
Scheuen Sie sich nicht, die Servicemitarbeiter nach genaueren Informationen über die Zutaten der Gerichte auf der Speisekarte zu fragen.

Im Restaurant

Gönnen Sie sich ruhig gelegentlich ein Essen im Restaurant. Sie können vorher Ihre Medikamentendosis so anpassen, dass ein eventueller Blutzuckeranstieg aufgefangen wird. Aber selbst wenn Sie das nicht tun, wird der Anstieg nur kurzzeitig sein und der Blutzuckerspiegel wird sinken, sobald Sie wieder normal essen. Wenn Sie zu einer anderen Zeit essen als üblich, müssen Sie auch den Zeitpunkt der Spritze oder Medikamenteneinnahme darauf abstimmen. Falls Sie vorher nicht genau wissen, wann Sie essen werden, können Sie um etwa zwei Stunden von Ihrer normalen Zeit abweichen, ohne dass der Blutzuckerspiegel stark in Mitleidenschaft gezogen wird. Wenn Sie die Spritze oder Medikamenteneinnahme verschieben, lässt die Wirkung entsprechend später nach. Nehmen Sie auf jeden Fall immer einen Snack mit, damit keine Unterzuckerung eintritt, wenn Sie ungewöhnlich lange auf das Essen warten müssen.

A la carte

Diese Tipps helfen, im Restaurant gesunde Speisen auszuwählen:

- **Fette** Meiden Sie Frittiertes und Gerichte mit viel Sauce oder Öl.
- **Fleisch** Bitten Sie um mehr Gemüse und eine kleinere Fleischportion.
- **Saucen** Lassen Sie Saucen in einem separaten Schälchen servieren, sodass Sie die Menge selbst bestimmen können.
- **Gemüse** Wählen Sie Gerichte mit viel Gemüse oder bitten Sie um eine größere Portion davon.
- **Getränke** Trinken Sie kalorienarme Getränke oder Wasser statt Alkohol (oder dazu).

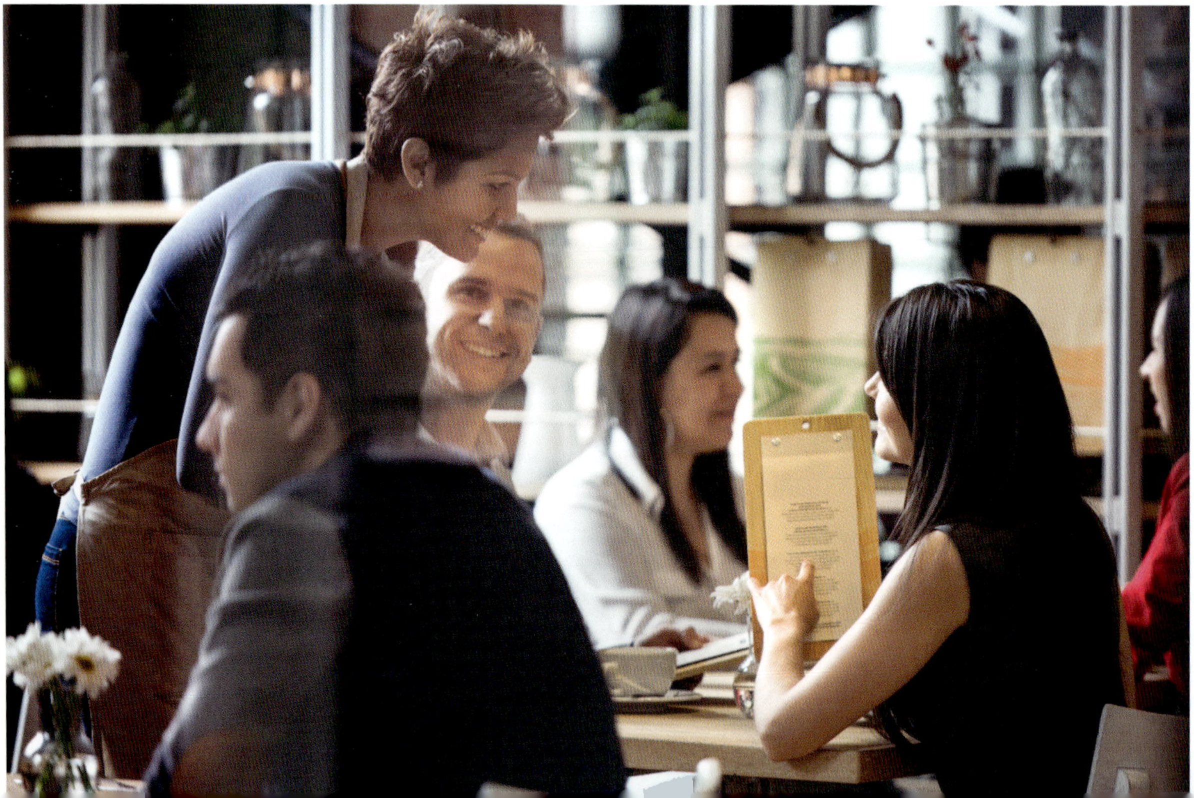

GESUNDE GERICHTE IM RESTAURANT

Jedes Restaurant sollte Gerichte anbieten, die in ein gesundes Ernährungskonzept passen. Generell sind Gemüsegerichte gesünder als Fleischgerichte, und Desserts mit Obst sind besser als Süßspeisen mit viel Sahne, Zucker oder Gebäck. Durch die Wahl der richtigen Beilagen lässt sich Ausgewogenheit schaffen. Fragen Sie ruhig nach, wenn Sie gern genauere Informationen zu Portionsgrößen, Garmethoden oder Zutaten wünschen. Wer regelmäßig auswärts isst, muss besonders auf gesunde Ernährung achten. In der Tabelle unten sind gesunde und weniger empfehlenswerte Gerichte zusammengestellt.

GESUND		WENIGER GESUND
Fleischgerichte	Steak ohne Sauce; Grillhähnchen (ohne Haut); Lamm vom Grill (ohne sichtbares Fett); Schweinefleisch mit Gemüse aus dem Wok; Kebabs (ohne Sauce); Tikka oder Tandoori (auch mit Fleisch)	Bœuf Stroganoff; Bratwurst; paniertes Schweineschnitzel; Steakfleisch in sahniger Sauce; gebratene Lammkoteletts; Burger im Brötchen; Curry mit sahniger Sauce (z. B. Korma)
Fischgerichte	Lachs oder Thunfisch aus dem Ofen; gegrilltes Schwertfischsteak; geräucherte Makrelenfilets; Salat mit Thunfisch; Fischgratin mit Kartoffelkruste; Sashimi oder Sushi ohne Reis	Panierter Fisch (z. B. Fischstäbchen); frittierte Scampi; Fisch in Sahnesauce; California Rolls; Tempura Gerichte
Pasta- und Nudelgerichte	Pasta mit Gemüse- oder Tomatensauce; Spaghetti Bolognese; Pasta mit Thunfisch oder geräucherter Makrele; Pasta mit Meeresfrüchten; Wok-Gemüse mit Reisnudeln; Udon-Nudelsuppe	Pasta mit sahniger Sauce (z. B. Carbonara); Lasagne mit Rinderhack; Pasta mit Käsesauce; asiatische Nudeln mit süßsaurer Sauce
Gemüsegerichte	Paprika mit Gemüsefüllung; Wok-Gemüse mit Tofu; Gemüsesuppe; gedünstetes Gemüse mit Reis; Ratatouille; Gemüsespieße; gekochte Kartoffeln	Gemüsepizza; Frühlingsrollen; Samosas mit Gemüse; Gemüse-Quiche; in Öl oder Butter gebratenes Gemüse; Gemüsestampf mit Butter; Bratkartoffeln
Desserts	Frischer Obstsalat; Fruchtsorbet; auf jeden Fall gilt: kleine Portion Dessert (oder mit jemandem teilen)	Tiramisu; Käsekuchen; Mousse au Chocolat; Vanillepudding; Eiscreme; Saucen mit Sahne oder Alkohol

Gewicht und Diabetes

Ein optimales Körpergewicht ist ein wichtiger Teil der erfolgreichen Diabetestherapie. Übergewicht kann sich negativ auf Blutzuckerspiegel und Blutdruck auswirken. Dadurch erhöht sich das Risiko für Herz-Kreislauf-Erkrankungen. Dabei spielt auch eine Rolle, wo genau die überflüssigen Pfunde sitzen.

Warum das Gewicht wichtig ist

Das Körpergewicht beeinflusst die Behandlung eines Diabetes, vor allem Art und Dosierung der Medikamente. Bei Übergewicht ist es schwieriger, Blutzuckerspiegel, Blutdruck und Cholesterinspiegel im Gleichgewicht zu halten, und es besteht ein erhöhtes Risiko für Herzerkrankungen. Darum ist es wichtig, ein optimales Gewicht zu halten oder abzunehmen, um es zu erreichen. Ein Kriterium für die Beurteilung von Übergewicht ist der Body-Mass-Index (BMI), der Körpergewicht und Körpergröße ins Verhältnis setzt. Der BMI kann mithilfe einer Tabelle ermittelt werden (s. S. 93) oder Sie rechnen:
Körpergewicht (kg) geteilt durch Körpergröße (m) x Körpergröße (m).
Wenn Sie also 65 kg wiegen und 1,70 m groß sind, lautet die Berechnung
65 ÷ (1,7 x 1,7) = 22,5.
Dieser Wert entspricht einem optimalen Gewicht (BMI 18,5–24,9).

Gewicht und Diabetes Typ 2

Bei Übergewicht erhöht sich das Risiko, dass die Zellen resistent gegen Insulin werden und sich ein Diabetes Typ 2 entwickelt. Vier von fünf Menschen mit Diabetes Typ 2 sind übergewichtig. Oft genügt schon eine relativ geringe Gewichtsabnahme, um den Blutzucker besser zu regulieren, den Blutdruck zu senken und Folgekomplikationen vorzubeugen oder zu verzögern (s. S. 192–195). Oft kann auch die Insulin- oder Medikamentendosis reduziert werden. Durch eine stärkere Gewichtsabnahme kann Diabetes Typ 2 sogar ganz verschwinden (s. S. 22–23).

URSACHEN VON ABNAHME ODER ZUNAHME

Gewichtsabnahme	Gewichtszunahme
Häufig bei Menschen mit Diabetes Typ 1 zum Zeitpunkt der Erstdiagnose. Nach Beginn der Insulinbehandlung nimmt man meist wieder zu.	Kann bei einigen Medikamenten als Nebenwirkung auftreten (s. S. 58–59). Sprechen Sie mit dem Arzt über Alternativen.
Kann bei Diabetes Typ 2 allmählich auftreten, wenn der Blutzuckerspiegel ständig zu hoch ist. Dann kann der Körper nicht genug Energie aus Glukose gewinnen und greift auf die Fettreserven in den Muskeln und unter der Haut zurück.	Wenn aus Angst vor Unterzuckerung zu viele zusätzliche Snacks verzehrt werden (bei Behandlung mit Insulin oder insulinstimulierenden Medikamenten).
Kann durch andere Probleme verursacht werden, die nicht immer mit dem Diabetes im Zusammenhang stehen, z. B. eine Schilddrüsenüberfunktion.	Zu hohe Insulindosierung. Sie kann bewirken, dass man mehr isst, sodass Fettreserven gebildet werden.
Zu geringe Insulindosierung (um Gewichtszunahme zu vermeiden), emotionale Belastung oder eine Essstörung	Zu hohe Kalorienaufnahme, z. B. weil Essen als Trost dient. Sprechen Sie in diesem Fall mit Ihrem Arzt, um praktische und eventuell psychologische Hilfe zu bekommen.
	Weniger Bewegung, weil sie körperlich schwerfällt oder sich nicht in den Alltag integrieren lässt.

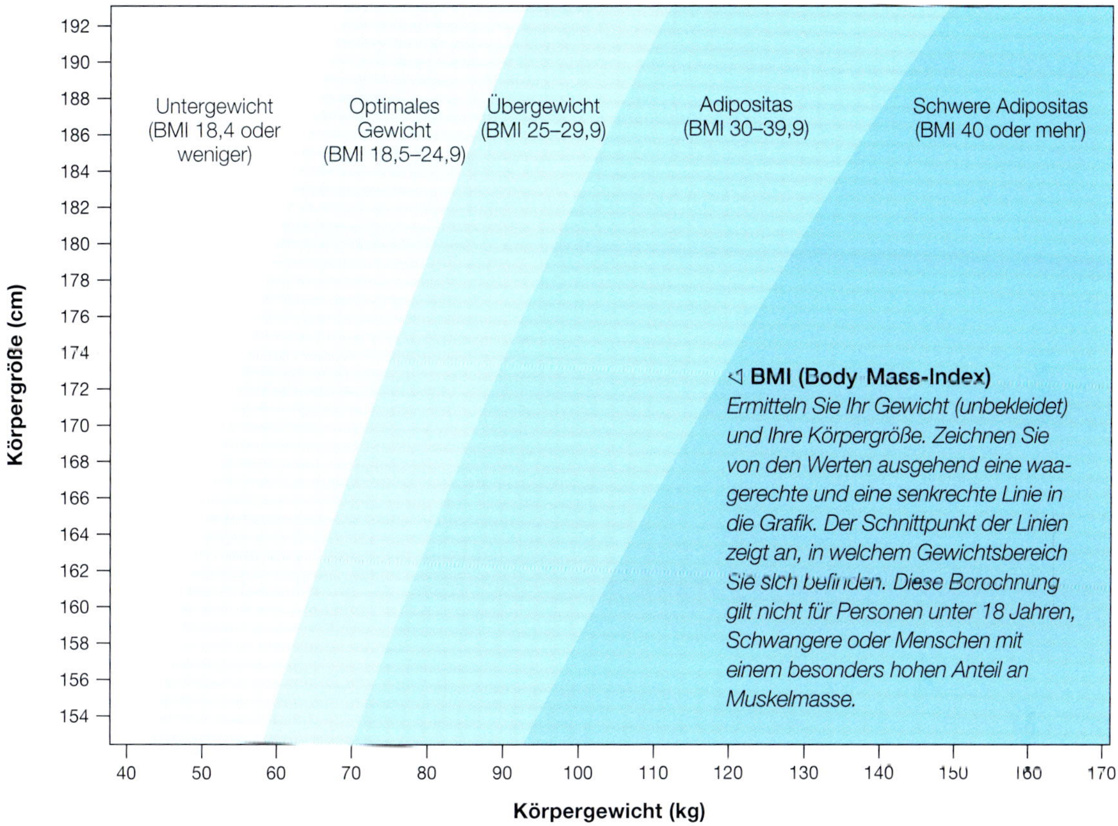

◁ **BMI (Body Mass-Index)**
Ermitteln Sie Ihr Gewicht (unbekleidet) und Ihre Körpergröße. Zeichnen Sie von den Werten ausgehend eine waagerechte und eine senkrechte Linie in die Grafik. Der Schnittpunkt der Linien zeigt an, in welchem Gewichtsbereich Sie sich befinden. Diese Berechnung gilt nicht für Personen unter 18 Jahren, Schwangere oder Menschen mit einem besonders hohen Anteil an Muskelmasse.

Die Körperform

Das Risiko für Herzerkrankungen hat mehr mit der Körperform als mit dem Gewicht zu tun. Überschüssiges Fett im Bauchbereich gilt als besonders gefährlich.

- Taillenumfang: Ist der Taillenumfang größer als 102 cm (Männer) oder 88 cm (Frauen), besteht erhöhtes Risiko für Herz- und Kreislauferkrankungen.
- Verhältnis Taille–Hüfte: Teilen Sie den Taillenumfang durch den Hüftumfang. Ist das Ergebnis höher als 0,9 (Männer) oder 0,85 (Frauen), besteht ein erhöhtes Risiko für Herzerkrankungen.

▷ **Körpermaße**
Messen Sie Taillen- und Hüftumfang genau, um Ihr Risiko für Herzerkrankungen einzuschätzen. Selbst wenn der BMI im gesunden Bereich liegt, kann zu viel Fett im Bauchbereich einen Risikofaktor darstellen.

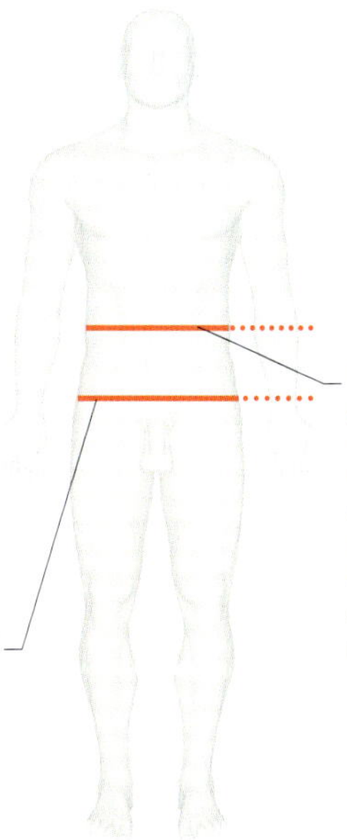

Gesund abnehmen

Wer abnehmen und ein optimales Gewicht halten will, sollte weniger Kalorien zu sich nehmen und sich mehr bewegen. Dafür gibt es verschiedene Strategien: Bei der Ernährung reicht das vom Kalorienzählen über das Intervallfasten bis zur Low-Carb-Ernährung. Gute Planung und motivierende Unterstützung sind in jedem Fall wichtig.

Erste Schritte

Übergewicht abzubauen und ein optimales Gewicht zu erreichen (s. S. 92–93) hat viele Vorteile. Blutzuckerspiegel und Blutdruck sinken, der Cholesterinspiegel verbessert sich und wahrscheinlich fühlen Sie sich auch wohler. Damit das so bleibt, ist es wichtig, das Gewicht auf einem gesunden Niveau zu halten. Das Abnehmen gelingt leichter, wenn Sie sich realistische Ziele setzen, beispielsweise einen Gewichtsverlust von 0,5 bis 1 kg pro Woche. Die tatsächliche Abnahme wird von Woche zu Woche schwanken, denn der Körper muss sich auf die neuen Essgewohnheiten einstellen. Nehmen Sie sich Zeit zum Abnehmen. Wunderdiäten, die große Gewichtsverluste in kurzer Zeit versprechen, sind meist ungesund und sollten keinesfalls über längere Zeit durchgeführt werden. Zudem nimmt man anschließend oft schnell wieder zu.

Ernährungstagebuch

Der erste Schritt zum gesunden Abnehmen ist eine kritische Analyse der Essgewohnheiten. Notieren Sie, was Sie essen und trinken und wie Sie sich fühlen. So finden Sie heraus, wann Sie zu viele Kalorien zu sich nehmen, ob die Mahlzeiten gleichmäßig über den Tag verteilt sind oder ob Sie zwischendurch zu viel naschen. Diese Fragen helfen dabei:

- Esse ich vor allem zu bestimmten Tageszeiten fett- oder zuckerreiche Lebensmittel?
- Esse ich, um mich zu trösten oder wenn ich Langeweile habe?
- Trinke ich zuckerhaltige Erfrischungsgetränke statt der Diätversionen?
- Esse ich oft auswärts und habe ich deshalb meine Ernährung schlecht im Blick?
- Esse ich sehr große Portionen?

Jedes »Ja« gibt Ansatzpunkte für sofortige Veränderungen.

Die richtige Strategie

Nun brauchen Sie eine Strategie, die realistisch ist und zu Ihnen passt. Durchdenken Sie die folgenden Fragen:

- Wie viel will ich abnehmen?
- Welche konkreten Veränderungen meines Essverhaltens will ich vornehmen?

DIE MOTIVATION HOCHHALTEN

- Räumen Sie alle kalorienreichen Lebensmittel aus Kühlschrank und Vorratskammer. Ersetzen Sie sie durch kalorienarme Alternativen.
- Notieren Sie Erfolge – nicht nur verlorene Kilos, sondern auch Versuchungen, denen Sie widerstanden haben.
- Hängen Sie motivierende Bilder an den Kühlschrank und die Schranktüren, um Ihr Ziel stets vor Augen zu haben.
- Bitten Sie Familie oder Freunde um Unterstützung, vor allem in schwierigeren Momenten.

▷ **Fortschritte kontrollieren**
Wer abnehmen will, sollte sich regelmäßig wiegen, um die Fortschritte zu beobachten. Wiegen Sie sich immer auf derselben Waage, zur gleichen Tageszeit und mit derselben Kleidung oder nackt.

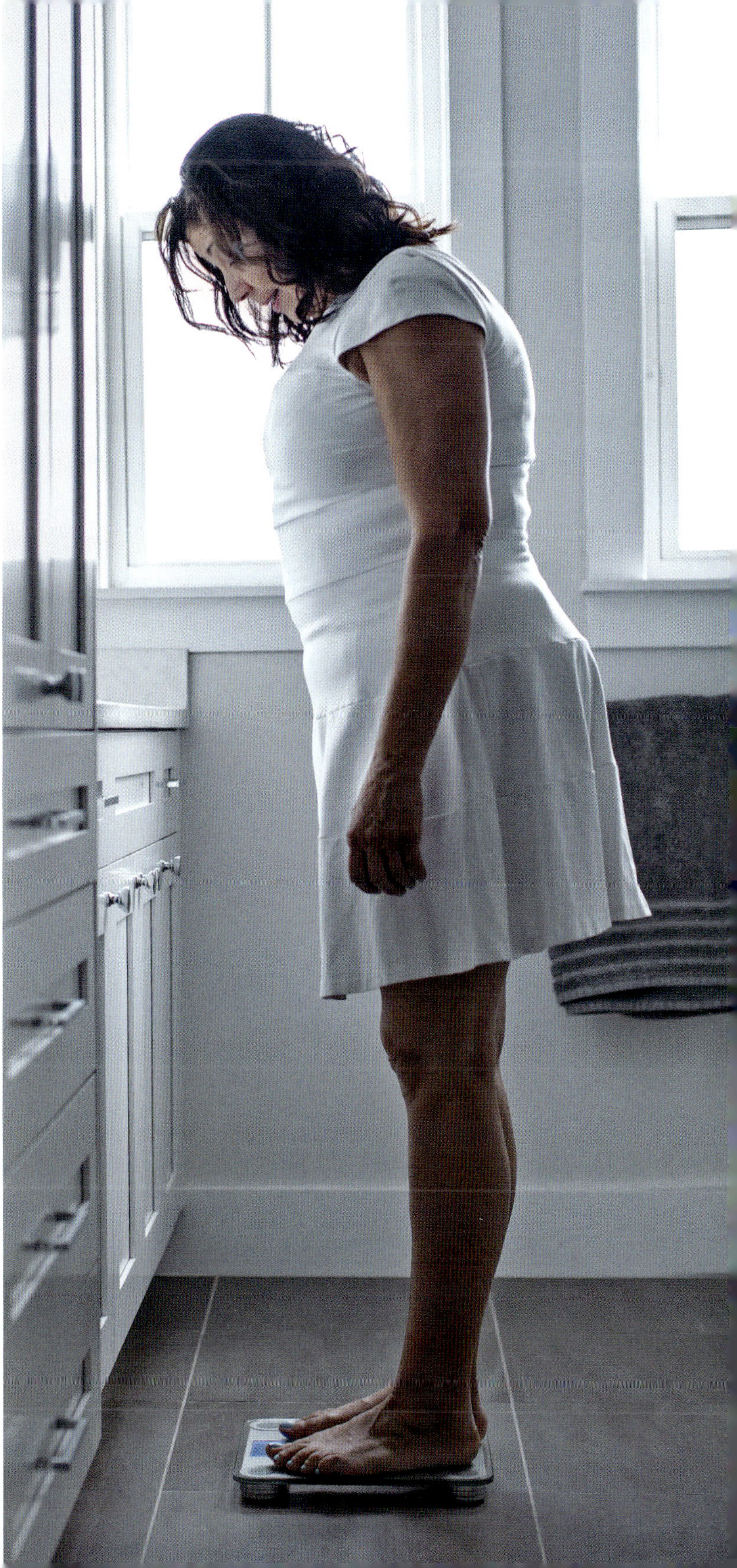

- Was will ich tun, um mich mehr zu bewegen?
- Wie baue ich diese Veränderungen in meinen Alltag ein?
- Wie stelle ich fest, wie viel ich pro Woche abgenommen habe?
- Wie motiviere ich mich, um meine Wochenziele zu erreichen?
- Wer unterstützt und motiviert mich?
- Was tue ich, wenn ich meine Vorsätze nicht umsetzen kann?
- Wann ist ein guter Zeitpunkt, um mit meinem Abnehmprogramm zu starten?

Notieren Sie, wie Sie Veränderungen umsetzen und Schwierigkeiten begegnen wollen. Ein Merkzettel kann daran erinnern, vor dem Essengehen eine gesunde Kleinigkeit zu sich zu nehmen, um später kalorienreichen Speisen leichter widerstehen zu können, oder immer etwas Obst oder ungesalzene Nüsse im Auto oder in der Handtasche zu haben. Schreiben Sie eine Liste von Dingen, die Sie gern tun und mit denen Sie sich ablenken können, wenn die Esslust kommt.

Wenn Sie einen realistischen Plan entwickelt haben, sollten Sie außerdem Strategien aufschreiben, um auch in schwachen Momenten Versuchungen zu widerstehen. Platzieren Sie die Liste so, dass Sie bei Bedarf jederzeit einen Blick darauf werfen können, um sich zu inspirieren.

Ziele setzen

Erreichbare Ziele sind wichtig, um Enttäuschungen zu vermeiden. Fragen Sie sich, ob Ihr Wunschgewicht realistisch ist. Scheint es Ihnen allzu optimistisch, setzen Sie sich kleinere Etappenziele, die Sie schneller und leichter erreichen können. Das Ziel, bis zur nächsten Woche 1 kg abzunehmen, klingt machbarer, als bis zum Jahresende 20 kg abzunehmen, und auch die einzelnen Kilos summieren sich letztlich. Wenn man Ziele einmal erfolgreich umgesetzt hat, wird man das auch in Zukunft schaffen.

Denkbar ist auch, Ziele in Bezug auf die Art der Ernährung zu formulieren. Sie könnten sich vornehmen, in der kommenden Woche bestimmte Lebensmittel zu reduzieren oder wegzulassen. Auch mit dieser Strategie lassen sich Erfolge verbuchen, selbst wenn die Gewichtsabnahme sich eventuell etwas langsamer vollzieht.

Kalorien zählen

Kilokalorien (alltagssprachlich Kalorien) oder Kilojoule geben den Energiegehalt von Speisen und Getränken an. Um ein optimales Gewicht zu halten, benötigen Frauen etwa 2000 Kalorien am Tag, Männer etwa 2500.

Um nur durch veränderte Ernährung 500 g pro Woche abzunehmen, müssen Sie die tägliche Kalorienzufuhr um 500 verringern. Dann greift der Körper auf Fettreserven zurück, um Energie zu gewinnen. Weil Fett pro Gewichtseinheit doppelt so viele Kalorien enthält

WAS VERRATEN ETIKETTEN?

Auf Lebensmitteletiketten sind neben dem Energiegehalt in Kilojoule und Kilokalorien auch die Anteile der einzelnen Nährstoffgruppen angegeben, beispielsweise Fett (gesättigt und ungesättigt), Kohlenhydrate, Proteine, Ballaststoffe und Salz (Natrium) pro 100 g und pro Portion. Um gezielt die Lebensmittel auszuwählen, die beim Abnehmen und beim Blutzucker-Management helfen, sollten Sie genau wissen, was die einzelnen Angaben bedeuten.

NÄHRWERTINFORMATION

Nährwerte	pro 100 g	pro Portion
Energie	1741 kJ 414 kcal	1219 kJ 290 kcal
Proteine	3,5 g	2,5 g
Kohlenhydrate davon Zucker	65,8 g 49,1 g	46,1 g 14,4 g
Fett davon gesättigt	15,8 g 3,6 g	11,1 g 2,5 g
Ballaststoffe	2,3 g	1,6 g
Salz	0,1 g	0,1 g

1 Portion entspricht 70 g.

Energie, angegeben in Kilojoule (kJ) und Kilokalorien (kcal)

Kohlenhydrate einschließlich Zucker. Eine gesunde Menge liegt bei 5 g oder weniger pro 100 g Produkt.

Ballaststoffe Sättigen gut und regen die Verdauung an.

Proteine Haben wenig Auswirkung auf Blutzuckerspiegel und Gewicht.

Fette Zum Abnehmen Produkte mit niedrigem Fettgehalt wählen (3 g oder weniger pro 100 g).

Natrium (Salz) Nicht mehr als 0,3 g pro 100 g, um Bluthochdruck vorzubeugen.

wie Kohlenhydrate, ist die Verringerung von Fett ratsam. Dennoch muss die Ernährung ausgewogen bleiben und den Körper mit allen wichtigen Nährstoffen versorgen. Der völlige Verzicht auf eine Nährstoffgruppe, etwa Proteine oder Kohlenhydrate, ist ungesund. Das gilt vor allem für Letztere, weil sie unsere Hauptenergiequelle sind. Besser ist es, von verschiedenen Lebensmitteln kleinere Mengen zu verzehren und darauf zu achten, dass im Laufe des Tages von jedem etwas auf den Teller kommt.

ABNEHMEN IST AUCH KOPFSACHE

Deshalb sind die Erfolgsaussichten auch größer, wenn Sie sich frühzeitig Strategien für Momente überlegen, in denen Sie Versuchungen schlecht widerstehen können, essen müssen, was andere Ihnen vorsetzen, oder wenn Sie mit Ihrem Fortschritt unzufrieden sind. Jede Unterstützung ist willkommen: Freunde, Verwandte, Ärzte, Ernährungsberater oder Selbsthilfegruppen von Menschen mit Diabetes oder Übergewicht.

Das **Abnehmen** gelingt leichter, wenn Sie sich **umsetzbare, realistische Ziele** setzen.

KALORIENREICHE LEBENSMITTEL		KALORIENÄRMERE ALTERNATIVE
2 Stücke Pizza mit dickem Boden und Käserand (170 g) 575 Kalorien	→	2 Stücke Pizza mit dünnem Boden (125 g) 380 Kalorien
Burger mit Rindfleisch (90 g) 266 Kalorien	→	Lachsburger (90 g) 185 Kalorien
Hähnchenbrust mit Haut (200 g) 330 Kalorien	→	Hähnchenbrust ohne Haut (200 g) 185 Kalorien
Emmentaler (50 g) 185 Kalorien	→	Körniger Frischkäse (50 g) 50 Kalorien

◁ **Clever tauschen**
Es ist nicht nötig, auf Lebensmittel zu verzichten, die Sie gern mögen. Sie können täglich viele Kalorien einsparen, wenn Sie energiereiche Produkte durch gesündere Alternativen ersetzen. Hier finden Sie einige Beispiele. Sie können auch eine eigene Liste zusammenstellen oder sich online informieren.

VOR- UND NACHTEILE DES INTERVALLFASTENS	
PRO	**KONTRA**
Schränkt weniger ein als ein fester Essensplan, kann darum einfacher und motivierender sein.	Hungergefühle können anfangs unangenehm sein.
Bewirkt relativ schnelle Gewichtsabnahme, Erfolge sind also schnell sichtbar.	Sie müssen mehr trinken, um die sonst durch Nahrung aufgenommene Flüssigkeitsmenge auszugleichen.
Fastentage und -zeiten lassen sich flexibel gestalten.	Fastentage und -zeiten passen nicht immer zum Beruf oder zum Sozialleben.
Auch für andere Aspekte der Gesundheit nützlich, z. B. Senkung des Blutdrucks und Cholesterinspiegels.	Kalorienarme Ernährung oder Intervallfasten kann häufigere Unterzuckerungen nach sich ziehen (bei Behandlung mit Insulin oder insulinstimulierenden Medikamenten).

Die Kalorienzufuhr verringern

Um zu ermitteln, wie viele Kalorien Sie zu sich nehmen, müssen Sie anfangs wahrscheinlich Lebensmittel wiegen und den Kaloriengehalt in einer Tabelle nachschlagen. Ein Ernährungstagebuch zeigt, wann Sie zu viele Kalorien konsumieren, und hilft, Wege zur Veränderung festzulegen. Wenn Sie die Nährwertinformationen auf Lebensmittelverpackungen beachten (s. S. 96), können Sie schon beim Einkaufen passende Produkte wählen.

Manche Lebensmittel und Getränke verleiten dazu, sie zu konsumieren, ohne sich ihren Kaloriengehalt bewusst zu machen. Fruchtsäfte enthalten viel Zucker, Alkohol ist sehr kalorienreich und manche Saucen haben einen hohen Fettgehalt.

Wer sich ausreichend bewegt, kann etwas mehr essen und trotzdem abnehmen. Bewegung kurbelt den Stoffwechsel und die Kalorienverbrennung an. Diese Wirkung hält auch nach dem Sport noch eine Weile an.

Intervallfasten

Beim Intervallfasten wird die Kalorienzufuhr an einzelnen Tagen stark eingeschränkt, etwa von üblichen 2000 Kalorien auf 1000 Kalorien montags und donnerstags (oder an jedem zweiten Tag), oder es wird nur in einem bestimmten Zeitraum gegessen, beispielsweise zwischen 10 und 18 Uhr. Außerhalb der strengeren Fastenzeiten befolgen Sie die Grundprinzipien der gesunden Ernährung (s. S. 74–75). Das Fasten kann helfen, Hunger und Sättigungsgefühl wieder besser wahrzunehmen. Menschen mit Diabetes müssen das Intervallfasten aber sorgfältig planen (siehe Kasten gegenüber).

Low-Carb-Ernährung

Auch durch eine kohlenhydratarme Ernährung kann man Kalorien einsparen und den Blutzuckerspiegel günstig beeinflussen. Bei diesem Konzept werden die Kohlenhydratportionen halbiert oder durch Lebensmittel mit geringerem Kohlenhydratgehalt ersetzt. Dazu werden gesunde Fette und Proteine verzehrt. Das ist wichtig, um satt zu werden und Heißhungerattacken zu vermeiden.

Es wäre falsch, völlig auf Kohlenhydrate zu verzichten, denn kohlenhydratreiche Lebensmittel liefern auch wichtige Nährstoffe wie Vitamine, Eisen und Ballaststoffe. Wie beim Intervallfasten wird auch bei der Low-Carb-Ernährung die Kalorienzufuhr verringert, sodass der Körper Fett zur Energiegewinnung verbrennt. Ein Gefühl des Verzichts kommt nicht auf, und auch dadurch wird das Abnehmen leichter. Eine kohlenhydratarme Ernährung kann außerdem helfen, Diabetes Typ 2 vorzubeugen oder die Behandlung zu unterstützen

(s. S. 22–23). Ob Sie an Diabetes Typ 1 oder Typ 2 leiden: Bei kohlenhydratarmer Ernährung ist es notwendig, den Blutzuckerspiegel genau zu überwachen und die Medikamentendosierung eventuell anzupassen.

Abnehmen und Ketone

Bei verringerter Kalorienzufuhr muss der Körper seine Fettreserven angreifen, um Energie zu gewinnen. Dabei entstehen Nebenprodukte, die man Ketone nennt. Sie werden mit dem Urin ausgeschieden.

Die Produktion von Ketonen ist beim Abnehmen ein normaler Prozess. Bei Menschen mit Diabetes Typ 1 weisen Ketone bei gleichzeitig hohem Blutzucker auf einen kritischen Insulinmangel hin (s. S. 71) und bedeuten daher Gefahr.

DIABETES-MANAGEMENT UND ERNÄHRUNGSUMSTELLUNG

Überlegen Sie vor einer Ernährungsumstellung, wie Sie diese mit ihrer Diabetesbehandlung in Einklang bringen können.

- Planen Sie vorher, wie Sie den Blutzuckerspiegel regulieren und die Medikation anpassen wollen.
- Wenn Sie unsicher sind, wenden Sie sich an Ihren Arzt oder Ernährungstherapeuten, um einen Plan auszuarbeiten.
- Analysieren Sie nach einer Testphase von 1–2 Wochen, wie sich die Ernährungsumstellung bewährt.
- Bei Behandlung mit Insulin oder insulinanregenden Medikamenten kann es häufiger zu Unterzuckerung kommen. Messen Sie vor allem in der Anfangszeit den Blutzucker mehrmals täglich.
- Trinken Sie bewusst mehr Wasser oder kalorienarme Getränke.

KOHLENHYDRATREICHE LEBENSMITTEL		KOHLENHYDRATARME ALTERNATIVE	
	Quiche Lorraine (100 g) 20 g Kohlenhydrate 270 Kalorien	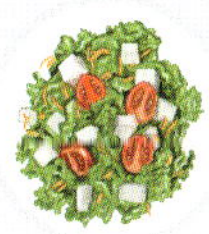	Griechischer Salat (140 g) 3 g Kohlenhydrate 85 Kalorien
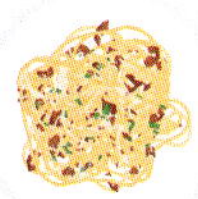	Spaghetti carbonara (260 g) 40 g Kohlenhydrate 445 Kalorien	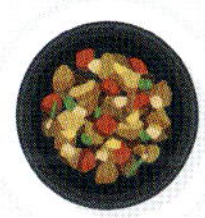	Wok-Gemüse mit Cashews (300 g) 11 g Kohlenhydrate 310 Kalorien
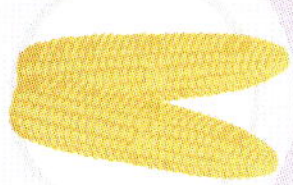	Gemüsemais (80 g) 11 g Kohlenhydrate 60 Kalorien	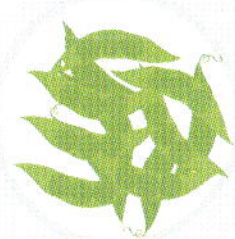	Zuckerschoten (80 g) 4 g Kohlenhydrate 25 Kalorien
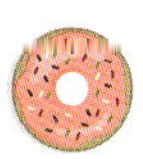	Donut mit Zuckerguss (56 g) 25 g Kohlenhydrate 250 Kalorien	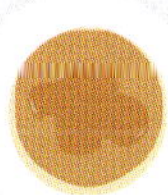	American Pancake (43 g) mit Ahornsirup (8 g) 17 g Kohlenhydrate 110 Kalorien

◁ **Kohlenhydrate einsparen** *Um den Verzehr von Kohlenhydraten und damit die Kalorienaufnahme zu verringern, können Sie die Größe der Kohlenhydratportionen verkleinern oder sich für Speisen entscheiden, die weniger Kohlenhydrate, aber ausreichend andere Nährstoffe enthalten.*

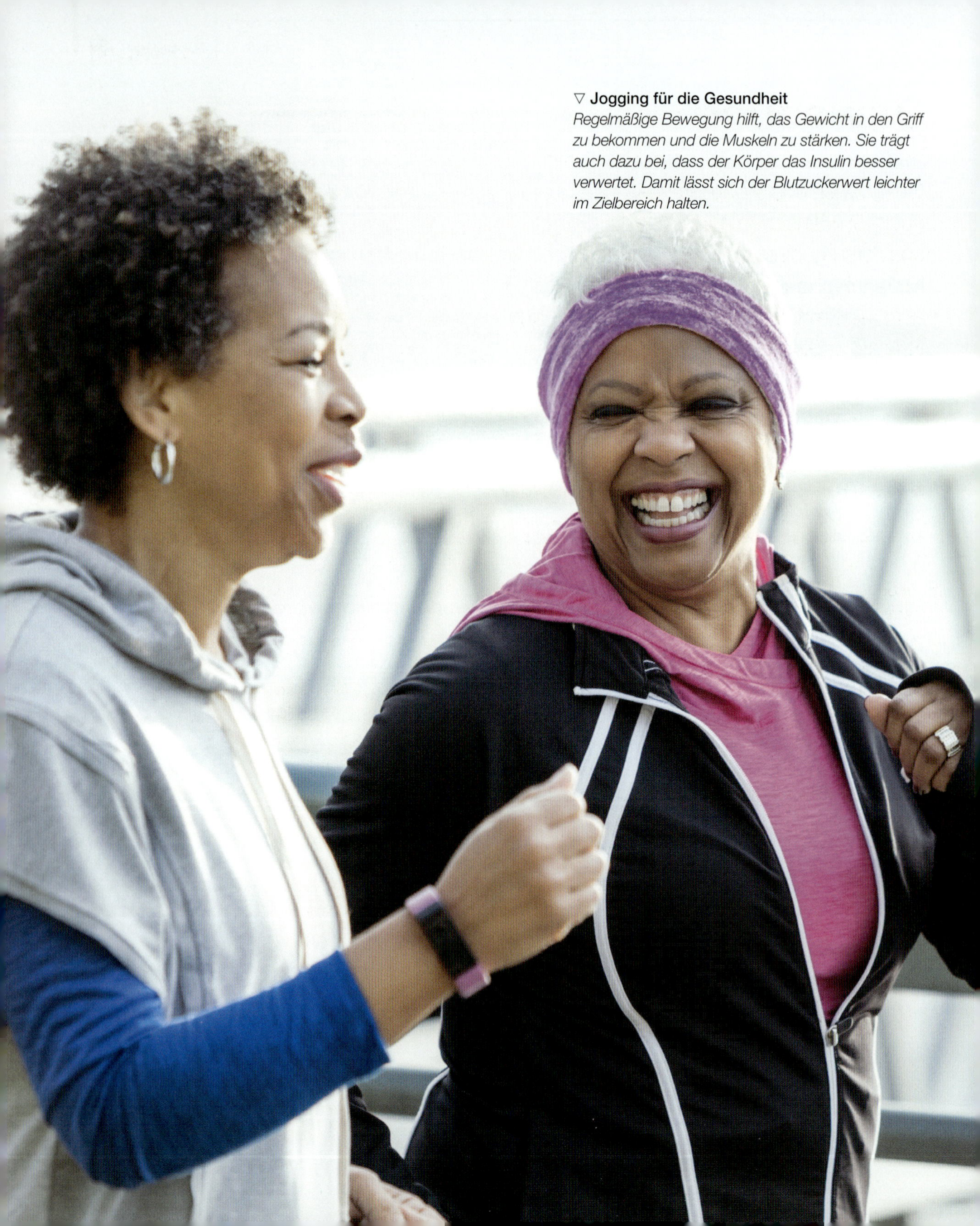

▽ **Jogging für die Gesundheit**
Regelmäßige Bewegung hilft, das Gewicht in den Griff zu bekommen und die Muskeln zu stärken. Sie trägt auch dazu bei, dass der Körper das Insulin besser verwertet. Damit lässt sich der Blutzuckerwert leichter im Zielbereich halten.

Bewegung

Von einem aktiven Lebensstil profitieren Gesundheit und Wohlbefinden. Das gilt auch für Menschen mit Diabetes. Ob Sie spazieren gehen, tanzen oder Marathon laufen, liegt bei Ihnen. Wenn Sie sich mäßig, aber regelmäßig bewegen, werden Sie den Nutzen langfristig spüren.

MEHR BEWEGUNG IM ALLTAG

- Für kurze Entfernungen das Auto stehen lassen
- Bereits eine Bushaltestelle vor dem Ziel aussteigen und den Rest zu Fuß gehen
- Statt des Aufzugs die Treppe benutzen, zumindest für wenige Etagen
- Das Auto in etwas Abstand zum Ziel parken
- Täglich kurze Spaziergänge einplanen, etwa nach dem Mittagessen oder abends
- Etwas mehr Garten- oder Hausarbeit erledigen

Was bringt Bewegung?

Bewegung tut allen Menschen gut, ist aber bei Diabetes besonders wichtig. Sie stärkt Herz, Muskeln und Knochen, fördert die Durchblutung und hilft, ein optimales Gewicht zu halten (oder zu erreichen). Wer aktiv ist, fühlt sich fitter, gesünder und zufriedener, weil der Organismus effizienter arbeitet und das Gehirn bei Anstrengung stimmungsaufhellende Botenstoffe ausschüttet. Insofern kann Bewegung auch bei nervöser Anspannung oder Depressionen hilfreich sein.

Für Menschen mit Diabetes genügen schon 150 Minuten mäßiger Bewegung pro Woche, um einen günstigen Blutzuckerspiegel zu unterstützen und langfristige Komplikationen zu vermeiden. Bei Diabetes Typ 2 lindert regelmäßige Bewegung die Insulinresistenz, das noch vorhandene körpereigene Insulin wirkt also besser. Dadurch lassen sich möglicherweise Spritzen durch Tabletten ersetzen oder Tablettendosierungen verringern. Bei Menschen mit Diabetes Typ 1 unterstützt Bewegung eine effizientere Wirkung des injizierten Insulins, und selbstverständlich treffen auch alle schon genannten Vorteile für die Gesundheit und das Wohlbefinden zu.

Wie fit sind Sie?

Bevor Sie mit regelmäßigem Sport beginnen, sollten Sie Ihre Fitness testen. Können Sie zwei Etagen Treppen steigen, ohne außer Atem zu kommen oder Ihre Beine zu spüren? Nehmen Sie normalerweise die Treppe oder den Aufzug? Gehen Sie einen 10-Minuten-Weg zu Fuß, oder nehmen Sie das Auto? Können Sie sich bei leichter Bewegung, etwa beim Spazierengehen, unterhalten? Bewegen Sie sich jede Woche etwa 150 Minuten so intensiv, dass Sie schwitzen und heftiger atmen? Wenn Sie nur eine dieser Fragen mit »nein« beantwortet haben, wäre mehr Bewegung gut für Sie (s. S. 102–105).

KALORIENVERBRAUCH IM ALLTAG

Auch bei ganz alltäglichen Arbeiten verbrauchen wir Kalorien. Diese Tätigkeiten können Teil des Bewegungsprogramms sein und beim Abnehmen helfen.

TÄTIGKEIT	KALORIEN PRO 30 MINUTEN
Treppen steigen	330
Garten umgraben	240
Hausputz	120
Unkraut jäten	105
Bügeln	60

In Schwung kommen

Es ist gar nicht so schwierig, sich mehr zu bewegen und dadurch fitter und gesünder zu werden. Suchen Sie sich Aktivitäten aus, die Ihnen wirklich Spaß machen, dann wird es Ihnen leichter fallen dranzubleiben. Menschen mit Diabetes tun mit Bewegung gleichzeitig auch etwas für ihren Blutzucker.

Einfach anfangen

Diabetes stellt in Bezug auf Bewegung keine Einschränkung dar. Wenn Sie aber länger keinen Sport getrieben haben, sollten Sie damit langsam anfangen, die Wirkung auf den Blutzuckerspiegel überwachen und die Medikation eventuell anpassen. Danach können Sie Ihr Fitnessprogramm allmählich erweitern.

Wenn sich der Körper an die Bewegung gewöhnt hat, ist das nächste Ziel, warm zu werden und ein wenig außer Atem zu kommen. Wenn Sie beim Sport singen könnten, bedeutet das, dass Sie sich etwas mehr fordern dürfen. Schnappen Sie dagegen nach Luft, sollten Sie sich weniger anstrengen, bis Sie wieder zu Atem kommen. Treten Schmerzen auf, spricht das für eine Überforderung.

Bewegung heißt nicht gleich Wettkampfsport oder Krafttraining. Auch zügiges Gehen, Gartenarbeit oder Hausputz gehören dazu. Wenn Sie sich an fünf Tagen pro Woche je 30 Minuten (oder insgesamt 150 Minuten pro Woche) mäßig bewegen (forsches Gehen, Wasser-Aerobics oder Radfahren), tun Sie viel für Ihre Fitness und Ihr Blutzucker wird sich leichter regulieren lassen.

MOTIVATION FINDEN UND DURCHHALTEN

- Setzen Sie sich realistische Ziele. Steigern Sie sich allmählich.
- Notieren Sie Trainingszeiten und Ergebnisse. Es motiviert, wenn man sieht, was man geschafft hat. Außerdem lassen sich Schwächen im Trainingsplan so leichter erkennen und ausmerzen.
- Betrachten Sie es nicht als Versagen, wenn Sie durch äußere Umstände wie Überstunden oder Krankheit am Training gehindert werden. Nehmen Sie das Training einfach wieder auf, sobald es möglich ist.
- Gönnen Sie sich in regelmäßigen Zeitabständen eine Belohnung für Ihre Erfolge.
- Vielleicht hilft Ihnen ein Fitnesstracker oder eine App, persönliche Ziele zu formulieren und regelmäßig aktiv zu sein.
- Halten Sie immer bereit, was Sie für Ihr Training benötigen, damit Sie auch spontan aktiv werden können, wenn sich eine Gelegenheit ergibt.

Fitter werden

Fitness ist eine Kombination aus Ausdauer, Beweglichkeit und Kraft. Um die Fitness zu verbessern, muss Ihre Aktivität drei Komponenten berücksichtigen: Herz und Lunge fordern (Ausdauer), die Gelenke mobilisieren (Beweglichkeit) und die Muskelkraft verbessern.

Zum Abnehmen genügen oft sanfte Bewegung und Ernährungsumstellung. Wenn das nicht funktioniert, müssen Sie mehr Kalorien verbrennen. Dafür können Sie die Intensität Ihres Trainings verändern, sich länger oder häufiger bewegen oder eine Sportart wählen, die mehr Kalorien verbrennt. Wichtig ist, sich vorher immer gut aufzuwärmen, anschließend abzukühlen und zuletzt zu dehnen.

WELCHE SPORTART WOFÜR?

Bei der Auswahl einer neuen Sportart können Sie selbst den Schwerpunkt legen. Geht es Ihnen um Abnehmen, Ausdauer, Beweglichkeit oder Kraft? Der Nutzen verschiedener Sportarten wird hier auf einer Skala von 1 (gering) bis 5 (sehr hoch) bewertet.

AKTIVITÄT	KALORIEN PRO 30 MIN	AUSDAUER	BEWEGLICHKEIT	KRAFT
Aerobics	215	●●●●	●●●	●●
Radfahren (schnell)	280	●●●●	●●●	●●●
Laufen	245	●●●●	●●	●●
Schwimmen (schnell)	300	●●●●	●●●	●●●●●
Tennis	210	●●●	●●●	●●●
Gehen (zügig)	180	●●	●●	●●

Wenn Bewegung im Freien für Sie schwierig ist, können Sie natürlich auch zu Hause üben. Trainingsprogramme aller Art finden Sie im Internet, auf DVD, in Zeitschriften und Büchern. Falls Sie an Bewegungseinschränkungen leiden, sprechen Sie mit einem Physiotherapeuten. Er kann Ihnen helfen, ein individuelles Trainingsprogramm zusammenzustellen.

Planvoll vorgehen

Es ist hilfreich, einen Trainingsplan aufzustellen. Je detaillierter er ausgearbeitet ist, desto größer sind die Erfolgschancen.

- Überlegen Sie, was Sie erreichen wollen: sich gesünder fühlen? Gewicht verlieren? Die Zielsetzung hilft dabei, die geeignete Bewegungsform und Trainingshäufigkeit zu finden.
- Wählen Sie eine Aktivität, die Ihnen Spaß macht. Dann sind Sie eher bereit, sich dafür Zeit zu nehmen.
- Seien Sie realistisch. Wie oft können Sie der Aktivität nachgehen? Lässt sie sich in den Alltag integrieren, oder müssen Sie sich dafür zusätzlich Zeit nehmen? Können Sie diese Zeit im Alltag erübrigen?
- Tun Sie sich mit einem Freund, dem Partner oder einem Familienmitglied zusammen. Gemeinsam macht das Training mehr Spaß, und man kann sich gegenseitig motivieren.

Bewegung und Blutzucker

Jede Art von Bewegung beeinflusst den Blutzuckerspiegel. Dabei spielen Intensität und Dauer eine Rolle. Wenn Sie Insulin spritzen oder Tabletten einnehmen, müssen Sie bei intensivem oder ausdauerndem Sport den Blutzuckerspiegel genau überwachen, um rechtzeitig eingreifen zu können, wenn eine Unterzuckerung droht.

Wie beeinflusst Bewegung den Blutzuckerspiegel?

In Bewegung verbraucht der Körper mehr Energie. Er gewinnt sie, indem er eingelagertes Glykogen aus der Leber in Glukose umwandelt und die Glykogenspeicher der Muskulatur nutzt, um den »Zelltreibstoff« ATP herzustellen. Außerdem greift er auf seine Fettreserven zu. 10–30 Minuten sanfte Bewegung haben keine große Auswirkung auf den Blutzuckerspiegel. Bei stärkerer Anstrengung sinkt er jedoch, weil die Muskeln mehr Energie verbrauchen. Wenn Sie mit dem Sport aufhören, füllen die Muskeln und in geringerem Maß die Leber ihre Glykogenspeicher wieder auf, indem sie dem Blutstrom Glukose entziehen. Je länger und intensiver die Aktivität, desto mehr Glukose wird gebraucht, um die Speicher zu füllen. Das kann sich noch mehrere Stunden nach dem Sport auf den Blutzuckerspiegel auswirken.

Blutzucker messen

Wer zum ersten Mal ein Trainingsprogramm aufnehmen will, sollte zunächst kontrollieren, wie sich Alltagstätigkeiten wie Einkaufen oder Gartenarbeit auf den Blutzuckerwert auswirken. Anhand dieses Vergleichswerts lässt sich die Wirkung des neuen Trainings besser beurteilen. Wenn Sie schon einen regelmäßigen, wenig anstrengenden Sport treiben,

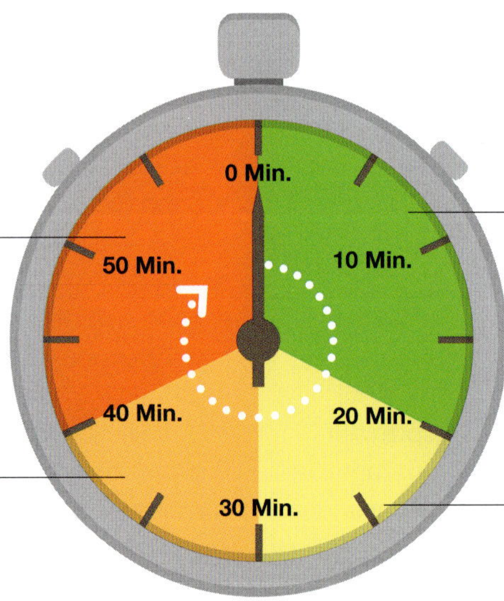

▷ **Die Wirkung von Sport auf den Blutzuckerspiegel**
Bei 30 Minuten mäßiger Aktivität verändert sich der Blutzuckerspiegel allmählich. Je länger die Aktivität dauert, desto stärker beeinflusst sie den Blutzuckerspiegel.

Wenn Sie länger als eine Stunde Sport treiben, sollten Sie nach der Hälfte der Zeit den Blutzuckerspiegel messen.

notieren Sie dessen Wirkung auf den Blutzucker, um einen Vergleichswert für einen anstrengenderen Sport zu erhalten.

Wer Insulin spritzt oder Medikamente zur Förderung der Insulinproduktion einnimmt, sollte den Blutzucker vor und nach dem Sport messen, bei Aktivitäten über einer Stunde zusätzlich nach der Hälfte der Zeit. Wiederholen Sie die Messung auch einige Stunden nach Beendigung der sportlichen Betätigung.

▷ **Den Blutzucker im Blick behalten**
Sie müssen den Blutzuckerspiegel vor, nach und ggf. während des Sports messen. Nur so können Sie entscheiden, ob Sie einen Snack brauchen, um eine Unterzuckerung zu vermeiden.

SPORT OHNE RISIKO

Jede Art von Bewegung, vor allem länger andauernde Anstrengung, kann den Blutzuckerspiegel beeinflussen.

- Halten Sie einen Snack oder ein Getränk mit Zucker bereit, falls der Blutzuckerspiegel zu sinken beginnt.
- Nehmen Sie auf jeden Fall Ihr Messgerät mit! Wenn Sie länger als eine Stunde Sport treiben, müssen Sie eventuell zwischendurch messen.
- Wenn Sie lange laufen, Rad fahren oder spazieren gehen, informieren Sie jemanden über die Strecke und die Zeit, um die Sie zurück sein wollen.

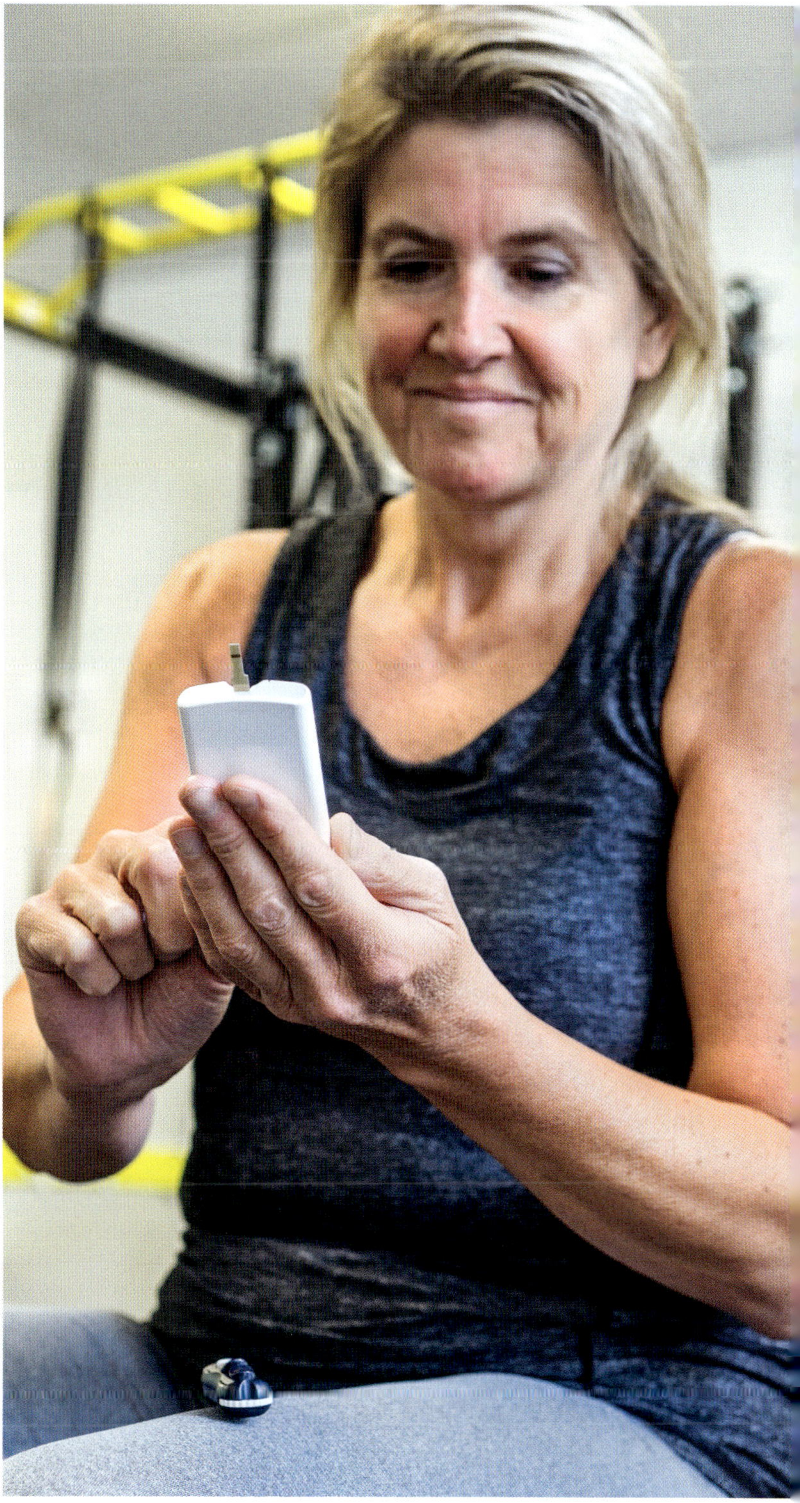

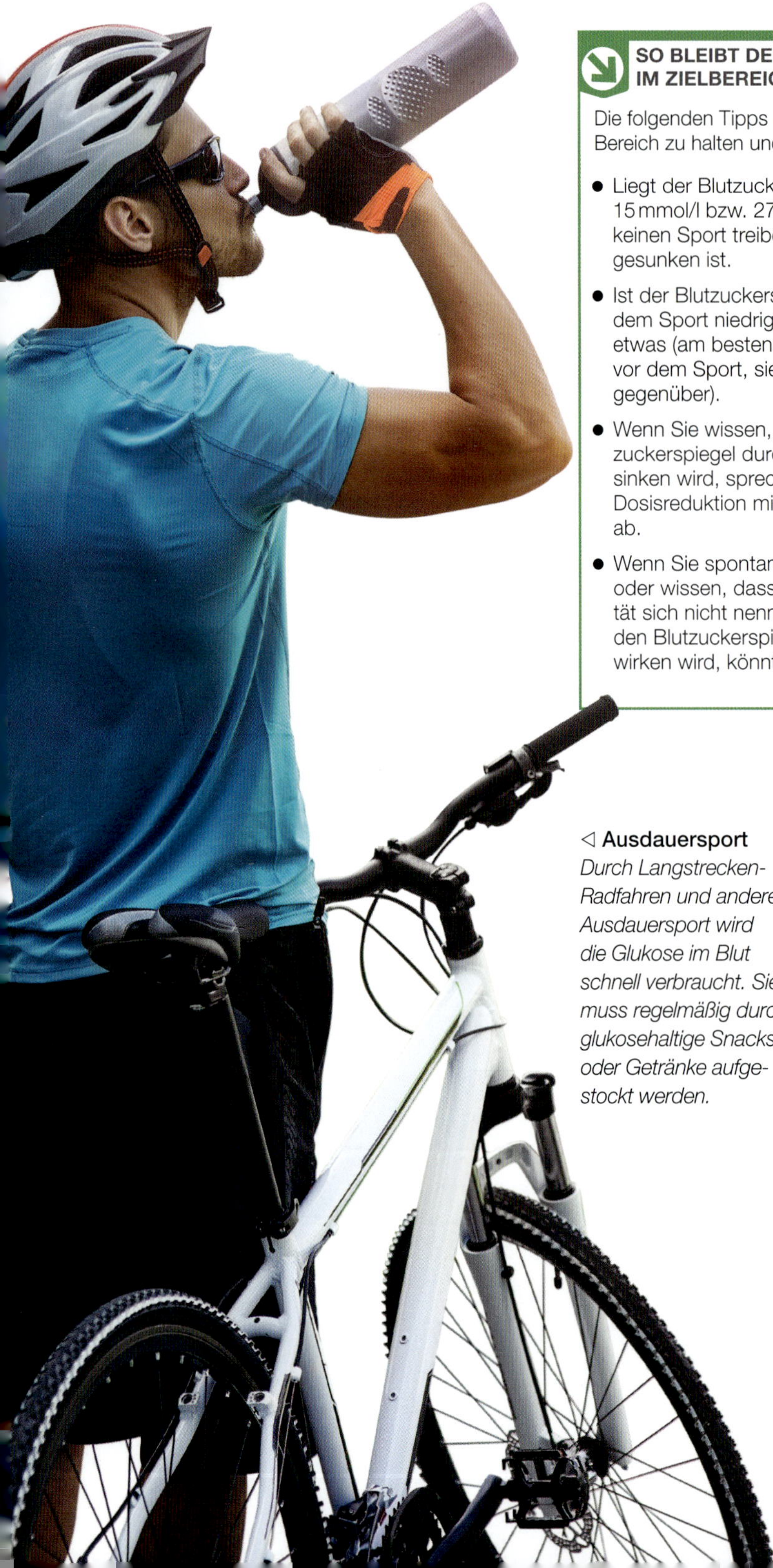

◁ **Ausdauersport**
Durch Langstrecken-Radfahren und anderen Ausdauersport wird die Glukose im Blut schnell verbraucht. Sie muss regelmäßig durch glukosehaltige Snacks oder Getränke aufgestockt werden.

SO BLEIBT DER BLUTZUCKERSPIEGEL IM ZIELBEREICH

Die folgenden Tipps können helfen, den Blutzuckerspiegel im gesunden Bereich zu halten und Unter- oder Überzuckerung zu vermeiden.

- Liegt der Blutzuckerwert über 15 mmol/l bzw. 270 mg/dl, keinen Sport treiben, bis er gesunken ist.
- Ist der Blutzuckerspiegel vor dem Sport niedrig, essen Sie etwas (am besten 30 Minuten vor dem Sport, siehe Tabelle gegenüber).
- Wenn Sie wissen, dass Ihr Blutzuckerspiegel durch die Aktivität sinken wird, sprechen Sie die Dosisreduktion mit Ihrem Arzt ab.
- Wenn Sie spontan Sport treiben oder wissen, dass die Aktivität sich nicht nennenswert auf den Blutzuckerspiegel auswirken wird, könnten Sie vorher eine Kleinigkeit essen, statt die Medikamentendosierung anzupassen.
- Wenn Sie länger als eine Stunde intensiv Sport treiben, müssen Sie zwischendurch Glukose zu sich nehmen, etwa durch Energydrinks oder Sportriegel. Trinken Sie Wasser, um nicht zu dehydrieren.
- Sinkt der Blutzuckerspiegel noch Stunden nach dem Sport, müssen Sie etwas essen.
- Notieren Sie sich im Anschluss Aktivität, Intensität, Nahrungsaufnahme und Blutzuckerwert, um für das nächste Mal die optimale Strategie zu erarbeiten.

Blutzucker-Management

Wenn Ihr Blutzuckerspiegel erhöht ist und nach dem Sport nicht sinkt oder sogar weiter steigt, war Ihre Insulindosis wahrscheinlich zu gering. In diesem Fall sollten Sie das Vorgehen mit Ihrem Arzt besprechen.

Menschen mit Diabetes Typ 1 sollten, wenn ihr Blutzuckerspiegel über 15 mmol/l bzw. 270 mg/dl liegt, mit dem Sport abwarten, bis der Wert gesunken ist. Bei einem so hohen Blutzuckerspiegel ist der Insulinspiegel im Blut vermutlich zu gering und es könnten bei der alternativen Energiegewinnung Ketone anfallen. Dann besteht die Gefahr einer Ketoazidose (s. S. 71). In diesem Fall spritzen Sie Ihr Insulin und warten ab, bis seine Wirkung eingesetzt hat.

RICHTIG ESSEN VOR DEM SPORT

Je nach Höhe des Blutzuckerspiegels kann es nötig sein, vor dem Sport etwas zu essen oder auch zu warten, bis der Wert gesunken ist. Die folgenden Beispiele basieren auf Intensität und Dauer verschiedener Aktivitäten sowie dem Blutzuckerspiegel vor dem Sport. Eine individuelle Beratung durch den Arzt ist unbedingt zu empfehlen.

ART UND DAUER DES SPORTS	BLUTZUCKER VOR DEM SPORT	30 MINUTEN VOR DEM SPORT ESSEN (BEISPIELE)
LEICHT: Unter 30 Minuten Gehen oder Radfahren	< 5 mmol/l (90 mg/dl)	Individuell entscheiden
	> 5 mmol/l (90 mg/dl)	Individuell entscheiden
MÄSSIG: 1 Stunde Golf, ruhiges Radfahren, Tennis oder Schwimmen	< 5 mmol/l (90 mg/dl)	1 Scheibe Brot plus 1 Stück Obst (z. B. 1 Apfel)
	5–9 mmol/l (90–160 mg/dl)	1 Scheibe Brot plus 1 Stück Obst (z. B. 1 Apfel)
	9–15 mmol/l (160–270 mg/dl)	Nichts
	> 15 mmol/l (270 mg/dl)	Kein Sport, bis der Blutzuckerspiegel gesunken ist. Gefahr von Ketonen bei Diabetes Typ 1.
INTENSIV: 2 Stunden Fußball oder Tennis, schnelles Radfahren oder Schwimmen	< 5 mmol/l (90 mg/dl)	2 Scheiben Brot plus 1 Stück Obst (z. B. 1 Apfel)
	5–9 mmol/l (90–160 mg/dl)	1 Scheibe Brot plus 1 Stück Obst (z. B. 1 Apfel)
	9–15 mmol/l (160–270 mg/dl)	Individuell entscheiden
	> 15 mmol/l (270 mg/dl)	Kein Sport, bis der Blutzuckerspiegel gesunken ist. Gefahr von Ketonen bei Diabetes Typ 1.

Lange Trainingseinheiten

Wenn Sie Insulin oder insulinstimulierende Medikamente verwenden und länger als 2 Stunden Sport treiben, müssen Sie den Blutzuckerspiegel noch genauer beobachten, und zwar noch 24 Stunden nach dem Sport. So lange kann es dauern, bis die Glykogenspeicher in den Muskeln aufgefüllt sind und der Blutzuckerspiegel wieder seinen üblichen Pegel erreicht hat. In dieser Zeit sind regelmäßige Messungen wichtig. Eventuell müssen Sie auch Maßnahmen ergreifen, um einer Unterzuckerung vorzubeugen.

Wenn Sie gezielt Muskelmasse aufbauen wollen oder für einen Wettkampf trainieren, muss der Trainingsplan genau auf Ihre gesundheitlichen Bedürfnisse zugeschnitten sein. Menschen mit Diabetes, die engagiert Ausdauersport betreiben möchten, sollten sich von ihrem Arzt beraten lassen.

Liegt der BZ über 15 mmol/l bzw. 270 mg/dl, treiben Sie erst Sport, wenn er gesunken ist.

GUT ZU FUSS

Bei vielen Sportarten werden die Füße stark beansprucht. Gerade bei Diabetes ist es wichtig, bequeme, gut sitzende Schuhe zu tragen, die nicht scheuern und auf die Anforderungen der gewählten Sportart abgestimmt sind. Achten Sie vor und nach dem Sport genau auf Blasen und andere Verletzungen (s. S. 122–123). Neue Blasen oder Hautverletzungen sollten sofort sorgfältig behandelt werden. Sie müssen auf Aktivitäten, die weitere Schäden verursachen könnten, bis zum vollständigen Abheilen der Hautverletzungen verzichten.

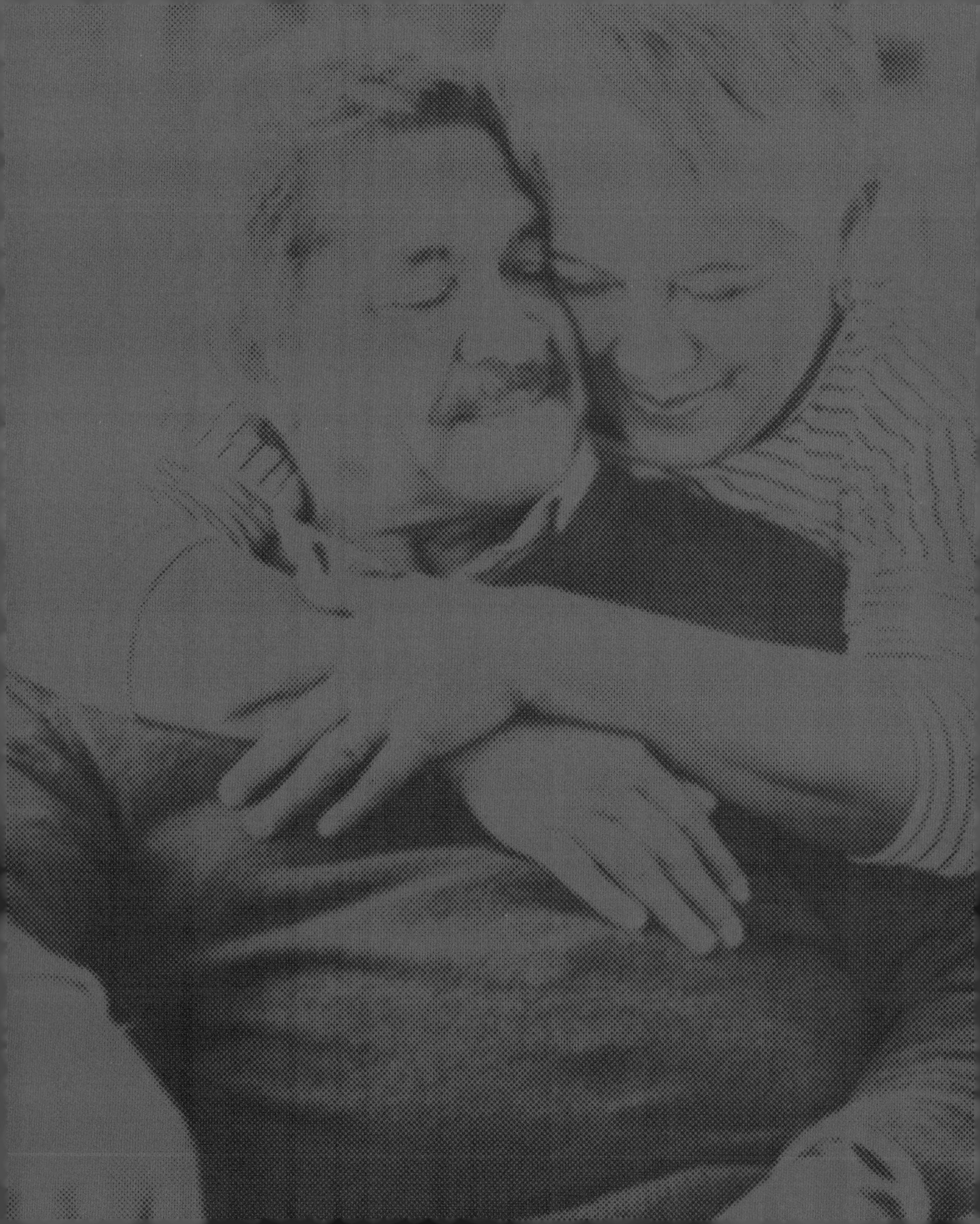

Mit Diabetes leben

Umgang mit Gefühlen

Eine Diabetes-Erkrankung betrifft nicht nur den Körper, sondern auch die Psyche. Ebenso wichtig wie die medizinische Behandlung ist es, sich seiner Gefühle bewusst zu werden, mit ihnen umgehen zu lernen und sich notfalls Unterstützung zu holen.

Die emotionale Komponente

Die Erstdiagnose »Diabetes« kann Erschrecken, Überraschung, Wut oder Angst auslösen, und sogar Erleichterung, dass nun die Ursache der Beschwerden gefunden ist. Jeder Mensch reagiert anders, aber eine emotionale Reaktion ist in jedem Fall normal.

Wenn man die Diagnose verkraftet und sich mit dem Krankheits-Management etwas vertrauter gemacht hat, verändern sich die Gefühle meistens. Es ist wichtig, auch die emotionale Seite mit dem Arzt zu besprechen, um im Umgang mit der Krankheit mehr Sicherheit zu gewinnen. Außerdem können Emotionen sich direkt auf das körperliche Befinden auswirken. Bei Stress, Aufregung und nervöser Anspannung werden die Hormone Adrenalin und Cortisol ausgeschüttet, die den Blutzuckerspiegel beeinflussen. Es gehört zum Krankheits-Management, auch diese Effekte zu erkennen und mit ihnen umzugehen. Darum ist es nötig, sie bei regelmäßigen Arztterminen zur Sprache zu bringen.

Auf sein Inneres hören

Ein erster Schritt im Umgang mit Gefühlen ist, sie zu erkennen und festzustellen, ob sie das Krankheits-Management beeinflussen. Man kann sich unterschiedlich damit auseinandersetzen, etwa im Gespräch mit Familie oder Freunden oder auch durch Aufschreiben.

Wenn Sie sich klarmachen, dass negative Gefühle gegenüber der Krankheit völlig verständlich sind, brauchen Sie sich für diese Empfindungen nicht mehr zu schämen oder sich als Versager zu fühlen. Durch bewusstes Wahrnehmen Ihrer inneren Stimme merken Sie auch, wenn Sie das Interesse an der konsequenten Therapie verlieren. In diesem Fall sollten Sie unbedingt das Gespräch mit Ihrem Arzt suchen.

Unterstützung finden

Der Umgang mit den Emotionen kann einfacher sein, wenn Sie sich mit Ihrem Diabetes nicht allein fühlen. Darum kann die Unterstützung anderer Betroffener sehr hilfreich sein. Sie können mit einzelnen Personen Kontakt aufnehmen, sich

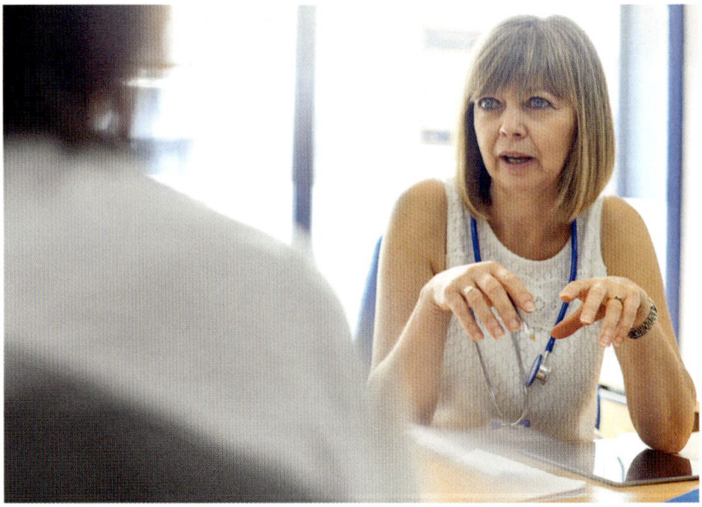

▽ **Professionelle Hilfe**
Ihr Arzt ist nicht nur für die medizinische Behandlung zuständig, sondern kann Sie auch bei psychischen oder emotionalen Problemen beraten.

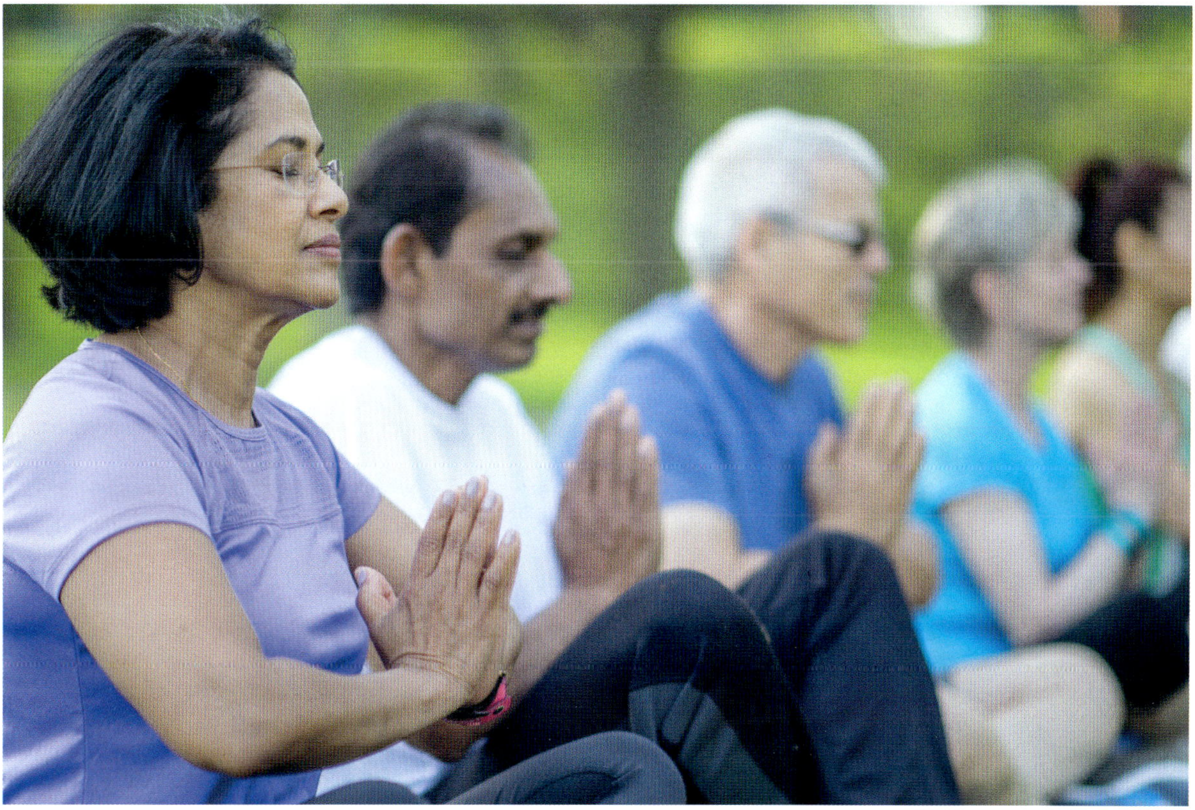

einer örtlichen Gruppe oder einem überregionalen Verband anschließen, das Internet oder die sozialen Medien nutzen. Ärzte und Ernährungstherapeuten können Anlaufstellen nennen und Ihnen bei schwerwiegenden psychischen Problemen helfen, professionelle Hilfe zu finden (s. S. 176–179).

Stressbelastung und Burn-out

Manchmal empfindet man die Notwendigkeit des alltäglichen Diabetes-Managements als belastend und fühlt sich von den Anforderungen des Lebens mit der chronischen Erkrankung überrollt. Manche Menschen achten dann plötzlich weniger auf sich und vernachlässigen die Therapie. Dieses Phänomen wird auch als Diabetes-Burn-out bezeichnet. Es gibt aber durchaus Wege, mit ihm umzugehen:

- Versuchen Sie, Ihre spezifischen Sorgen und Ängste zu erkennen, und finden Sie heraus, ob sie gerechtfertigt sind, beispielsweise indem Sie Ihr persönliches Risiko für lebenslange Komplikationen abchecken.
- Versuchen Sie, die körperlichen Belastungen des Diabetes-Managements zu verringern. Wenn Sie beispielsweise Ihre Blutzuckermessungen mit dem Hand-Messgerät durchführen, könnten Sie auf eine kontinuierliche Glukosemessung umsteigen (s. S. 35 und 37).
- Regelmäßige Entspannungs-, Atem- oder Achtsamkeitsübungen können helfen, Stress abzubauen und sich dem Alltag wieder gewachsen zu fühlen.

△ **Stressabbau**
Regelmäßige Entspannungsübungen helfen, Stress abzubauen. Dadurch fühlt man sich dem Leben wieder besser gewachsen. Außerdem werden weniger Stresshormone wie Adrenalin und Cortisol ausgeschüttet, die sich auf den Blutzuckerspiegel auswirken können.

Beruf

Ob Ministerpräsident oder Leistungssportler: Menschen mit Diabetes können fast jeden Beruf ausüben. Es gibt nahezu keine Gründe, warum die Krankheit Sie hindern sollte, eine Stelle anzutreten oder zu behalten, zumal sich die Therapie gut an die beruflichen Anforderungen anpassen lässt. Und wenn doch einmal Probleme auftreten, stehen viele Informations- und Unterstützungsangebote zur Verfügung.

Bewegung

Es besteht keine Pflicht, einen potenziellen Arbeitgeber über den Diabetes zu informieren, und er darf auch keine Fragen zu Ihrer Gesundheit stellen. Es ist Ihre Entscheidung, offen über die Krankheit und ihre Behandlung zu sprechen und so zu demonstrieren, dass Sie sich um Ihre Gesundheit kümmern. Nur bei der Bewerbung für Tätigkeiten mit besonderen Sicherheitsbestimmungen, etwa im Rettungsdienst oder als Lastwagenfahrer für Gefahrguttransporte, kann es notwendig sein, Auskunft über die Erkrankung zu geben.

Diabetes-Management am Arbeitsplatz

Ob Sie Ihren Arbeitgeber über Ihren Diabetes informieren, kann auch davon abhängen, von welchem Erkrankungs-Typ Sie betroffen sind und wie die Krankheit sich auf Ihre Tätigkeit auswirkt. Wenn Sie beispielsweise Insulin oder insulinstimulierende Medikamente benötigen, im Schichtdienst arbeiten, Fahrzeuge führen oder Maschinen bedienen, wirkt sich dies eventuell auf die Zeitplanung aus, und eine Unterzuckerung (s. S. 62–67) kann ein Sicherheitsrisiko darstellen. Normalerweise geht aus dem Arbeitsvertrag sowie den Gesundheits- und Sicherheitsvorschriften des Arbeitgebers hervor, wem welche Informationen gegeben werden müssen. Wer zu Unterzuckerung neigt, ist gut beraten, den Vorgesetzten oder einen Betriebssanitäter über den Diabetes zu informieren, damit im Akutfall für kompetente Hilfe gesorgt wird.

In Deutschland können Menschen mit Diabetes unter bestimmten Voraussetzungen einen Schwerbehindertenausweis beantragen. Damit geht ein verbesserter Kündigungsschutz, Zusatzurlaub und ein Steuerfreibetrag einher. Den Unternehmen hilft es, ihre Behindertenquote zu erfüllen. Dennoch sollte ein Bewerber gut abwägen, ob er einen Schwerbehindertenstatus vorweisen möchte.

Grundsätzlich dient das Diabetes-Management der Gesundheit und damit auch der Leistungsfähigkeit im Beruf. Ob Sie damit offen oder diskret umgehen, entscheiden Sie selbst. Die Integration von Blutzuckermessungen, Spritzen und Mahlzeiten in den Arbeitsalltag erfordert etwas Planung. Manchmal muss auch die Behandlung an den Arbeitsalltag

Auch im hektischen Berufsalltag ist gutes Diabetes-Management wichtig, um sich gut zu fühlen.

angepasst werden. Lassen Sie sich dazu von Ihrem Arzt beraten. Denkbar wäre beispielsweise, einen Flash-Monitor (s. S. 35 und 37) zu verwenden, um die Blutzuckermessungen zu vereinfachen. Manchmal ist es möglich, Medikamente so zu wählen, dass dies gut mit dem Arbeitsalltag zusammenpasst. Überlegen Sie, wie Sie Unterzuckerung vermeiden können und welche Utensilien Sie am Arbeitsplatz parat haben müssen.

Berufliche Probleme

Wenn durch den Diabetes berufliche Probleme entstehen, weil beispielsweise eine Komplikation auftritt, die Sie einschränkt, sollten Sie Ihren Arbeitgeber informieren und über Möglichkeiten für die Zukunft sprechen. Lassen Sie sich hinsichtlich der Komplikation auch von Ihrem Arzt beraten.

Die meisten Arbeitgeber sind verständnisvoll und an einvernehmlichen Lösungen interessiert. Wenn Sie aber das Gefühl haben, wegen Ihrer Krankheit diskriminiert zu werden, sollten Sie handeln.

- Bitten Sie um eine schriftliche Stellungnahme des Arbeitgebers.
- Wenden Sie sich an den Betriebsrat.
- Bitten Sie Ihren Arzt um Unterstützung.
- Wenden Sie sich an eine nationale Diabetes-Organisation.
- Falls nötig, lassen Sie sich von einem Anwalt für Arbeitsrecht beraten.

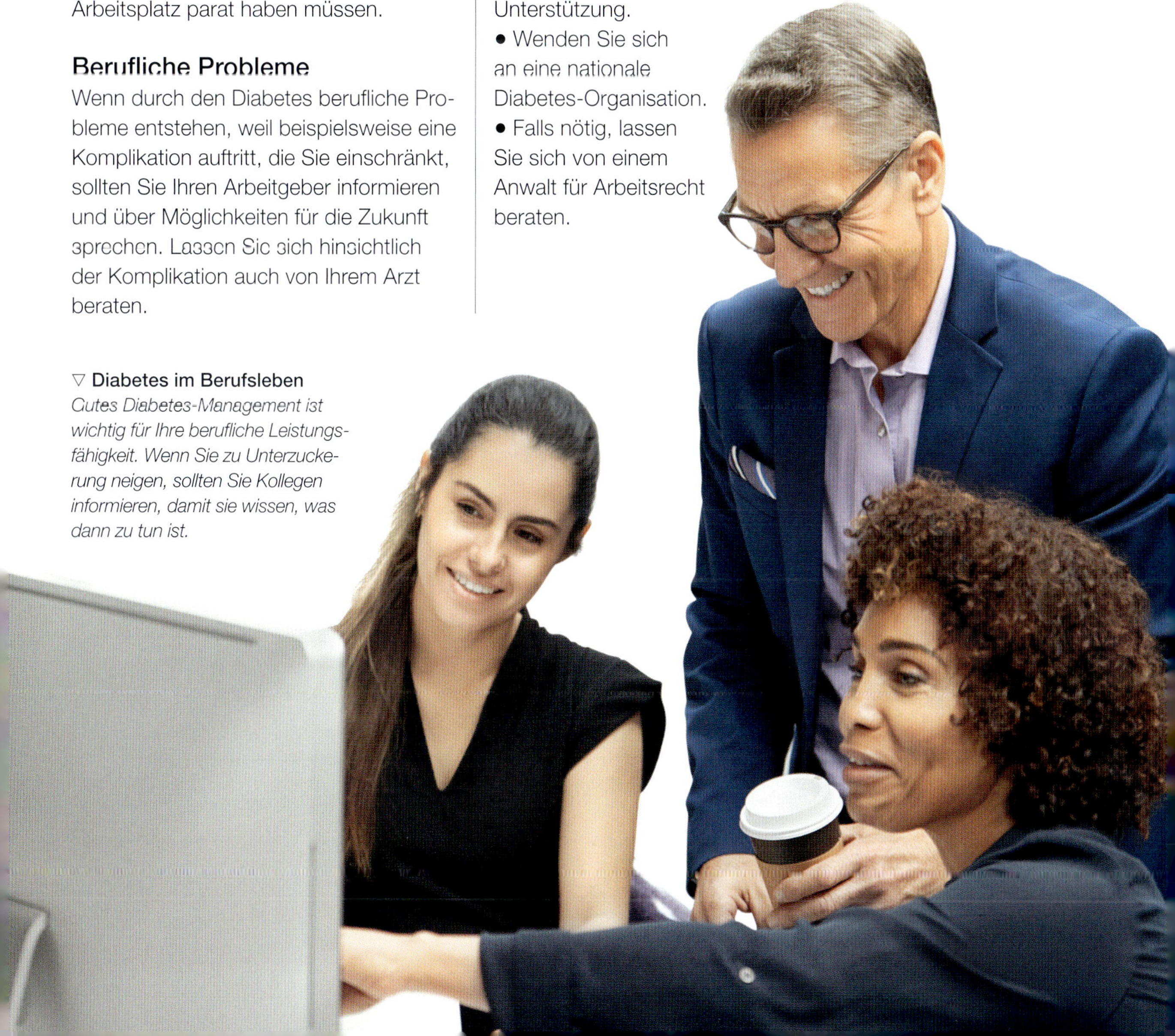

▽ **Diabetes im Berufsleben**
Gutes Diabetes-Management ist wichtig für Ihre berufliche Leistungsfähigkeit. Wenn Sie zu Unterzuckerung neigen, sollten Sie Kollegen informieren, damit sie wissen, was dann zu tun ist.

Straßenverkehr

Grundsätzlich können Menschen mit Diabetes den Führerschein für zahlreiche Fahrzeugtypen erwerben und Kraftfahrzeuge führen. Einige Vorsichtsmaßnahmen sind im Straßenverkehr aber zu berücksichtigen. Außerdem gibt es gewisse Einschränkungen, die jeder kennen sollte, der mit dieser Erkrankung lebt.

Fahrtüchtigkeit

Eine Unterzuckerung (s. S. 62–67) kann die Fahrtüchtigkeit stark einschränken und muss unbedingt vermieden werden. Lassen Sie regelmäßig prüfen, ob Ihre Sehkraft zum sicheren Fahren ausreicht (s. S. 182–183). Wenn Sie an einer Nervenschädigung leiden (Neuropathie, s. S. 188–189), darf diese kein Sicherheitsrisiko darstellen.

Bestimmungen

Wer bereits einen Führerschein besitzt und später an Diabetes erkrankt, muss die zuständige Behörde nicht informieren. Es liegt in der Verantwortung des Betroffenen, ob und wann er fahren möchte. Wer einen Führerschein neu beantragt, muss die Frage nach gesundheitlichen Beeinträchtigungen beantworten. Je nach Diabetestyp wird die Fahrerlaubnis

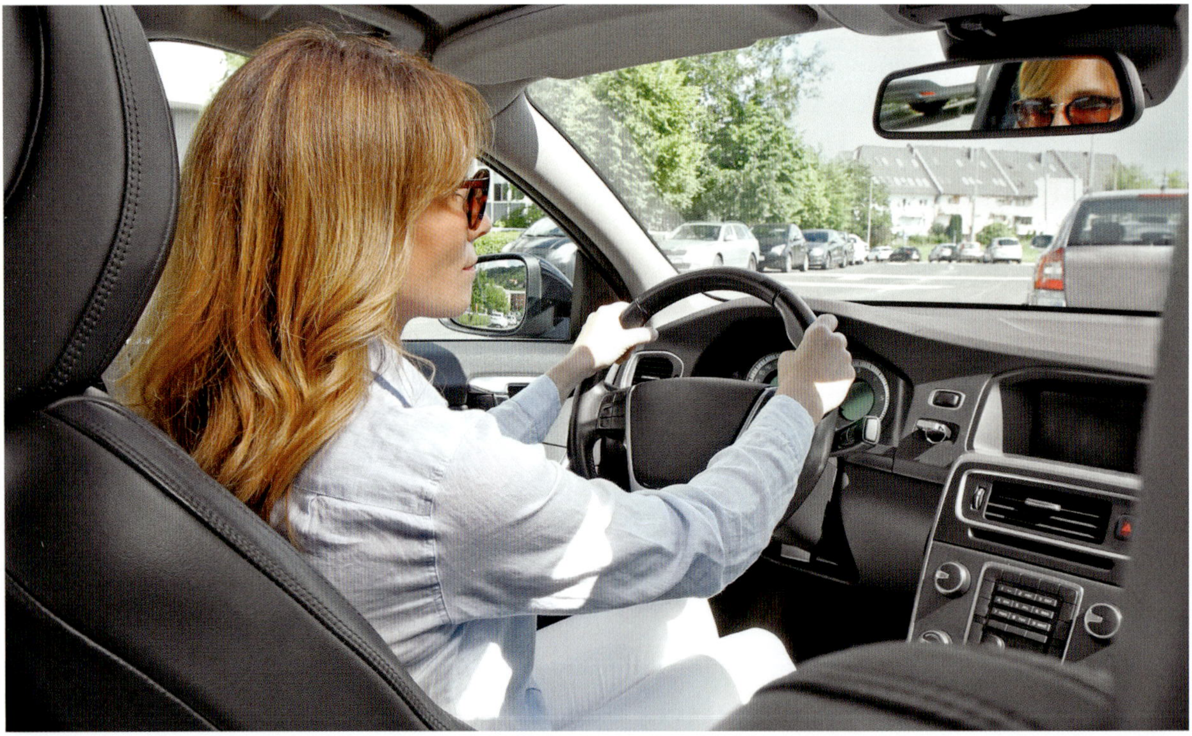

▽ **Mit Diabetes am Steuer**
Um sicher zu fahren, ist es wichtig, sich Zeit für Überwachung und Regulierung des Blutzuckers zu nehmen und gewissenhaft vorzugehen.

dann nur nach Vorlage eines ärztlichen Gutachtens erteilt. Wird der Diabetes mit Insulin behandelt, ist wegen der Gefahr der Unterzuckerung ein Gutachten nötig. Jeder Diabetiker sollte eine Unterzuckerung zuverlässig erkennen und beheben können. Darüber hinaus sollten Menschen mit Diabetes ein Blutzucker-Tagebuch führen und dieses immer bei sich haben. Sind diese Bedingungen erfüllt, wird die Fahrerlaubnis für Pkw meist erteilt.

Strengere Bestimmungen gelten für Lkw-Führerscheine sowie für die Erlaubnis zur Personenbeförderung. Aber auch sie können Menschen mit Diabetes nach Vorlage eines ärztlichen Gutachtens und Einzelfallprüfung erteilt werden. Auskunft dazu erteilt die zuständige Straßenverkehrsbehörde.

Sicher fahren

Das größte Sicherheitsrisiko im Straßenverkehr ist die Unterzuckerung, weil sie zu Verkehrsunfällen führen kann.

Hypoglykämiegefahr besteht aber nur bei Menschen, die mit Insulin oder insulinstimulierenden Medikamenten behandelt werden. Sie sollten Fahrten nur antreten, wenn sie sich fit fühlen. Wichtig ist, vor Fahrtantritt den Blutzucker zu messen bzw. bei längeren Fahrten auch zwischendurch in regelmäßigen Abständen (siehe Tabelle unten).

Wer Warnsignale für Unterzuckerung nicht wahrnimmt oder während der letzten zwölf Monate eine starke Unterzuckerung erlitten hat, sollte nicht fahren. Wenden Sie sich in diesem Fall an Ihren Arzt, um Ihre grundsätzliche Fahrtüchtigkeit prüfen zu lassen.

CHECKLISTE: SICHER FAHREN

- Vor Fahrtantritt (auch bei kurzen Fahrten) den Blutzucker messen. Nur fahren, wenn der Wert im Zielbereich und über 5 mmol/l (90 mg/dl) liegt.
- Essens- und Medikamentenzeiten nicht verschieben. Falls nötig, eine Pause machen, um zu essen und zu spritzen oder Tabletten einzunehmen.
- Bei einem Wert unter 5 mmol/l (90 mg/dl) nicht fahren! Bei 4–5 mmol/l (70–90 mg/dl) etwas essen. Bei unter 4 mmol/l (70 mg/dl) Unterzucker behandeln und 45 Minuten warten.
- Snacks und Getränke zur Behandlung von Unterzuckerung griffbereit im Auto mitnehmen (nicht im Kofferraum).
- Auf langen Fahrten alle 2 Stunden eine Pause einlegen und den Blutzucker messen.
- Utensilien zur Blutzuckermessung (Messgerät, Lanzetten und Teststreifen) mitnehmen, auch wenn Sie ein CGM oder FGM tragen.
- Bei Unterzuckerung während der Fahrt anhalten, Zündung ausschalten, auf den Beifahrersitz umsteigen und die Unterzuckerung behandeln. 45 Minuten warten, bis der Blutzucker über 4 mmol/l (70 mg/dl) liegt und Sie sich gut fühlen.
- Neben Führerschein und Fahrzeugschein sollten Sie Handy, Diabetikerpass, Rufnummer der Kfz-Versicherung und eventuell Ihr Blutzuckertagebuch bei sich haben.

Auf Reisen

Im Urlaub erfordert das Blutzucker-Management besondere Sorgfalt. Lange Anreise, Temperaturunterschiede, anderes Essen und ungewohnte Betätigungen können sich auf den Blutzucker auswirken. Gute Vorbereitung ist wichtig, um möglichen Problemen vorzubeugen.

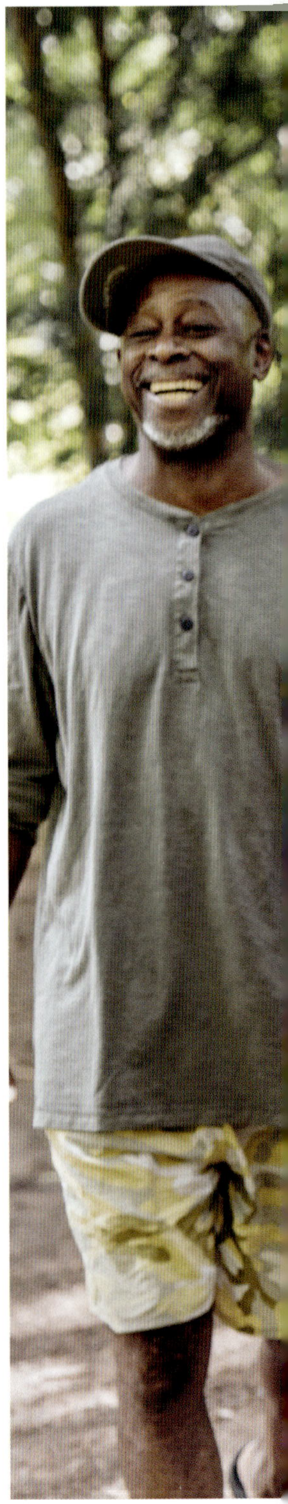

Vor dem Urlaub

Vergewissern Sie sich, dass Ihre Reisekrankenversicherung auch Diabetes und damit zusammenhängende Probleme abdeckt, einschließlich eines Krankenhausaufenthalts im Ausland und eines Rücktransports. Nehmen Sie mehr Medikamente und sonstiges Zubehör mit, als Sie brauchen, weil es selbst im eigenen Land schwierig sein kann, kurzfristig Nachschub zu erhalten.

Auf Flugreisen ist es sinnvoll, ein Schreiben des Arztes bei sich zu haben, aus dem hervorgeht, welche Medikamente und Geräte Sie im Handgepäck mitführen müssen. Verteilen Sie beim Packen das Diabetiker-Zubehör auf verschiedene Koffer, falls einer verloren geht oder verspätet ankommt. Wenn Sie eine Insulinpumpe, ein CGM oder FGM tragen, sind die aktuellen Sicherheitsscanner kein Problem.

DAS GEHÖRT INS GEPÄCK

- Blutzuckermessgerät, Lanzetten und Teststreifen
- Insulin oder Tabletten – mindestens doppelt so viel wie voraussichtlich benötigt
- Kühltasche oder Thermosflasche für Insulin
- Insulinpens – auch für den Notfall, wenn Sie eine Insulinpumpe tragen
- Snacks gegen Unterzuckerung, falls nötig
- Ausweispapiere, Diabetikerpass, Tagebuch
- Glukagon-Nasenspray, Ketonteststreifen bei Typ 1
- Krankenversicherungskarte, Kontaktdaten des behandelnden Arztes

Medikamente und Zubehör

Medikamente und Zubehör müssen auch im Urlaub kühl und trocken gelagert werden. Ungeöffnete Insulinflaschen, Patronen oder Einwegpens bewahren Sie im Kühlschrank bei 2–8 °C auf. Wenn die Reise sehr lange dauert oder kein Kühlschrank zur Verfügung steht, können Sie eine Kühltasche oder Thermosflasche verwenden. Auf Flugreisen gehört das Insulin ins Handgepäck, denn im Frachtraum der Maschine könnte es gefrieren. Angebrochenes Insulin kann bei einer Temperatur von maximal 25 °C bis zu einem Monat gelagert werden, sofern es keinem direkten Sonnenlicht ausgesetzt ist. Ist das Wetter heißer, muss es gekühlt werden. In kalten Ländern muss das Insulin über 2 °C gelagert werden.

Andere Zeitzonen

Die Zeitverschiebung bei Fernreisen kann sich auf den Blutzucker, den Essrhythmus und die Medikationszeiten auswirken. Messen Sie Ihren Blutzucker alle paar Stunden, um herauszufin-

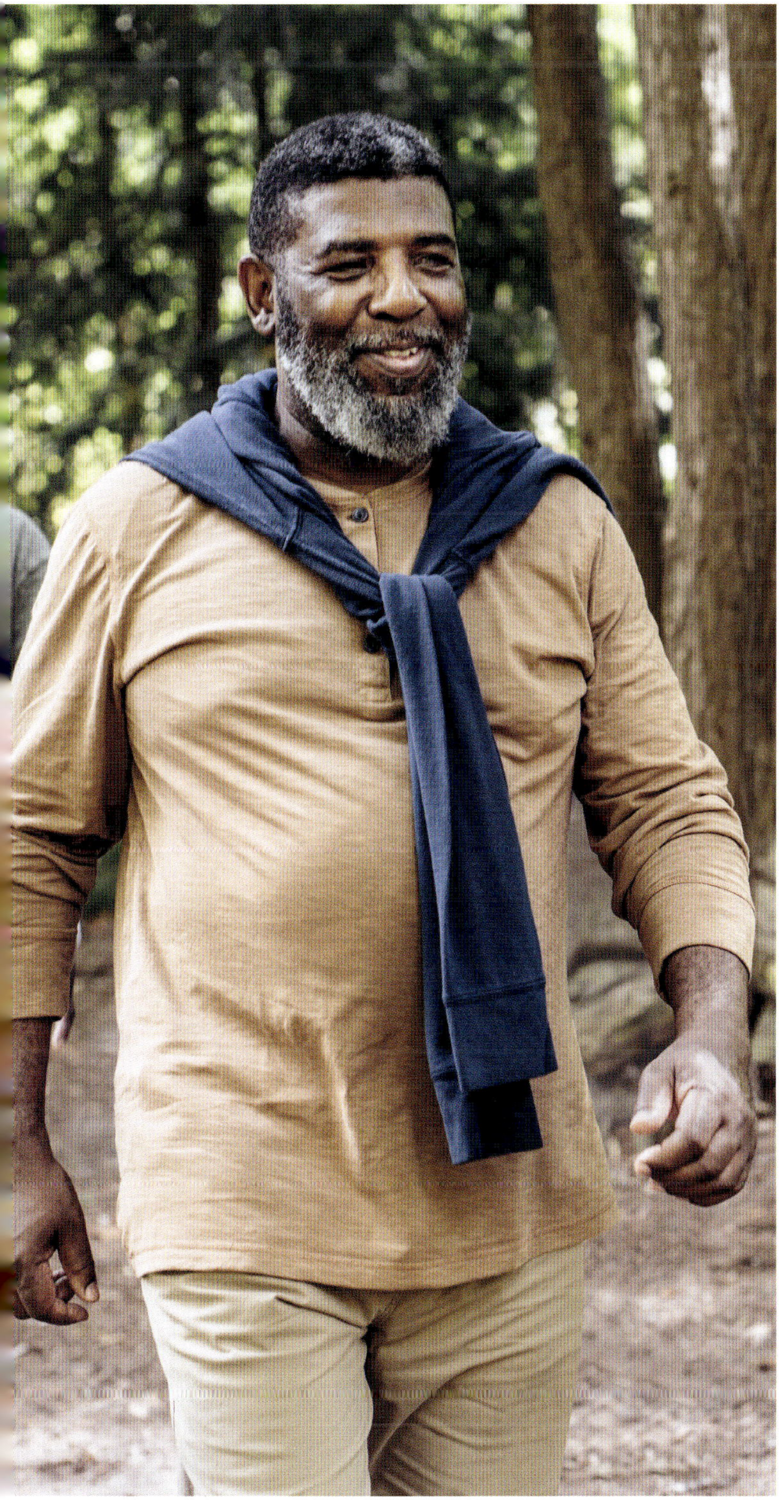

den, ob Sie etwas essen müssen oder zusätzliche Medikamente brauchen. Die Messungen sind auch wichtig, um Unterzuckerung (s. S. 62–67) oder Überzuckerung (s. S. 68–71) rechtzeitig zu erkennen. Lassen Sie sich über den Umgang mit der Zeitverschiebung im Zweifelsfall von Ihrem Arzt beraten.

Am Reiseziel

Bei Hitze kann injiziertes Insulin schneller wirken als gewohnt. Dadurch kann die Gefahr der Unterzuckerung steigen, sodass Sie eventuell die Insulindosierung verringern oder zusätzliche Kohlenhydrate zu sich nehmen müssen. Bei Kälte wirkt das Insulin langsamer, und es kann zu einer Überzuckerung kommen. Dem lässt sich mit warmer Kleidung vorbeugen. Auch fremde Speisen und Getränke oder ungewohnte Aktivitäten können sich auf den Blutzuckerspiegel auswirken. Regelmäßige Messungen geben Aufschluss darüber, ob Sie die Dosierung anpassen müssen, um den Blutzuckerwert im Zielbereich zu halten. Da Magenverstimmungen den Blutzucker ansteigen lassen können, sollten Sie es mit der persönlichen Hygiene und der Lebensmittelhygiene sehr genau nehmen. Achten Sie außerdem gut auf Ihre Füße. Tragen Sie bequeme Schuhe und gehen Sie auch am Strand nie barfuß.

◁ **Neues ausprobieren**
Auch Menschen mit Diabetes können im Urlaub (oder zu jeder anderen Zeit) gern neue Aktivitäten ausprobieren, beispielsweise Wandern. Wichtig ist, alle notwendigen Utensilien zur Behandlung stets bei sich zu haben.

Sex und Beziehung

Diabetes geht an einer Partnerschaft nicht immer spurlos vorbei. Starke Gefühle wie Liebe, Angst, Sorge und Stress können miteinander in Konflikt geraten. Verhütung und Schwangerschaft sowie die Sexualfunktion können praktische Fragen aufwerfen.

Offene Gespräche

Gerade nach der Erstdiagnose oder in einer neuen Partnerschaft ist es nicht einfach, über Diabetes zu sprechen. Andererseits dient es dem gegenseitigen Verständnis, wenn man in einem ruhigen Moment ehrlich miteinander redet, auch über die Gefühle im Zusammenhang mit der Krankheit. Es kann auch hilfreich sein, den Partner konkret einzubeziehen, wenn er es möchte. Wenn er an den regelmäßigen Routineuntersuchungen teilnehmen darf, versteht er die Krankheit und ihre Behandlung oft besser.

Sex und Blutzucker

Sex kann viel Energie verbrauchen und sollte darum wie jede andere Art der körperlichen Aktivität betrachtet werden (s. S. 104–107). Wird der Diabetes mit Insulin oder insulinstimulierenden Medikamenten behandelt, kann Sex eine Unterzuckerung nach sich ziehen. Messen Sie also möglichst den Blutzucker vor dem intimen Zusammensein und einige Stunden danach, um einzuschätzen, ob Sie Maßnahmen zur Blutzuckerregulierung ergreifen müssen. Vielleicht ist es notwendig, vorher die Insulindosis zu reduzieren oder etwas zu essen, damit der Blutzucker im Zielbereich bleibt.

Denken Sie daran, dass sich die Auswirkungen auch noch mehrere Stunden nach körperlicher Anstrengung bemerkbar machen können. Halten Sie zuckerhaltige Snacks oder Getränke bereit, um dann schnell gegenzusteuern. Falls die Unterzuckerung so stark ist, dass Sie selbst nicht handeln können, muss Ihr Partner Ihnen möglicherweise Glukagon verabreichen (s. S. 66–67).

Sexualfunktion

Störungen der Sexualfunktion können körperliche oder psychische Ursachen haben. Bei Männern kann eine Erektionsstörung (s. S. 201) als Folgeerkrankung von Diabetes auftreten. Bei Frauen mit Diabetes kommt Scheidentrockenheit relativ häufig vor, andere empfinden den Sex als schmerzhaft, erleben keinen Orgasmus oder verlieren das Interesse am Sex. Ihr Arzt kann über Therapiemöglichkeiten informieren.

VERHÜTUNG UND SCHWANGERSCHAFT

Zur Verhütung stehen verschiedene Methoden zur Verfügung – beispielsweise Kondome und andere »Barrieren«, hormonelle Methoden wie die Pille, mechanische Verfahren wie das Intrauterinpessar (»Spirale«) sowie natürliche Arten wie die Ermittlung der weniger fruchtbaren Tage im Zyklus. Welche im Einzelfall am geeignetsten ist, klären Sie am besten in einem Gespräch mit Ihrem Arzt

Eine Frau mit Diabetes sollte ihre Schwangerschaft (s. S. 132–135) gut planen, um das Blutzucker-Management rechtzeitig darauf einzustellen.

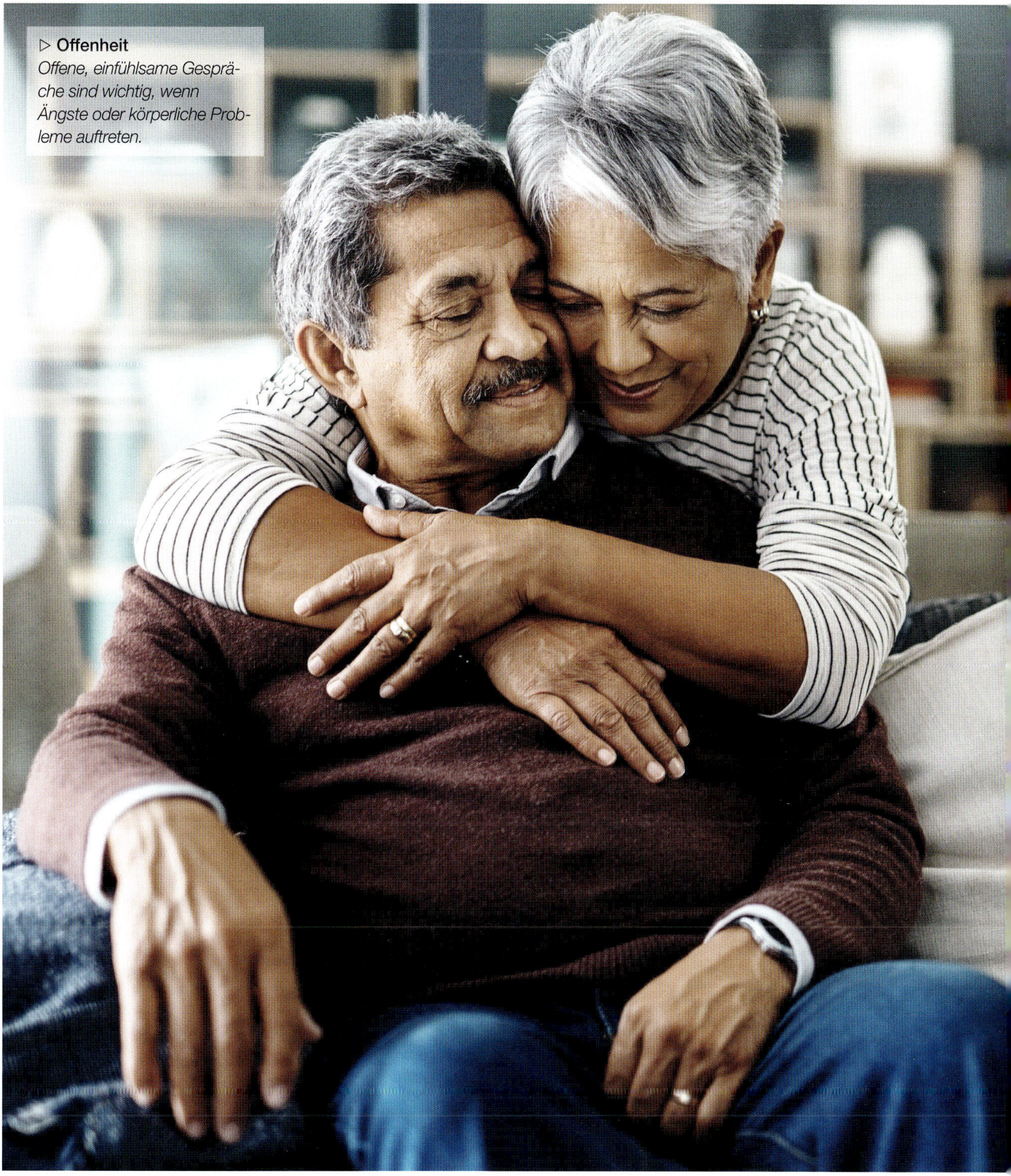

▷ **Offenheit**
Offene, einfühlsame Gespräche sind wichtig, wenn Ängste oder körperliche Probleme auftreten.

Gesundheitsvorsorge

Bei Arztbesuchen dreht sich für Menschen mit Diabetes meist alles um diese Erkrankung. Trotzdem ist es wichtig, auch andere Aspekte der Gesundheit im Blick zu behalten. Dazu gehören Check-ups, Vorsorgeuntersuchungen beim Zahnarzt und Augenarzt und regelmäßige Impfungen, aber auch allgemeine Fitness und guter Schlaf.

Vorsorgeuntersuchungen

Je nach Alter werden verschiedene Krebsvorsorgeuntersuchungen empfohlen, um beispielsweise Brust-, Darm- oder Prostatakrebs früh zu erkennen. Die Teilnahme ist selbstverständlich auch für Erwachsene mit Diabetes empfehlenswert. Bei Kindern mit Diabetes werden dieselben Vorsorgeuntersuchungen vorgenommen wie bei allen anderen.

Augen und Zähne

Menschen mit Diabetes sind besonders anfällig für Netzhauterkrankungen (s. S. 180), was jährliche Untersuchungen notwendig macht. Empfehlenswert sind auch alle üblichen Augenuntersuchungen, um beispielsweise ein Glaukom rechtzeitig zu erkennen oder bei Weit- oder Kurzsichtigkeit eine Brille oder Kontaktlinsen zu verordnen.

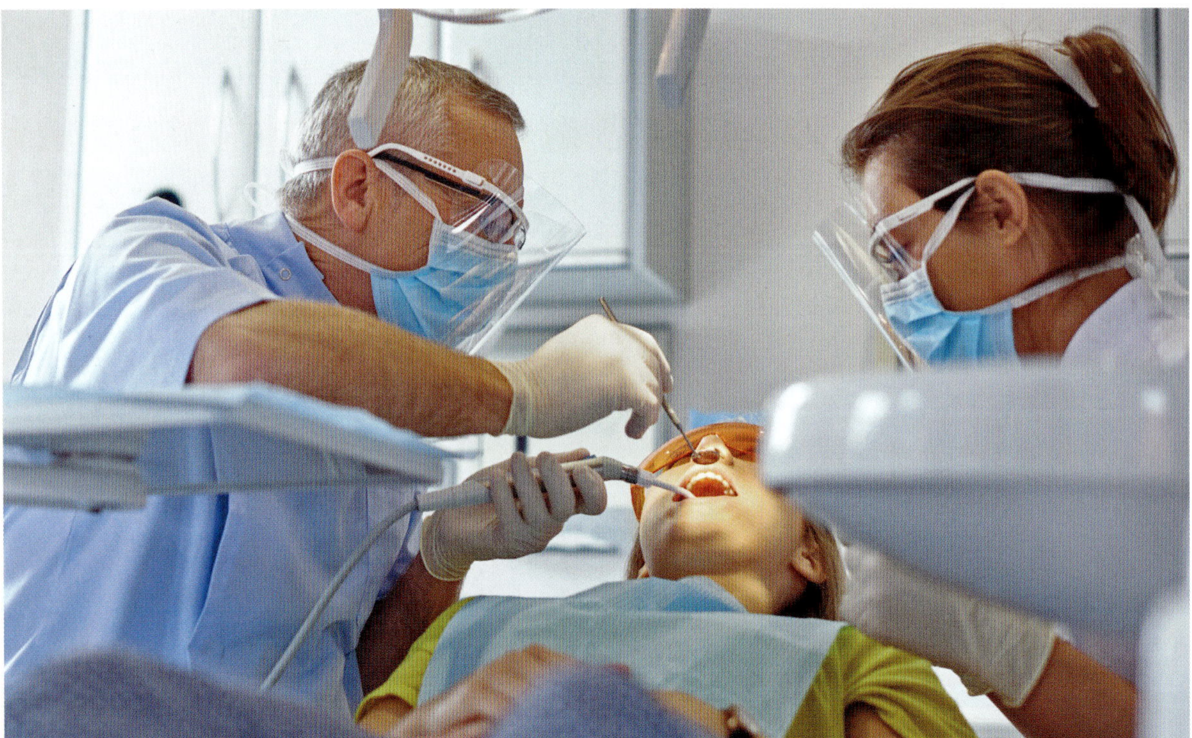

▽ **Zahnarzt**
Regelmäßige Vorsorgeuntersuchungen beim Zahnarzt sind wichtig, um Probleme zu erkennen, bevor sie ernst werden und sich möglicherweise auf die Behandlung des Diabetes auswirken.

▷ **Impfstoffe**
Impfstoffe werden aus abgeschwächten Viren oder Teilen von Viren hergestellt. Sie prägen das Immunsystem so, dass es später auch das echte (nicht abgeschwächte) Virus erfolgreich bekämpfen kann.

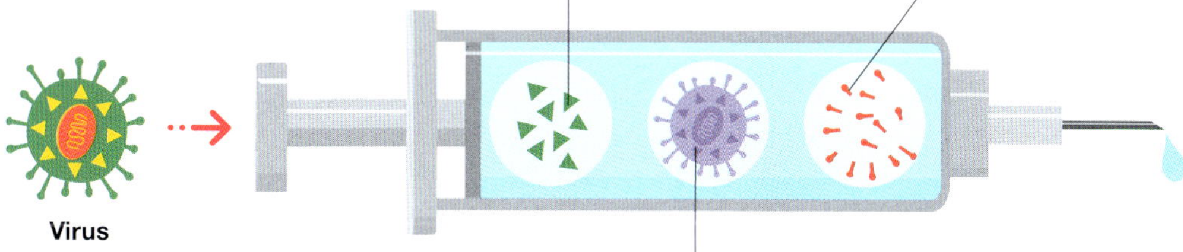

Besonders wichtig sind regelmäßige Vorsorgeuntersuchungen beim Zahnarzt, weil sich durch Diabetes das Risiko für Zahnfleischerkrankungen erhöhen kann. Werden solche Probleme früh erkannt und behandelt, kann schwereren Infektionen oder sogar dem Verlust von Zähnen vorgebeugt werden. Hinzu kommt, dass gravierende Zahnprobleme die Diabetesbehandlung erschweren können. Selbstverständlich sollten Sie auch die tägliche Zahnpflege ernst nehmen und die zahnärztlichen Empfehlungen zur Mundhygiene beherzigen.

Impfungen

Impfungen gegen verschiedene Krankheiten werden im Rahmen der allgemeinen Gesundheitsvorsorge allen Bürgern angeboten. Aber besonders wichtig sind sie für Menschen mit Diabetes, denn es kann dessen Therapie erschweren, wenn sie ernsthaft krank werden.

Die meisten Impfungen werden in der Kindheit und Jugend durchgeführt, einige richten sich gezielt an ältere Menschen (z. B. Gürtelrose) oder Schwangere. Während die Impfung gegen Grippe und Pneumokokken vorwiegend Menschen ab dem mittleren Erwachsenenalter empfohlen wird, steht sie bei Diabetes für Kinder, Jugendliche und Erwachsene in jedem Alter zur Verfügung.

Wer eine Reise in ein Gebiet plant, in dem besondere Infektionskrankheiten vorkommen, sollte sich bei seinem Arzt über die vorgeschriebenen oder empfehlenswerten Impfungen informieren.

Allgemeine Gesundheit

Grundsätzlich profitiert jeder davon, sich fit und gesund zu erhalten. Vom mittleren Erwachsenenalter an (und bei Frauen vor allem nach nach den Wechseljahren) ist es besonders wichtig, durch Ernährung, Krafttraining und Bewegung Knochen sowie Msukulatur zu stärken, um Stürzen und durch Knochenabbau bedingten Brüchen vorzubeugen – deren Folgen können sich nämlich auch negativ auf den Blutzucker und die Diabetestherapie auswirken. Zusätzlich wird eine ausreichende Versorgung mit Kalzium und Vitamin D empfohlen. Das Risiko für eine Osteoporose ist bei Frauen deutlich höher als bei Männern und hängt auch von der familiären Veranlagung ab.

Schlaf

Der Körper braucht 7–9 Stunden Schlaf, um Reparaturprozesse vorzunehmen. Im Schlaf werden auch die Hormone reguliert, die den Appetit steuern, und nur wer genug schläft, ist entspannt und positiv gestimmt. All das kann sich günstig auf den Blutzucker auswirken.

Fußpflege

Im Laufe der Zeit kann ein schlecht eingestellter Diabetes zu Durchblutungsstörungen oder Nervenschädigung führen. Gerade die Füße sind dafür sehr anfällig (s. S. 188–191), doch man kann solchen Problemen vorbeugen. Bei Menschen mit Diabetes ist deshalb eine sorgfältige Fußpflege besonders wichtig.

Regelmäßige Fußpflege

Bei den regelmäßigen Kontrollterminen überprüft der Arzt auch die Füße und die Durchblutung. Dennoch sollten Sie die Füße bei der täglichen Wäsche selbst genau untersuchen. Verletzungen können Sie vorbeugen, indem Sie niemals barfuß gehen, nicht einmal in der eigenen Wohnung. Bei Durchblutungsstörungen oder eingeschränkter Sensibilität in den Füßen besprechen Sie mit Ihrem Arzt, ob Sie die Nägel noch selbst schneiden sollten. Ist das nicht der Fall, lassen Sie sich helfen oder wenden Sie sich an einen speziell qualifizierten Fußpfleger, einen Podologen.

Achten Sie beim Schuhkauf darauf, Modelle zu wählen, die gut passen und den Fuß stützen. Sie müssen den Zehen ausreichend Raum lassen und dürfen nicht scheuern. Spitze und hochhackige Schuhe sollten Sie keinesfalls täglich tragen, und gar nicht, wenn Sie in den Füßen wenig Gefühl oder eine schlechte Durchblutung haben. Vermeiden Sie auch Strümpfe, die einschnüren, an den Zehen reiben oder sie einengen.

Kontrollieren Sie Ihre Schuhe täglich, um sicherzugehen, dass sich keine spitzen Gegenstände im Inneren befinden oder durch die Sohle bohren. Schauen Sie sich Sohlen und Oberseiten an, denn ungleichmäßige Abnutzung kann auf Druckpunkte hindeuten. Stellen Sie die Füße nie auf einen Heizkörper, eine Wärmflasche oder in die Nähe eines Kamins: Bei Sensibilitätsstörungen drohen Verbrennungen.

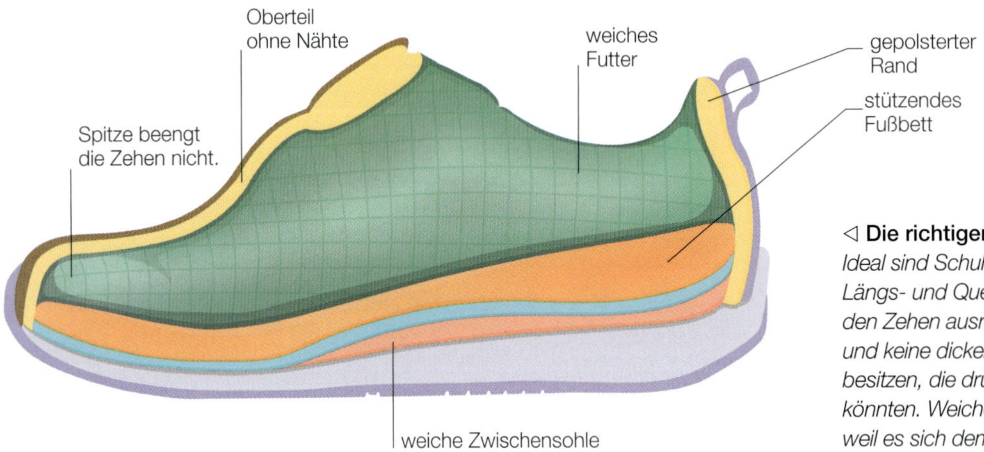

◁ **Die richtigen Schuhe**
Ideal sind Schuhe, die den Fuß in Längs- und Querrichtung gut stützen, den Zehen ausreichend Raum lassen und keine dicken Nähte oder Details besitzen, die drücken oder scheuern könnten. Weiches Leder ist vorteilhaft, weil es sich dem Fuß anpasst.

GUT ZU FUSS

Sorgfältige Fußpflege hält die Füße gesund und hilft, eventuelle Probleme frühzeitig zu erkennen. Führen Sie dieses Programm täglich durch, vor allem, wenn das Gefühl in den Füßen eingeschränkt oder die Durchblutung gestört ist. Nehmen Sie sich Zeit und untersuchen Sie Ihre Füße genau auf Verletzungen oder andere Probleme.

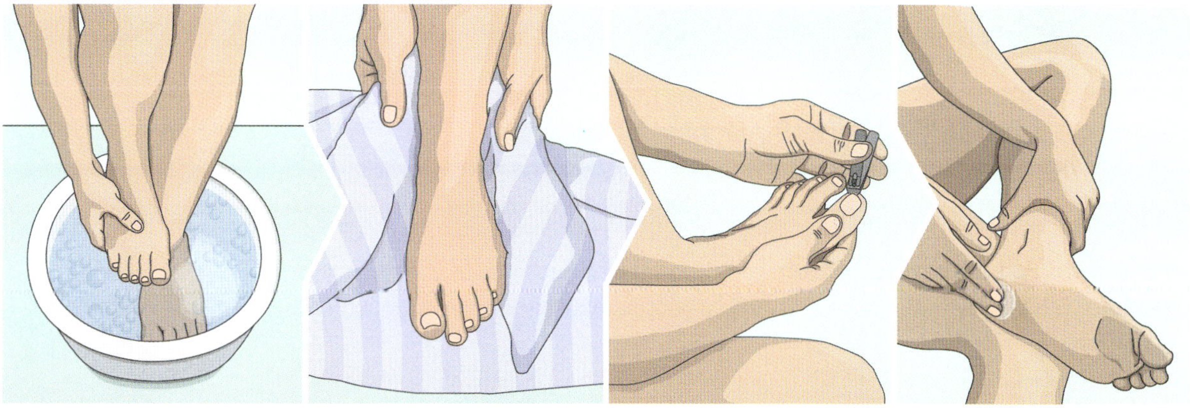

1 Die Füße täglich mit warmem Wasser und milder Seife waschen. Nicht länger als 10 Minuten einweichen, sonst drohen Runzeln, die anfällig für Verletzungen sind.

2 Gut abtrocknen, vor allem zwischen den Zehen. Dabei auf empfindliche Stellen, Blutergüsse, Schnitte oder rissige Haut auf Ober- und Unterseite der Füße achten.

3 Bei Bedarf die Fußnägel so schneiden, dass ihre Form der Zehenform entspricht. Nicht zu kurz schneiden! Keine spitzen Instrumente verwenden.

4 Eine unparfümierte Feuchtigkeitscreme auf die Füße auftragen, vor allem auf harte Haut an den Fußsohlen. Zwischen den Zehen die Creme nur sparsam auftragen.

Was tun bei Problemen?

Bei Fußpilz ist wichtig, die Haut – vor allem zwischen den Zehen – sauber und trocken zu halten. Ein Therapieversuch mit frei verkäuflichen Salben aus der Apotheke ist möglich. Tritt nach 14 Tagen keine Besserung ein, ist ein Arzt zu konsultieren.

Kleine Blasen sollten Sie nicht aufstechen. Öffnen sie sich von selbst, decken Sie sie mit Gaze ab und kontrollieren Sie die Heilung häufig. Warzen verschwinden oft von selbst, können aber drücken. Sie sollten von einem Fachmann begutachtet werden. Auch bei Hühneraugen, starken Verhornungen und vielen anderen Problemen ist ein Fachmann gefragt.

WANN IST FACHMÄNNISCHE HILFE NÖTIG?

Viele Fußbeschwerden müssen professionell behandelt werden. Wenn Sie eins der folgenden Probleme feststellen, wenden Sie sich an Ihren Arzt. Beim Besuch eines Podologen weisen Sie diesen bitte auf Ihre Diabetes-Erkrankung hin.

- Hühneraugen, Schwielen oder harte, rissige Hornhaut
- Verbrennungen und andere Verletzungen
- Wunden, die nicht heilen
- Eingewachsene Zehennägel
- Blutergüsse oder Verfärbungen ohne erkennbare Ursache
- Sensibilitätsverlust, auch wenn es nur einen Teil des Fußes betrifft

Krankheiten

Menschen mit Diabetes sind nicht anfälliger für verbreitete Krankheiten als andere, doch bei ständig hohem Blutzuckerspiegel kommt es leichter zu Infektionen oder allgemeinem Unwohlsein. Krankheiten können sich andererseits auf den Diabetes auswirken, und der Blutzuckerspiegel kann wiederum die Genesung beeinflussen.

SOFORT DEN NOTARZT RUFEN

- Bei Anzeichen von diabetischer Ketoazidose: fruchtig riechender Atem; Bauchschmerzen; Übelkeit; Erbrechen; Durst; häufiges Wasserlassen; tiefe Atmung; hoher und steigender Blutzuckerspiegel; Ketone in Blut oder Urin; Verwirrung
- Bei Anzeichen von hyperosmolarer Hyperglykämie: Übelkeit; Durst; häufiges Wasserlassen; trockene Haut; hoher und steigender Blutzuckerspiegel; Verwirrung

Wie beeinflussen Krankheiten den Diabetes?

Unabhängig vom Diabetestyp steigt bei einer Erkrankung der Blutzuckerspiegel, weil der Körper als Reaktion auf die Krankheit mehr Glukose ins Blut abgibt und Stresshormone ausschüttet. Diese Hormone hemmen die Wirksamkeit des natürlichen oder injizierten Insulins. Das kann selbst dann zu einer Überzuckerung führen, wenn Sie nichts essen. Eine Folge ist Flüssigkeitsmangel, der durch krankheitsbedingt erhöhte Körpertemperatur noch verstärkt werden kann. Akuter Durchfall und Erbrechen können die Diabetesbehandlung massiv erschweren und auch andere Körperprozesse beeinträchtigen. Unbehandelt kann diese Situation lebensgefährlich werden.

Der Blutzuckerspiegel

Notieren Sie bei der nächsten Krankheit, wie Sie Ihren Blutzuckerspiegel regulieren, und bewahren Sie die Notiz auf. Grundsätzlich sollten Sie im Krankheitsfall Ihre Medikamente weiter nehmen und den Blutzucker häufig messen. Es kommt der Genesung zugute, wenn der Wert unter 10 mmol/l bzw. 180 mg/dl bleibt. Eventuell müssen Sie die Dosierung anpassen, um das zu erreichen. Normalerweise verursachen Krankheiten einen Blutzuckeranstieg, gelegentlich kann es jedoch auch zu einem Abfall kommen. In diesem Fall müssen Sie Ihre Medikamentendosis so anpassen, dass eine Unterzuckerung vermieden wird – aber der Blutzuckerspiegel darf auch nicht zu hoch steigen.

Essen und trinken

Nahrung gibt Ihrem Körper Energie, um die Krankheit zu bekämpfen und die Auswirkungen auf den Diabetes im Rahmen zu halten. Eventuell brauchen Sie kleine Mengen glukosehaltiger Getränke. Ein oder zwei Tage ohne feste Nahrung sind unproblematisch, Sie sollten aber über den Tag verteilt viel zuckerfreie Flüssigkeit zu sich nehmen, um ein Austrocknen des Körpers zu vermeiden.

Durchfall und Erbrechen

Durchfall und Erbrechen gehen oft schnell vorbei, können aber binnen Stunden Auswirkungen auf den Diabetes haben.

Diabetes Typ 1

Wenn Sie durch anhaltenden Durchfall oder Erbrechen überzuckert sind, Flüssigkeit verloren haben und nichts bei sich behalten, produziert der Organismus

▽ **Schnellere Genesung**
Im Krankheitsfall ist es besonders wichtig, die Diabetes-Medikamente regelmäßig zu nehmen, den Blutzucker häufig zu messen und auf reichliche Flüssigkeitszufuhr zu achten. All das hilft, schneller wieder gesund zu werden.

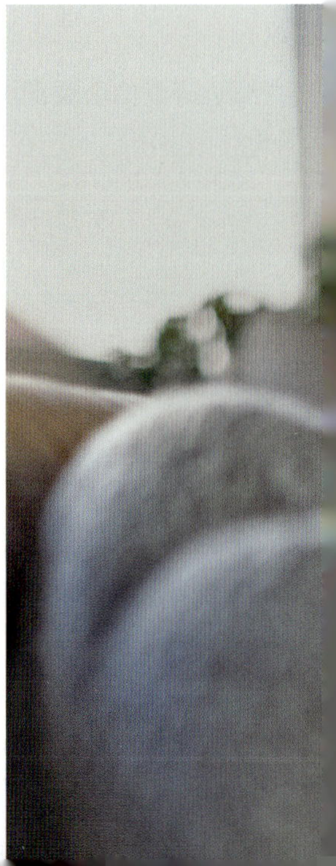

möglicherweise Ketone. Bei hoher Konzentration kann es zu einer gefährlichen diabetischen Ketoazidose kommen (DKA, s. S. 71). Um dem vorzubeugen, sollten Sie immer Ihr Basalinsulin spritzen. Wenn Sie nichts essen oder Nahrung und Getränke wieder erbrechen, wird das schnell wirkende Insulin nach Bedarf und in Abhängigkeit von der Blutzuckerhöhe gespritzt. Testen Sie Blut oder Urin auf Ketone. Sind Ketone nachzuweisen und dauern Durchfall oder Erbrechen seit mehr als 2–3 Stunden an, sollten Sie schnell Kontakt zu einem Arzt aufnehmen.

Diabetes Typ 2

Bei Diabetes Typ 2 ist bei Durchfall und Erbrechen eine Ketoazidose kaum zu befürchten, weil der Körper noch geringe Mengen an Insulin produziert. Dennoch kann der Blutzuckerspiegel stark ansteigen und es besteht die Gefahr des Flüssigkeitsmangels. Das kann zu einer hyperosmolaren Hyperglykämie führen (s. S. 71). Wenn Sie Ihre Diabetes-Medikamente nicht einnehmen können oder wenn Sie Nahrung und Flüssigkeit nicht bei sich behalten, sollten Sie unverzüglich einen Arzt rufen.

TIPPS FÜR DEN KRANKHEITSFALL

- Den Blutzucker mindestens alle 2 Stunden messen, um herauszufinden, wie er durch die Krankheit beeinflusst wird. Wenn Sie nicht selbst messen können, bitten Sie einen Freund oder Verwandten oder nehmen Sie Kontakt zum Arzt auf.
- Nehmen Sie Ihre Medikamente auch dann weiter, wenn Sie nichts essen.
- 2–3 Liter zuckerfreie Flüssigkeit über den Tag verteilt trinken, damit der Körper nicht austrocknet.
- Wenn Sie keine feste Nahrung zu sich nehmen können, versuchen Sie es mit Milch, Fruchtsaft oder Suppe.
- Wenn Sie erbrechen und weder feste noch flüssige Nahrung bei sich behalten, rufen Sie sofort einen Arzt an.
- Bei Diabetes Typ 1 stündlich kleine Schlucke glukosehaltiger Flüssigkeit trinken, um die Ketonbildung zu verhindern, hohe Zuckerwerte mit kurz wirksamem Insulin korrigieren.
- Rufen Sie lieber einmal zu oft einen Arzt an.

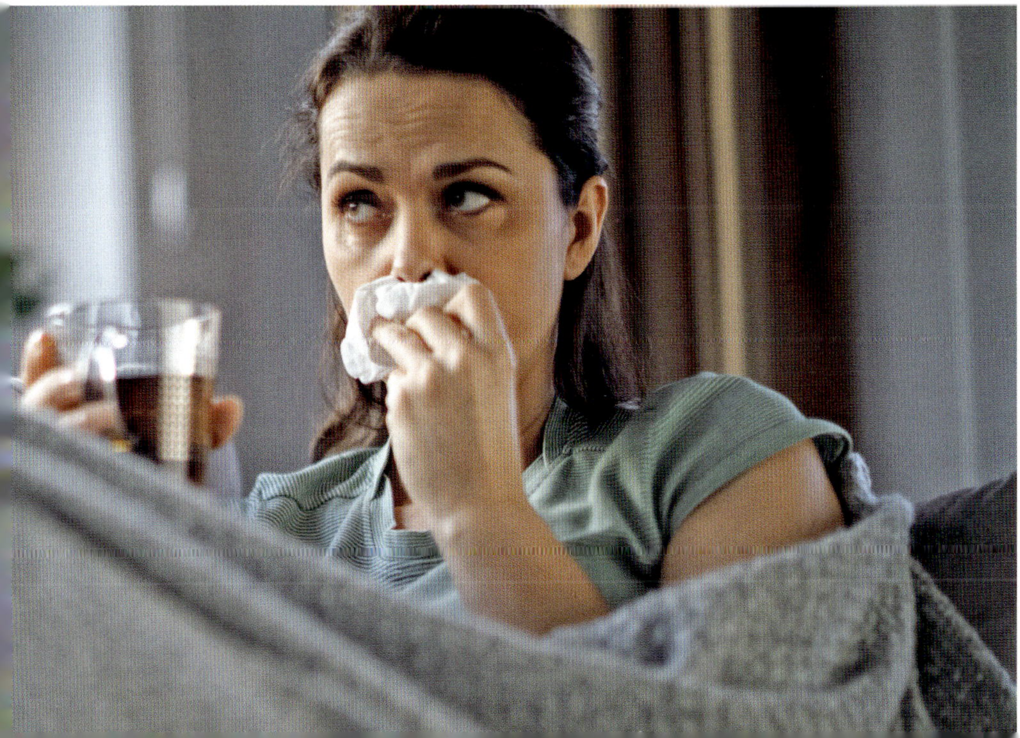

Medikamente

Manche Menschen benötigen neben ihren Diabetes-Medikamenten weitere verschreibungspflichtige Arzneimittel, entweder aufgrund einer kurzzeitigen oder einer weiteren chronischen Erkrankung. Für die erfolgreiche Diabetesbehandlung ist es wichtig, den Einfluss solcher Präparate auf den Diabetes zu kennen. Das gilt auch für Nahrungsergänzungsmittel und frei verkäufliche Medikamente.

Verschreibungspflichtige Medikamente

Die meisten häufigen Erkrankungen lassen sich mit ärztlich verordneten Medikamenten schnell auskurieren. Eine Nebenhöhlenentzündung aufgrund einer bakteriellen Infektion klingt beispielsweise nach einer relativ kurzen Antibiotikatherapie ab. Diese Medikamentengabe kann den Blutzuckerspiegel, der durch die Infektion möglicherweise angestiegen ist, sogar positiv regulieren. Andere verschreibungspflichtige Medikamente gegen chronische Erkrankungen können den Diabetes oder seine Behandlung allerdings auch negativ beeinflussen. Corticosteroide, die bei entzündlichen Erkrankungen wie rheumatoider Arthritis verschrieben werden, lassen den Blutzuckerspiegel ansteigen. Dasselbe können Schilddrüsenhormone bewirken, die bei einer Schilddrüsenunterfunktion verordnet werden. Die Pille zur Verhütung (s. S. 118) hat keinen nennenswerten Einfluss auf den Blutzucker. Betablocker, die manchmal gegen Bluthochdruck eingesetzt werden, können die Wahrnehmung früher Signale einer Unterzuckerung (s. S. 62–67) beeinträchtigen.

Die Wirkung eines Medikaments auf den Diabetes hängt vom Wirkstofftyp und seiner Form ab. Aus diesem Grund müssen Sie bei einer anderen Erkrankung Ihrem Arzt mitteilen, dass Sie an Diabetes leiden, ob und mit welchen Medikamenten er behandelt wird. Möglicherweise kann der Arzt ein Medikament verordnen, das sich nicht oder nur geringfügig auf den Blutzucker auswirkt. Die Verabreichung eines Medikaments über Pflaster oder einen Inhalator beeinflusst den Blutzucker in den meisten Fällen weniger als Tabletten oder Spritzen. Stehen solche Alternativen nicht zur Verfügung, lassen Sie sich vom Arzt beraten, wie Sie Ihre Diabetestherapie

DIABETES UND ANDERE MEDIKAMENTE

Menschen mit Diabetes müssen bei der Verwendung anderer Medikamente genau darauf achten, wie diese sich auf ihren Blutzuckerspiegel auswirken.

- Lesen Sie grundsätzlich die Patienteninformation sehr aufmerksam. Sollten Sie weitere Fragen haben, wenden Sie sich an Ihren Arzt oder Apotheker, bevor Sie das Präparat verwenden.
- Wird ein neues Medikament verordnet, müssen Sie den Arzt auf Ihren Diabetes hinweisen, falls er noch nicht davon weiß. Nennen Sie ihm sämtliche Medikamente, auch frei verkäufliche und Nahrungsergänzungspräparate, die Sie einnehmen.
- Wenn Sie ein frei verkäufliches Medikament einsetzen und Nebenwirkungen auftreten oder das Produkt Ihre Diabetesbehandlung beeinträchtigt, setzen Sie es ab. Fragen Sie ggf. Ihren Arzt oder Apotheker nach einer Alternative.
- Wer online Medikamente bestellt, sollte immer offiziell registrierte Versandapotheken wählen, um sicherzugehen, dass die Qualität der Medikamente gewährleistet ist.

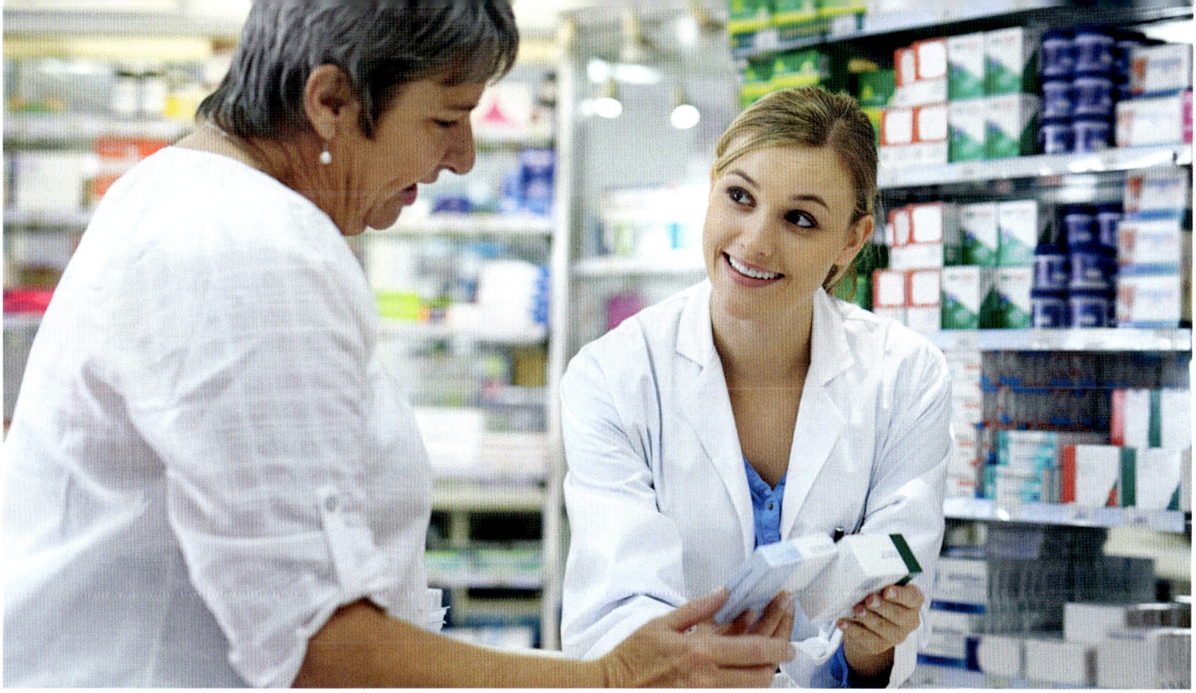

während der Behandlung mit den anderen Medikament anpassen müssen.

Frei verkäufliche Medikamente

Manche – auch frei verkäufliche – Medikamente, beispielsweise Hustensirup, enthalten Zucker und sind deshalb für Menschen mit Diabetes nicht geeignet. Zuckerfreie oder zuckerreduzierte Produkte haben weniger Einfluss auf den Blutzuckerspiegel. Wenn Sie zusätzlich zum Diabetes noch unter anderen Erkrankungen leiden, können frei verkäufliche Medikamente sogar gefährlich sein. Wenn Sie beispielsweise an peripherer Neuropathie (s. S. 188–189) oder Durchblutungsstörungen (s. S. 189–190) leiden, können scheinbar harmlose Präparate zur Behandlung von Hühneraugen, Schwielen oder Pilzinfektionen eventuell die Füße schädigen. Andere Produkte können ungünstige Wechselwirkungen mit Ihren Diabetes oder anderen verordneten Medikamenten haben. Bedenken Sie also immer: Auch frei verkäufliche Präparate haben eine Wirkung! Lesen Sie also die Patienteninformation genau und lassen Sie sich im Zweifelsfall vom Arzt oder Apotheker beraten.

Ergänzungspräparate und alternative Heilmittel

Es gibt keine Nahrungsergänzungspräparate oder alternativen Heilmittel, die Diabetes heilen oder die verordneten Medikamente ersetzen können. Manche dieser Produkte können sogar unberechenbare Auswirkungen auf den Blutzuckerspiegel haben. Außerdem kann es zu Wechselwirkungen mit den Diabetes-Medikamenten oder zu unerwünschten Nebenwirkungen kommen.

Lassen Sie sich also vor dem Einsatz solcher Produkte immer von einem Arzt oder qualifizierten Heilpraktiker beraten, der über Ihre Diabetes-Erkrankung informiert ist. Wenn Sie sich für Nahrungsergänzungspräparate oder alternative Heilmittel entscheiden, sollten Sie während der Zeit, in der Sie sie anwenden, Ihren Blutzuckerspiegel besonders genau überwachen.

△ **Gute Beratung**
Viele Medikamente kann man ohne ärztliche Verordnung kaufen. Informieren Sie den Apotheker über Ihren Diabetes und lassen Sie sich eingehend beraten, bevor Sie sich für solche Produkte entscheiden.

Krankenhausaufenthalt

Auch während eines Klinikaufenthalts muss die Diabetesbehandlung konsequent fortgeführt werden. Der Grund für die stationäre Aufnahme spielt dabei keine Rolle. Die Abläufe und Essenszeiten weichen möglicherweise von Ihren Gewohnheiten ab. Wenn Sie darauf vorbereitet sind, wird das Ganze aber ohne unnötige Komplikationen verlaufen.

Geplanter Krankenhausaufenthalt

Wenn Sie die stationäre Aufnahme planen können, besteht die Möglichkeit, sich mithilfe Ihres Arztes und der Klinikmitarbeiter darauf vorzubereiten. Besprechen Sie rechtzeitig, welchen Anteil Ihrer Diabetesbehandlung Sie selbst übernehmen und was geschieht, wenn Sie beispielsweise nach einer Operation dazu nicht imstande sind. Erkundigen Sie sich nach Essenszeiten und Speiseplan, aber nehmen Sie auf jeden Fall Snacks oder andere Mittel gegen Unterzuckerung mit. Fragen Sie, was Sie außerdem bei sich haben müssen. Insulin und andere Medikamente werden meist von der Klinik bereitgestellt, Geräte zur kontinuierlichen Blutzuckermessung (CGM bzw. FGM) jedoch nicht unbedingt. Finden Sie heraus, ob es im Krankenhaus Diabetes-Spezialisten gibt, und vereinbaren Sie vor der Aufnahme einen Termin.

VORBEREITUNGEN FÜR EINEN KRANKENHAUSAUFENTHALT

- Finden Sie vor der Aufnahme heraus, ob es im Krankenhaus Diabetes-Experten gibt, und vereinbaren Sie einen Termin, um Ihre Diabetesbehandlung zu besprechen.
- Nehmen Sie alle Medikamente und Utensilien mit in die Klinik, alternativ eine vollständige Liste aller Dinge, die Sie verwenden.
- Informieren Sie die Klinikmitarbeiter, welche Maßnahmen Sie normalerweise bei Unterzuckerung ergreifen.
- Tragen Sie Ihren Diabetikerpass immer bei sich – falls Sie einmal aufgrund eines Notfalls ins Krankenhaus aufgenommen werden müssen.

Informieren Sie das Klinikpersonal darüber, welchen Diabetes-Typ Sie haben.

Aufnahme im Notfall

Wenn Sie aufgrund eines Notfalls ins Krankenhaus aufgenommen werden, haben Sie Ihre Diabetes-Ausrüstung möglicherweise nicht bei sich. In diesem Fall haben Sie weniger Kontrolle über die Behandlung. Wenn Sie dazu in der Lage sind, informieren Sie das Klinikpersonal über Ihren Diabetes und die übliche Behandlung. Rechnen Sie aber damit, dass vorrangig die Abläufe des Krankenhauses zum Tragen kommen. Wenn Sie beispielsweise nicht essen können, werden Sie Glukose und Insulin über eine Infusion verabreicht bekommen. Der Blutzucker wird häufig gemessen, um die Dosierungen von Insulin und Glukose entsprechend einzustellen. Sobald Sie wieder normal essen können, wird der Tropf entfernt und Sie können Ihre übliche Behandlung wieder aufnehmen.

Ambulanz und Tagesklinik

Auch wenn Sie für eine Behandlung nicht über Nacht im Krankenhaus bleiben müssen, sollten Sie dennoch mit den Klinikmitarbeitern über Ihren Diabetes sprechen. Falls Sie beispielsweise morgens nüchtern zur Behandlung erscheinen müssen, ist vorher abzuklären, ob zusätzliche Blutzuckermessungen notwendig sind oder ob Sie Ihre Medikamentendosis anpassen müssen. Wenn Sie nach der Behandlung die Klinik verlassen, können Sie meist Ihre übliche Behandlung wieder aufnehmen. Manchmal sind aber auch Anpassungen notwendig.

Entlassung

Möglicherweise wird während eines Klinikaufenthalts die Diabetesbehandlung umgestellt. Lassen Sie sich darüber vor der Entlassung ausführlich aufklären. Stellen Sie Fragen oder bitten Sie um ein Gespräch mit Diabetes-Experten, um sicher zu sein, dass Sie alle Aspekte der neuen Behandlung verstanden haben. Wenn Sie im Krankenhaus anders gegessen haben als zu Hause und weniger Bewegung hatten, kann es bei der Rückkehr zum normalen Alltag zu Unterzuckerung kommen. Fragen Sie nach, ob nach der Entlassung weitere Anpassungen der Behandlung notwendig sind.

▽ **Infusion**
Im Krankenhaus können Insulin und Glukose vorübergehend über eine Infusion verabreicht werden. Wenn der Patient wieder normal essen kann, wird der Tropf entfernt.

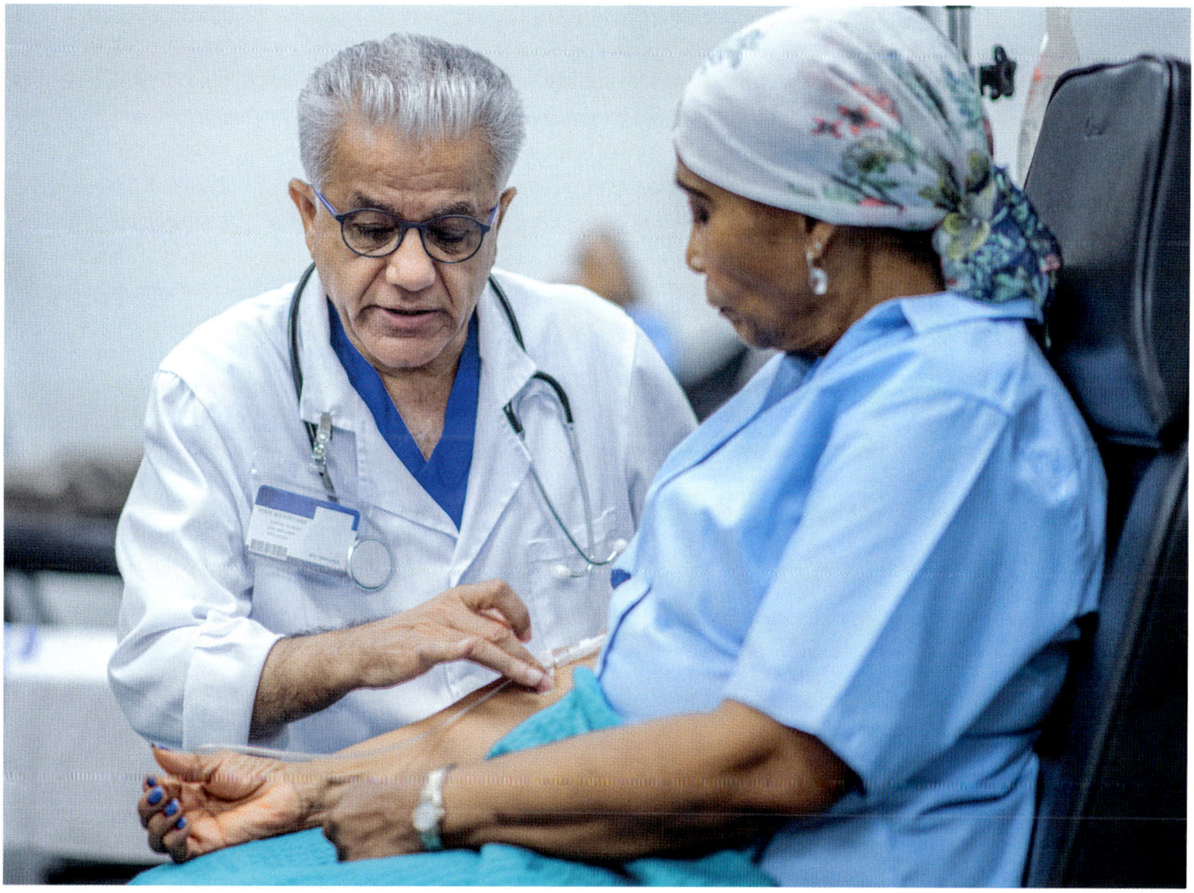

Frauengesundheit

Frauen mit Diabetes sollten wissen, wie sich ihr regulärer Hormonzyklus, eine Schwangerschaft oder die Wechseljahre auf den Blutzuckerspiegel auswirken. Das ist hilfreich, um ungünstige Einflüsse auf die chronische Erkrankung im Rahmen zu halten.

Der Menstruationszyklus

Während des Menstruationszyklus verändert sich die Östrogen- und Progesteronkonzentration im Blut. Zu Beginn des Zyklus bewirkt Östrogen, dass sich die Gebärmutterschleimhaut verdickt. Findet keine Befruchtung statt, sinkt der Progesteronspiegel, die Gebärmutterschleimhaut wird abgestoßen. Diese Veränderungen können sich auch auf den Blutzucker auswirken. Wenn Sie das vermuten, sollten Sie an je einem Tag vor, während und nach der Periode mindestens viermal Ihren Blutzuckerwert notieren und die Werte vergleichen. Vielleicht ist ein Muster erkennbar. Steigt der Blutzucker kurz vor der Periode, könnten Sie

- sich mehr bewegen, um den Blutzucker zu senken.
- Ihre Ernährung anpassen, etwa durch Verzicht auf zuckerhaltige Speisen.
- einige Tage vor der Periode die Medikamentendosis erhöhen.

Wenn der Blutzucker niedriger als üblich ist und Sie häufiger unterzuckern, könnten Sie

- mehr Kohlenhydrate zu sich nehmen.
- einige Tage vor der Periode die Medikamentendosis verringern.

Die Art, wie sich die Periode auf den Blutzucker auswirkt, ist individuell verschieden, meist treten aber nur geringe Schwankungen auf. Mit der Zeit werden Sie lernen, Ihren Blutzuckerspiegel im Lauf des monatlichen Zyklus im Gleichgewicht zu halten, selbst wenn Sie dafür die Dosierung phasenweise anpassen müssen.

▽ **Hormonschwankungen** *Während des Menstruationszyklus schwankt der Anteil der entsprechenden Hormone im Blut. Vor allem Östrogen und Progesteron können eine vorübergehende Insulinresistenz und dadurch einen höheren Blutzuckerspiegel bewirken.*

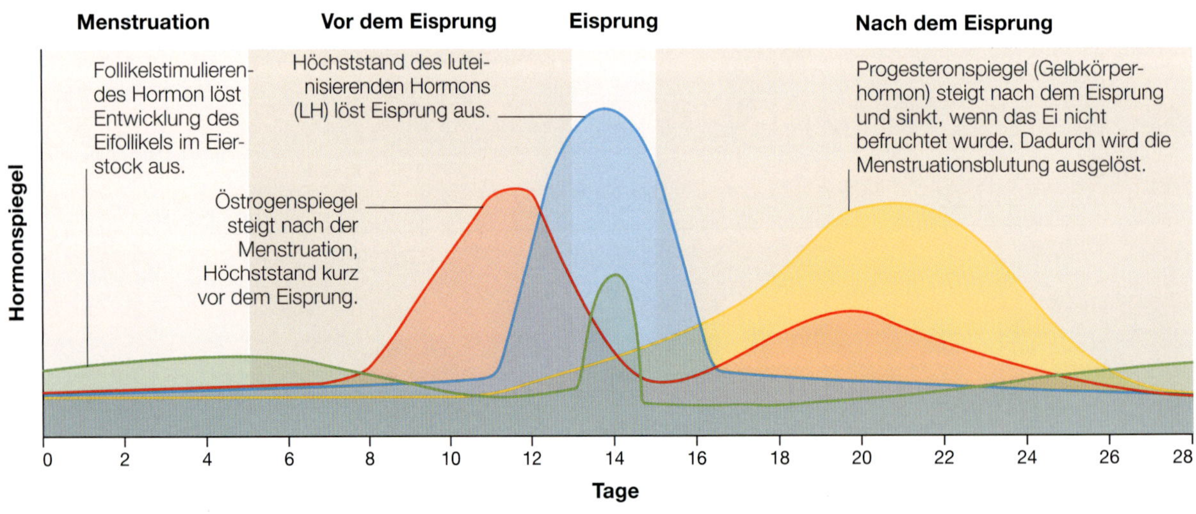

Wechseljahre

Während der sog. Menopause finden im weiblichen Körper viele Veränderungen statt, die sich aber nicht unbedingt auf den Diabetes auswirken. Einige typische Wechseljahresbeschwerden ähneln aber den Symptomen bei zu hohem oder zu niedrigem Blutzucker. Messen Sie bei aufsteigender Hitze, Zittern oder Schweißausbrüchen den Blutzucker, um festzustellen, ob es am Diabetes liegt. Wenn Sie an starken Wechseljahresbeschwerden leiden, sprechen Sie mit Ihrem Arzt darüber, ob eine Hormonersatztherapie sinnvoll sein könnte, um Ihr Allgemeinbefinden zu verbessern.

Hormonschwankungen im Lauf des **Zyklus** können Einfluss auf den **Blutzucker** haben.

Stress, Emotionen und Hormone

Hormonell bedingte Stimmungsschwankungen während der Periode oder der Menopause vergehen meist recht schnell. Eine Diabetesbehandlung kann aber eine zusätzliche Belastung darstellen (s. S. 110–111). Wenn Stimmungsschwankungen oder depressive Verstimmungen häufig auftreten, sollten Sie erwägen, professionelle Hilfe in Anspruch zu nehmen (s. S. 176–179).

WECHSELJAHRESBESCHWERDEN UND DIABETES

Manche Wechseljahresbeschwerden können leicht mit Unterzuckerung (s. S. 64–65) oder Überzuckerung (s. S. 70–71) verwechselt werden. Klarheit bringen nur Blutzuckermessungen.

SYMPTOME DER MENOPAUSE	ÄHNLICHE SYMPTOME BEI DIABETES
Hitzewallungen, Nachtschweiß	Unterzuckerung kann Schwitzen verursachen.
Herzrasen	Herzrasen und schneller Puls kommen bei Unterzuckerung vor.
Stimmungsschwankungen, Depression	Unterzuckerung kann Stimmungsschwankungen auslösen.
Kopfschmerzen	Flüssigkeitsmangel durch Überzuckerung kann zu Kopfschmerzen führen. Nächtliche Unterzuckerung kann Kopfschmerzen beim Aufwachen nach sich ziehen.
Schlafstörungen, in der Folge tagsüber Müdigkeit und Reizbarkeit	Unterzuckerung kann Müdigkeit, Reizbarkeit und Nervosität verursachen. Bei Überzuckerung kann mehrmaliges Wasserlassen während der Nacht Müdigkeit am folgenden Tag bewirken.
Probleme mit Konzentration / Gedächtnis	Konzentrationsstörungen können durch Über- und Unterzuckerung ausgelöst werden.
Häufige Harnwegsinfektionen	Überzuckerung kann Harnwegsinfektionen begünstigen.
Scheidentrockenheit, Juckreiz; Schmerzen beim Sex; verringerte Libido	Überzuckerung begünstigt Pilzinfektionen (Candida) der Genitalien, die Juckreiz verursachen.
Steife Gelenke, Schmerzen, verringerte Muskelmasse	Überzuckerung kann Muskelkrämpfe begünstigen.

Schwangerschaft

Eine Schwangerschaft will bei Frauen mit Diabetes sorgfältig geplant sein, damit der Blutzuckerspiegel schon vor der Empfängnis gut eingestellt ist. Während der Schwangerschaft sind regelmäßige Vorsorgeuntersuchungen und Blutzuckermessungen besonders wichtig, damit Mutter und Kind möglichst gesund bleiben.

Eine Schwangerschaft planen

Bevor Sie die Verhütung einstellen, sollten Sie vom Arzt Ihren Allgemeinzustand untersuchen und die BZ-Einstellung prüfen lassen. Beides ist für einen problemlosen Schwangerschaftsverlauf wichtig. Eventuell sollten Sie Folsäure als Nahrungsergänzungspräparat einnehmen.

Messen Sie Ihren Blutzucker mindestens viermal täglich und achten Sie darauf, dass der Wert überwiegend im Bereich von 4–7 mmol/l bzw. 70–125 mg/dl liegt. Dafür müssen Sie vielleicht Medikamentendosis, Ernährung oder Bewegungsprogramm verändern. Wenn das schwierig ist oder häufig zu Unterzuckerung führt, wäre ein anderer Spritzrhythmus denkbar, beispielsweise mehrmals täglich statt nur zweimal (s. S. 46–51), vielleicht auch eine Insulinpumpe (s. S. 54). Solche Lösungen können helfen, die Dosierung genauer auf den Blutzuckerspiegel abzustimmen.

Wenn Sie den Diabetes mit Tabletten behandeln, müssen Sie eventuell auf Insulin umsteigen, um vor der Schwangerschaft den erforderlichen Blutzuckerspiegel zu erreichen. Nach der Empfängnis ist ohnehin vielfach eine Umstellung auf Insulin nötig. Sprechen Sie mit dem Arzt auch über andere Medikamente, etwa Blutdruck- oder Cholesterinsenker: Manche dürfen während einer Schwangerschaft nicht eingenommen werden.

UNTERZUCKERUNG WÄHREND DER SCHWANGERSCHAFT

- Wenn Sie Insulin spritzen, kann es in den ersten drei Monaten zu häufigerer Unterzuckerung kommen, vor allem, wenn Sie wegen Morgenübelkeit weniger essen.
- Essen Sie über den Tag verteilt regelmäßig komplexe Kohlenhydrate, um Unterzuckerung vorzubeugen.
- Messen Sie den Blutzucker mindestens viermal täglich und passen Sie die Insulindosis gegebenenfalls an.
- Halten Sie immer Glukosetabletten, Glukosegetränke oder Dextrosegel griffbereit, um bei ersten Anzeichen einer Unterzuckerung schnell handeln zu können.
- Partner, Freunde oder Kollegen sollten wissen, dass Ihr Unterzuckerungsrisiko erhöht ist und wie man Glukagon injiziert.

Während der Schwangerschaft

Ein gewissenhaftes Diabetes-Management während der Schwangerschaft ist wichtig für die Gesundheit von Mutter und Kind, denn ein erhöhter Blutzuckerspiegel betrifft immer beide. Glukose kann durch die Plazenta in den Kreislauf des Babys gelangen, Insulin jedoch nicht. Hat das Baby einen erhöhten Blutzuckerspiegel, muss es Insulin produzieren, um ihn zu senken. Dann wird überschüssige Glukose im Körper des Kinds eingelagert und es wächst schneller. Der Blutzuckerspiegel muss auch im Zielbereich gehalten werden, um die Bildung von Ketonen zu verhindern (s. S. 71), denn diese können dem Baby schaden. Ketone können sich auch bilden, wenn noch keine Über-

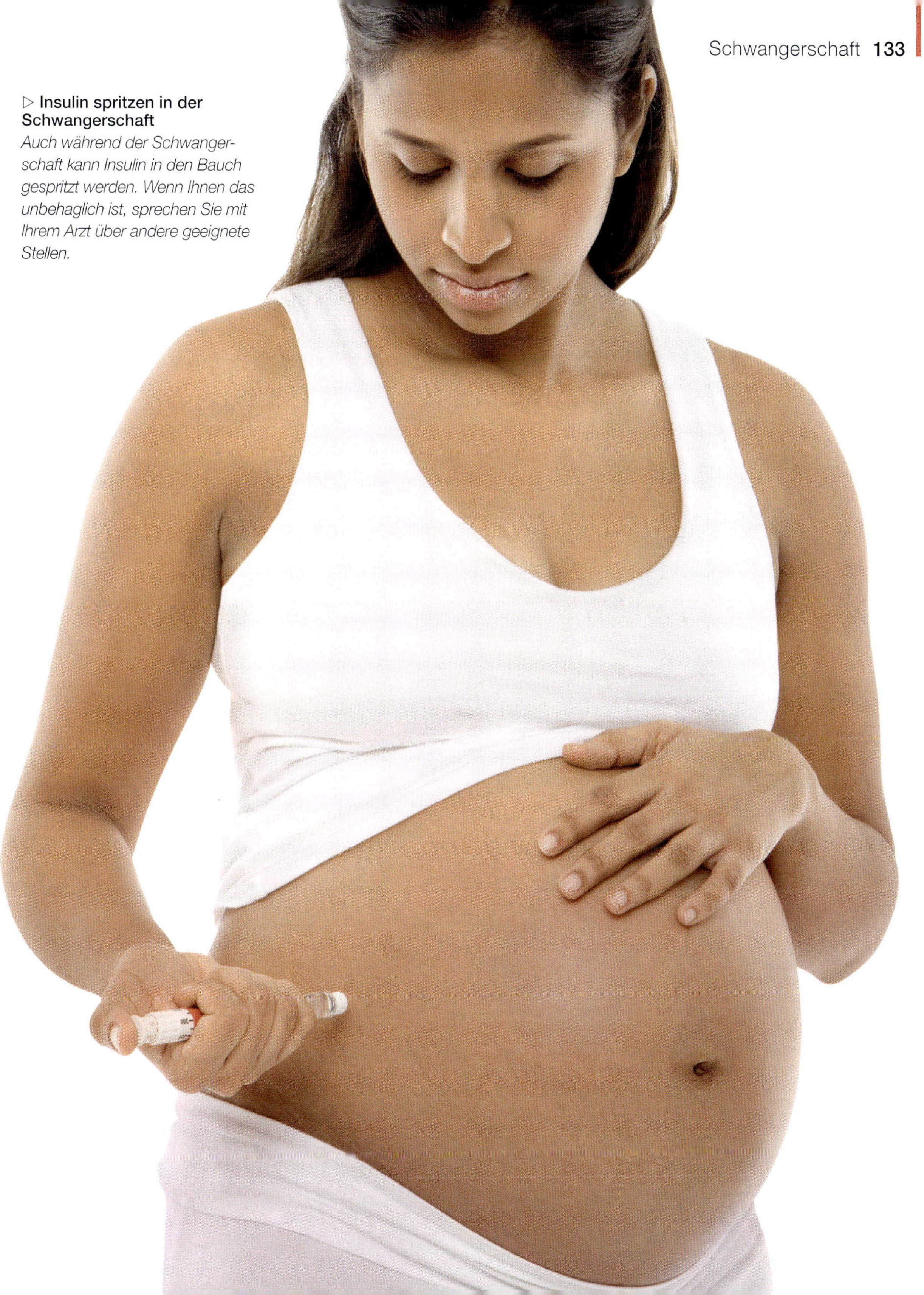

▷ **Insulin spritzen in der Schwangerschaft**
Auch während der Schwangerschaft kann Insulin in den Bauch gespritzt werden. Wenn Ihnen das unbehaglich ist, sprechen Sie mit Ihrem Arzt über andere geeignete Stellen.

zuckerungssymptome auftreten. Darum ist es wichtig, die Insulindosis anzupassen, sobald der Wert zu steigen beginnt.

Diese Werte sollten Sie anstreben:

- 4–5,3 mmol/l (70–95 mg/dl) beim Aufwachen
- 4–7,8 mmol/l (70–140 mg/dl) 1 Stunde nach dem Essen
- 4–6,4 mmol/l (70–115 mg/dl) 2 Stunden nach dem Essen

Viele Ärzte führen auch einen HbA1c-Test durch (s. S. 31). In der Schwangerschaft sollte der Wert unter 48 mmol/mol Hb (6,5 %) liegen. Mit fortschreitender Schwangerschaft muss die Insulindosis meist erhöht werden, um den Blutzucker im Zielbereich zu halten. Bei Diabetes Typ 1 kann ein Gerät zur kontinuierlichen Blutzuckermessung (s. S. 33 und 35) die Überwachung erleichtern.

SCHWANGERSCHAFTSVORSORGE

Allen schwangeren Frauen werden in regelmäßigen Zeitabständen Vorsorgeuntersuchungen angeboten. Neben diesen Standarduntersuchungen sind für Schwangere mit Diabetes weitere Untersuchungen empfehlenswert. Einige können mehrmals durchgeführt werden, wenn es Auffälligkeiten oder Grund zur Besorgnis gibt.

	UNTERSUCHUNG	TERMIN	GRUND
UNTERSUCHUNGEN FÜR SCHWANGERE MIT DIABETES	**Blutprobe für HbA1c-Test**	zu Beginn der Schwangerschaft (sofern kein aktueller Wert vorliegt), dann alle 3 Monate	Kontrolle, ob der Blutzucker im Zielbereich liegt (wichtig, damit das Kind sich gesund entwickelt und um Problemen in der Schwangerschaft vorzubeugen, siehe gegenüber)
	Netzhautuntersuchung	zu Beginn der Schwangerschaft (sofern kein aktueller Wert vorliegt) und in der 28. Woche, häufiger bei vorhandener oder beginnender Netzhautschädigung	frühzeitige Erkennung von Anzeichen von Netzhauterkrankungen (s. S. 180–181), die sich während der Schwangerschaft entwickeln oder verstärken können
	Untersuchung der Nierenfunktion (Blutprobe)	zu Beginn der Schwangerschaft (sofern kein aktueller Wert vorliegt), bei bestehenden oder beginnenden Nierenproblemen häufiger	Überprüfung, ob die Nieren zuverlässig arbeiten
ROUTINEUNTERSUCHUNGEN FÜR ALLE SCHWANGEREN FRAUEN	**Urinprobe**	bei jedem Termin (bei Diabetes meist alle 1–2 Wochen)	Untersuchung auf Proteine (Warnzeichen für Präeklampsie, siehe gegenüber), auf Infektionen und Ketone
	Blutuntersuchung (Eisenmangel, Blutgruppe, Rhesusfaktor)	zu Beginn der Schwangerschaft (sofern kein aktueller Wert vorliegt)	Vermeidung von Eisenmangel. Blutgruppe und Rhesusfaktor sind wichtig, falls während der Entbindung eine Transfusion notwendig wird.
	Ultraschall	meist um die 12. und 20. Woche, bei Frauen mit Diabetes häufiger (z. B. 28., 32. und 36. Woche)	Untersuchung von Wachstum und Entwicklung des Kindes, Früherkennung besonderer Probleme (z. B. Spina bifida), Begutachtung der Herztätigkeit
	Blutdruck	bei jedem Termin	frühe Erkennung von Bluthochdruck, durch den die Gefahr einer Präeklampsie (siehe gegenüber) steigt
	Zustand des Kindes	bei jedem Termin, kann auch von der Hebamme durchgeführt werden	Untersuchung von Größe, Puls und Bewegungen des Kindes. Schwangere werden oft gebeten, die Kindsbewegungen in einem Tagebuch zu protokollieren.

Ganzheitliches Wohlbefinden

Eine Schwangerschaft ist für eine Frau mit Diabetes quasi ein »Fulltime-Job«. Es sind noch mehr Kontrolltermine einzuhalten als ohnehin schon und der Diabetes muss besonders konsequent behandelt werden. Wichtig ist aber auch, für die Seele zu sorgen. Es ist gut, jemanden zu haben, mit dem Sie über Ihre Sorgen und Pläne reden können, der Sie zu Arztterminen begleitet oder Ihnen einfach Mut zuspricht. Yoga oder tägliche Atemübungen helfen, Entspannung zu finden. Essen Sie bewusst gesund und planen Sie regelmäßig Bewegung ein, etwa zügige Spaziergänge oder Schwimmen. All das kommt Ihnen und dem Kind zugute.

Die Geburt planen

Frauen mit Diabetes wird oft von einer Hausgeburt abgeraten, weil während der Wehen zusätzliche medizinische Versorgung notwendig sein kann. Besprechen Sie die Möglichkeiten mit Arzt und Hebamme, damit Sie auf das, was bei der Entbindung auf Sie und Ihr Kind zukommt, gut vorbereitet sind. Um Probleme in der Spätschwangerschaft zu vermeiden, wird häufig empfohlen, die Geburt zwischen der 37. und 39. Woche einzuleiten oder einen Kaiserschnitt durchzuführen. In manchen Fällen, etwa bei Schwangerschaftsdiabetes oder Komplikationen während der Schwangerschaft, kann dies auch schon vor der 37. Woche erforderlich sein.

MÖGLICHE PROBLEME IN DER SCHWANGERSCHAFT

Die meisten Schwangerschaften verlaufen reibungslos. Dennoch können hin und wieder Probleme auftreten, wobei einige Risiken bei werdenden Müttern mit Diabetes höher liegen. Oft lassen sich aber mit gesunder Ernährung, regelmäßiger Bewegung und genauer Blutzuckerüberwachung Schwierigkeiten vorbeugen.

PROBLEM	FOLGEN
Verschlimmerung von Diabetes-Komplikationen	Netzhauterkrankungen und andere Probleme können sich in der Schwangerschaft verschlimmern. Durch Nierenprobleme vor der Schwangerschaft kann sich das Risiko für Bluthochdruck erhöhen. In beiden Fällen sind regelmäßige Untersuchungen wichtig.
Baby ungewöhnlich groß	Ein erhöhter Blutzuckerspiegel kann bewirken, dass das Baby schneller wächst. Das Risiko lässt sich verringern, wenn der Blutzuckerwert stets im Zielbereich liegt. Eventuell muss die Geburt früher eingeleitet werden.
Fruchtwassersucht (Polyhydramnion = ungewöhnlich viel Fruchtwasser)	Wenn das Baby einen erhöhten Blutzuckerspiegel hat, scheidet es möglicherweise mehr Urin aus. Dadurch erhöht sich die Fruchtwassermenge. Dies kann zu vorzeitigem Einsetzen der Wehen führen.
Schwangerschaftsvergiftung (Präeklampsie = Bluthochdruck sowie Proteine im Urin)	Eine Urinprobe wird bei jedem Vorsorgetermin untersucht, um Anzeichen einer Präeklampsie frühzeitig zu erkennen. Präeklampsie kann zu Krämpfen und zum Koma führen. Bei Bluthochdruck, Eiweiß im Urin oder Wassereinlagerungen im letzten Schwangerschaftsdrittel wird oft die stationäre Beobachtung empfohlen. Gelegentlich wird die Geburt vorzeitig eingeleitet.
vorzeitige Wehen	Wenn die Wehen vor der 37. Woche einsetzen oder die Geburt vorzeitig eingeleitet wird, ist die Lunge des Kinds manchmal nicht voll entwickelt. Dann wird es auf die Frühchenstation verlegt.

Schwangerschaftsdiabetes

Bei manchen Frauen tritt in der Schwangerschaft erstmals Diabetes auf. Manchmal bleibt die Erkrankung dauerhaft, meist klingt sie nach der Geburt aber wieder ab. Selbst dann besteht jedoch ein erhöhtes Risiko, in näherer Zukunft an Diabetes Typ 2 zu erkranken. Dem lässt sich zum Glück vorbeugen.

Diagnose

Wenn Risikofaktoren vorliegen, etwa ein früherer Schwangerschaftsdiabetes oder Diabetes in der engen Verwandtschaft, wird bei der ersten Vorsorgeuntersuchung ein Blutzuckertest durchgeführt, ansonsten in der 24.–28. Woche. Bei entsprechender Diagnose erhöht man die Anzahl der Vorsorgeuntersuchungen.

Behandlung und Überwachung

Oft genügt es, den Genuss von zuckerhaltigen Speisen und Kohlenhydraten einzuschränken, um den Blutzucker zu normalisieren. Regelmäßige Blutzuckertests (s. S. 36–37) sind wichtig, um den Erfolg der Ernährungsumstellung festzustellen. Im Idealfall sollten alle Werte nüchtern zwischen 3,6 und 5,3 mmol/l bzw. 65 und 95 mg/dl liegen, eine Stunde nach dem Essen unter 7,8 mmol/l (140 mg/dl), zwei Stunden nach dem Essen unter 6,4 mmol/l bzw. 115 mg/dl. Zudem sollte ein HbA1c Wert gemessen werden, dieser sollte in der Schwangerschaft unter 6,5 % (unter 48 mmol/mol) liegen.

Lässt sich der Blutzuckerspiegel nicht durch Ernährung und Bewegung regulieren, wird der Arzt Insulin-Injektionen verordnen.

Geburt und Wochenbett

Die Entbindung im Krankenhaus wird empfohlen, da das Kind möglicherweise per Kaiserschnitt zur Welt gebracht oder die Geburt früher eingeleitet wird. Während der Wehen können ein Glukosetropf, Insulin-Injektionen und häufigere Messungen nötig sein (s. S. 138).

Nach der Geburt verringert sich der Insulinbedarf erheblich. Viele Frauen mit Schwangerschaftsdiabetes brauchen kein Insulin mehr, und die häufigen Messungen können entfallen. Weil aber die Gefahr eines dauerhaften Diabetes besteht, werden etwa sechs Wochen nach der Entbindung weitere Untersuchungen durchgeführt, beispielsweise eine Bestimmung des Nüchternblutzuckers, ein HbA1c-Test oder ein oraler Glukosetoleranztest (s. S. 21).

Künftiges Diabetesrisiko

Nach einem Schwangerschaftsdiabetes ist das Diabetesrisiko in folgenden Schwangerschaften hoch, ebenso die Gefahr, in naher Zukunft an Diabetes Typ 2 zu erkranken. Vorbeugen lässt sich durch Stillen, regelmäßige Bewegung, gesundes Essen und ein normales Gewicht. Sinnvoll ist, jährlich den Blutzuckerwert prüfen zu lassen, um einen Diabetes früh zu erkennen, und bei Symptomen einen Arzt zu konsultieren.

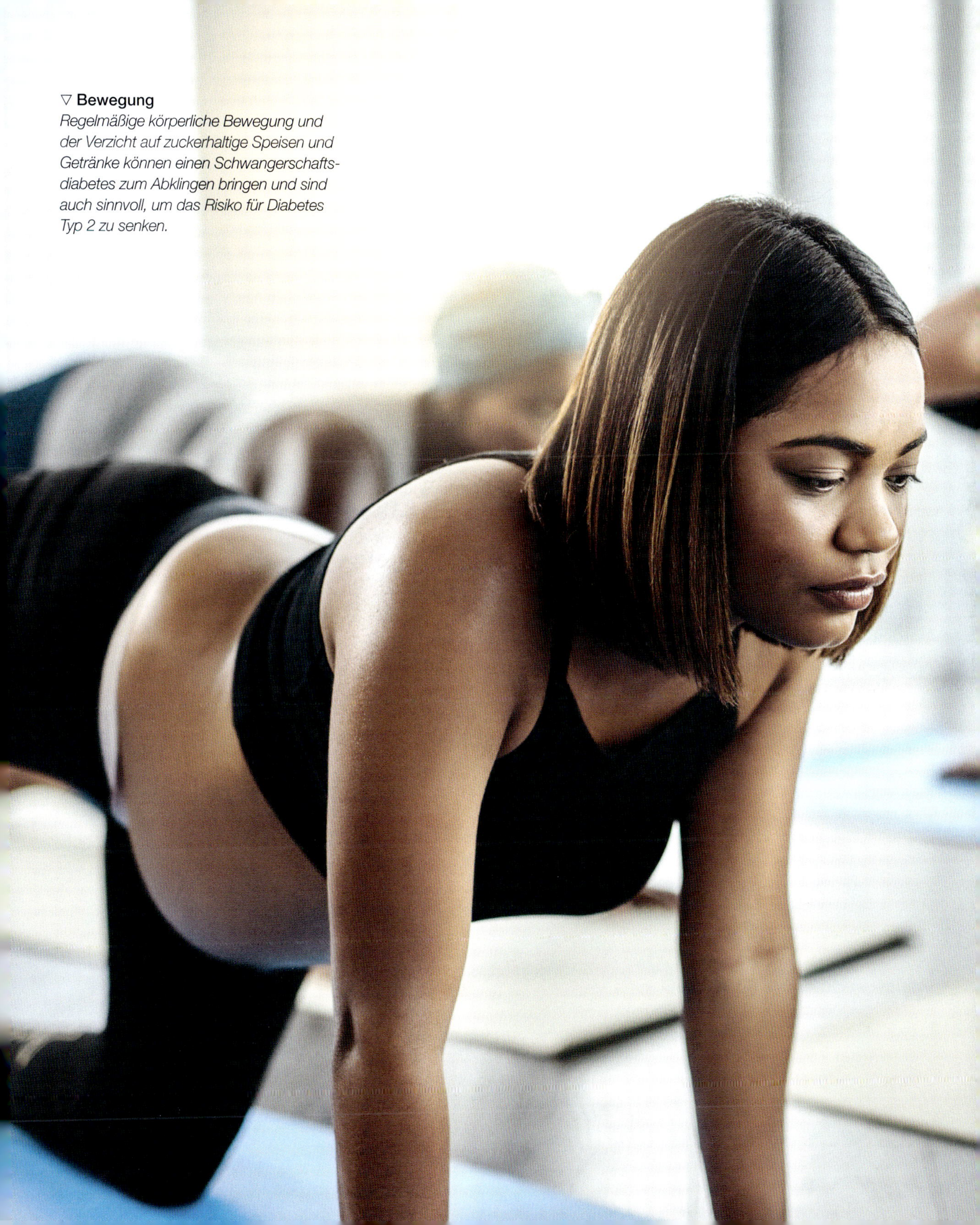

▽ **Bewegung**

Regelmäßige körperliche Bewegung und der Verzicht auf zuckerhaltige Speisen und Getränke können einen Schwangerschaftsdiabetes zum Abklingen bringen und sind auch sinnvoll, um das Risiko für Diabetes Typ 2 zu senken.

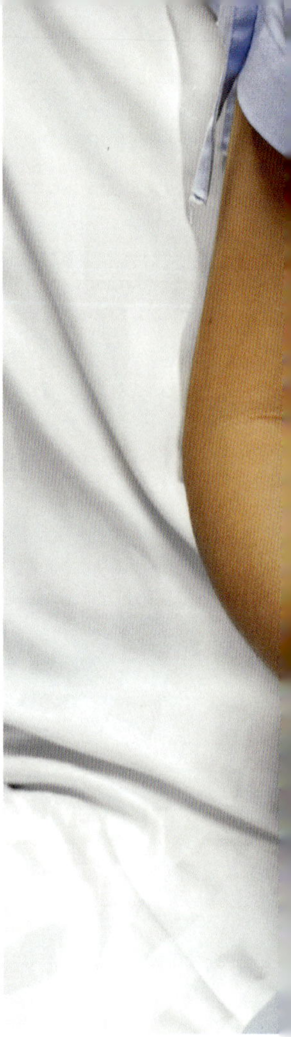

Entbindung

Wenn die Schwangerschaft unproblematisch verlaufen ist, erleben Frauen mit Diabetes die Geburt meist ähnlich wie andere. Während der Wehen und der Entbindung wird aber der Blutzucker genau überwacht, und meist werden Glukose und Insulin über einen Tropf verabreicht. Kurz nach der Geburt wird auch der Blutzuckerwert des Säuglings überprüft.

Wehen und Blutzucker

Falls Wehen vor der 37. Woche einsetzen, sollten Sie mit Ihrer Entbindungsklinik Kontakt aufnehmen. Messen Sie stündlich den Blutzucker oder lassen Sie sich die Messung von jemandem abnehmen, wenn es für Sie leichter ist. Die Messergebnisse geben Aufschluss darüber, wie sich die Wehen auf den Diabetes auswirken, und helfen dem Klinikpersonal, die richtigen Maßnahmen zu ergreifen. Nach der 37. Woche wird oft empfohlen, die Geburt einzuleiten oder einen Kaiserschnitt durchzuführen.

Wenn bei Diabetes Typ 1 die Wehen sehr lange dauern oder bei sinkendem Blutzuckerspiegel einsetzen (etwa weil Sie länger nichts gegessen haben), werden meist Glukose und Insulin über eine Infusion gegeben, um den Blutzucker während des Geburtsvorgangs stabil zu halten. Die Dosierung wird auf den Blutzuckerspiegel abgestimmt.

Überwachung und Schmerzlinderung

Herzfrequenz, Lage und Bewegungen des Kinds werden während der Geburt überwacht. Zur Schmerzlinderung stehen Ihnen dieselben Möglichkeiten zur Verfügung wie anderen Müttern. Dabei spielt auch das Fortschreiten der Wehentätigkeit eine Rolle.

Nach der Geburt

Nachdem das Baby abgenabelt ist, kann sein Blutzuckerspiegel sinken. Darum wird ihm eine Blutprobe entnommen und untersucht, um eine Unterzuckerung festzustellen. Weil bei Frühgeborenen die Lunge manchmal noch nicht voll entwickelt ist, wird auch die Atmung geprüft und falls nötig unterstützt.

Wenn Mutter und Kind wohlauf sind, wird meist empfohlen, das Kind sofort zu stillen. Hat das Kind einen niedrigen Blutzuckerspiegel, wird es intravenös mit Glukose versorgt. Bei starker Unterzuckerung oder Atembeschwerden wird das Kind auf eine Säuglingsstation verlegt.

Nach dem Abstoßen der Plazenta sinkt der Insulinbedarf der Mutter schnell. Wenn Sie während des Geburtsvorgangs

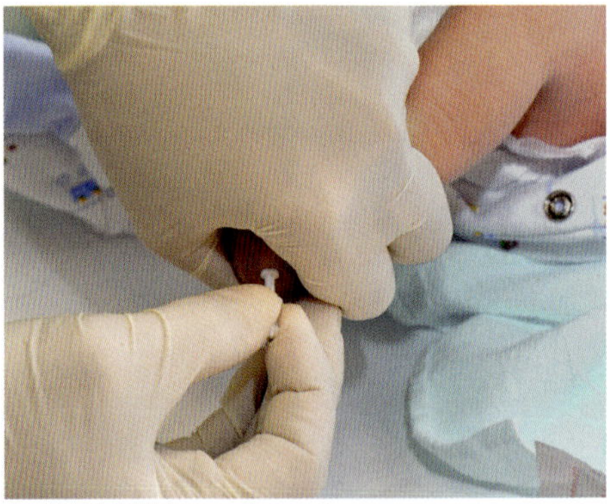

◁ **Bluttest**
Einige Stunden nach der Geburt wird dem Baby aus der Ferse ein Blutstropfen entnommen, um den Blutzuckerspiegel zu messen. Ist er niedrig, folgen weitere Tests. Bleibt er auffällig niedrig, wird das Baby auf die Frühchen- oder Säuglingsstation verlegt.

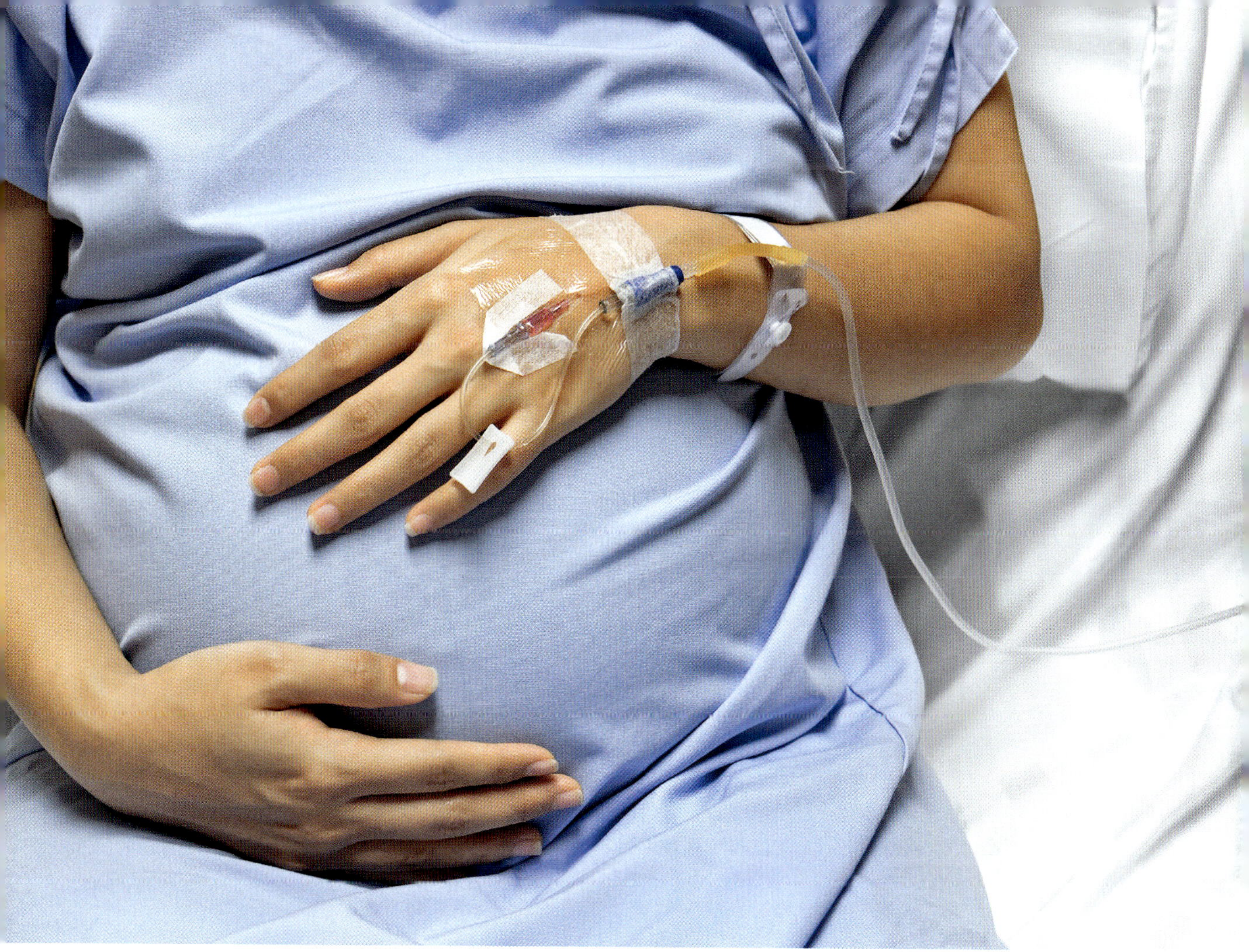

über einen Tropf mit Insulin versorgt wurden, wird die Dosis sofort verringert oder die Insulingaben werden ganz eingestellt, um Unterzuckerung zu verhindern.

Diabetes-Management nach der Geburt
Sofern Sie keine Vollnarkose hatten, können Sie bald nach der Entbindung essen und trinken. Dann können Sie Blutzuckermessungen und Insulin-Injektionen wieder selbst in die Hand nehmen. Falls Sie vor der Schwangerschaft mit Tabletten behandelt wurden, müssen Sie eventuell bis zum Abstillen weiterhin Insulin spritzen, denn Tablettenwirkstoffe können mit der Muttermilch auf das Baby übergehen.

Wenn Sie vor der Schwangerschaft keine Tabletten einnehmen mussten, können Sie nach der Entbindung den Blutzucker wieder durch gesunde Ernährung und Bewegung regulieren. In diesem Fall können Sie das Kind bedenkenlos stillen.

△ **Intravenöse Versorgung**
Bei Diabetes Typ 1, sehr langer Wehenphase oder sinkendem Blutzucker werden Glukose und Insulin intravenös gegeben, um den Blutzuckerspiegel stabil zu halten.

Nach der Geburt wird dem Baby eine Blutprobe entnommen und auf Unterzuckerung geprüft.

Leben mit einem Säugling

So ein kleiner Erdenbürger wirbelt das Leben seiner Eltern erst einmal ganz schön durcheinander: Essen, Schlaf, Zeit für sich selbst, und dann noch die Diabetes-Routine. Sie müssen zwar nicht ganz so streng mit sich sein wie in der Schwangerschaft, sollten sich aber bemühen, den Blutzucker auf zuträglichem Niveau zu halten.

Essen und Trinken

In der ersten Zeit mit einem Baby werden Sie wahrscheinlich unregelmäßiger essen. Das kann sich auf das Diabetes-Management und infolgedessen den Blutzuckerspiegel auswirken. Wenn Sie Insulin spritzen oder insulinanregende Medikamente nehmen und zu lange nichts essen, droht Unterzucker. Ist der Abstand zwischen den Insulinspritzen zu lang, kann der Blutzuckerspiegel steigen.

Das lässt sich durch regelmäßiges Essen regulieren, allerdings kann es schwierig sein, eine Hauptmahlzeit einzuplanen. Bereiten Sie belegte Brote oder andere Snacks vor oder halten Sie immer Obst und Müsliriegel bereit, falls Sie einmal nicht wie geplant essen können. Auch wenn Sie gewöhnlich zweimal täglich Mischinsulin spritzen, kann jetzt durch die unregelmäßigen Mahlzeiten eine flexiblere Behandlung vorteilhaft sein (s. S. 46–47).

Stillen

Beim Stillen versorgen Sie das Baby durch Ihre Milch mit Energie. Um diese Energie bereitzustellen, müssen Sie ausreichend komplexe Kohlenhydrate zu sich nehmen. Außerdem sollten stillende Mütter mehr Zuckerfreies trinken als sonst, um den Organismus mit Flüssigkeit aufzutanken.

Wenn Sie Insulin spritzen oder insulinanregende Medikamente nehmen, müssen Sie vielleicht die Dosierung verringern, um nicht zu unterzuckern. Beim Stillen sollten Sie immer Mittel gegen Unterzuckerung (Glukosetabletten oder -drinks) und eine Kleinigkeit zu essen zur Hand haben.

Stellen Sie das Stillen nicht über Ihre eigenen Bedürfnisse. Wenn Sie spüren, dass eine Unterzuckerung droht, steuern Sie unverzüglich gegen, auch wenn Sie den Blutzuckerspiegel nicht sofort messen können.

BELASTUNGEN VERRINGERN UND STRESS ABBAUEN

- Versuchen Sie, so oft wie möglich etwas Bewegung einzuplanen. Selbst ein kurzer Spaziergang kann schon helfen.
- Tauschen Sie sich mit anderen jungen Eltern aus. In manchen Orten gibt es auch Gruppen für Eltern mit Diabetes.
- Bitten Sie Freunde und Familie um praktische Hilfe oder emotionale Unterstützung.
- Gönnen Sie sich so oft wie möglich Ruhe und Schlaf. Ständige Müdigkeit verursacht Stress und drückt die Stimmung. Dagegen ist Schlaf eine gute Medizin.

Schlaf

Junge Eltern bekommen wenig Schlaf und müssen auch tagsüber ab und zu ausruhen. Das kann zur Unterzuckerung führen, wenn Sie eine Essenszeit verschlafen, oder zur Überzuckerung, wenn Sie den Zeitpunkt für eine Spritze verpassen. Wenn Sie nachts zum Füttern aufstehen, essen Sie bei Bedarf etwas.

Wenn Ihr Schlafrhythmus unberechenbar ist und zu starken Blutzuckerschwankungen führt, sollten Sie überlegen, die Behandlungsroutine anzupassen.

Stress und Stimmung

Es kann anstrengend sein, ein Neugeborenes zu versorgen und den Diabetes im Lot zu halten. Nach dem strengen Regiment in der Schwangerschaft dürfen Sie wieder etwas nachlassen und zum Zielbereich vor der Schwangerschaft zurückkehren. Manchen Frauen fällt es aber schwer, sich Zeit zum Messen des Blutzuckers, zum Essen und zur Medikamenteneinnahme zu nehmen.

Viele Frauen neigen in den ersten Tagen oder Wochen nach der Entbindung zu gedrückter Stimmung. Diabetes macht Sie nicht anfälliger für den »Babyblues« oder eine ernstere Wochenbettdepression. Das Stimmungstief kann aber bewirken, dass Sie schlechter auf Ihr Diabetes-Management oder die Bedürfnisse des Babys achten. Wenn Sie sich überfordert fühlen, sprechen Sie mit Ihrem Arzt. Er kann Ihnen konkrete Strategien empfehlen oder Sie bei einer schwereren Depression an einen qualifizierten Therapeuten verweisen (s. S. 176–179). Wenn Sie schon vor und während der Schwangerschaft wegen eines psychischen oder emotionalen Problems oder einer anderen Gesundheitsstörung in Behandlung waren, ist eine Neubewertung notwendig. Möglicherweise muss die Therapie und/oder die Diabetesbehandlung an die neue Lebenssituation angepasst werden.

Bitten Sie Familie und Freunde um Hilfe, um Belastungen abzubauen und sich gut um Ihren Diabetes kümmern zu können.

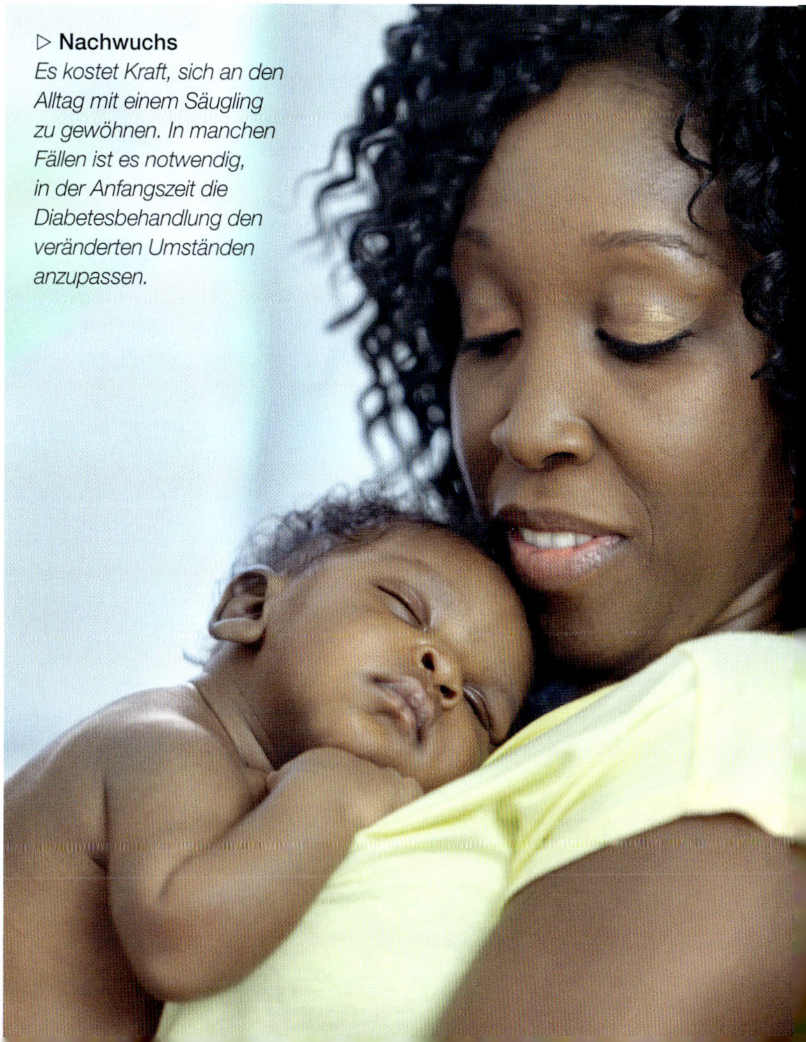

▷ **Nachwuchs**
Es kostet Kraft, sich an den Alltag mit einem Säugling zu gewöhnen. In manchen Fällen ist es notwendig, in der Anfangszeit die Diabetesbehandlung den veränderten Umständen anzupassen.

Regelmäßige Vorsorge

Für Menschen mit Diabetes gehören regelmäßige Arzttermine zum Alltag. Mehrere Routineuntersuchungen stehen jährlich an, zusätzliche Untersuchungen bei Bedarf, und einmal im Jahr sollte ein »großer Check-up« stattfinden. Betrachten Sie die Ärzte als Partner, mit deren Hilfe Sie Ihre Diabetesbehandlung und Gesamtgesundheit gut im Griff behalten, und informieren Sie sich über neue Entwicklungen.

Routineuntersuchungen

Normalerweise stehen drei bis vier Routineuntersuchungen pro Jahr an, manchmal auch mehr. Falls Sie das Bedürfnis haben, können Sie selbstverständlich zusätzliche Termine vereinbaren.

Bei der Routineuntersuchung wird der Blutzucker gemessen, manchmal auch der HbA1c-Wert (s. S. 31). Falls nötig, werden Sie gewogen und es werden weitere Tests durchgeführt, die sich aus der jährlichen Hauptuntersuchung ergeben haben. Ansonsten geht es um Ihre Diabetesbehandlung und eventuelle Probleme, die dabei auftreten. Die Termine unterstützen nicht nur das Diabetes-Management, sondern bieten auch Gelegenheit, Fragen zu stellen, das Vertrauensverhältnis zur Diabetesberaterin zu vertiefen und Ihr Wissen zu erweitern, beispielsweise über neue Geräte, Diabetikergruppen oder Forschungsprojekte.

Jährliche Untersuchung

Einmal im Jahr steht eine größere Untersuchung an, bei der alle körperlichen und psychologischen Aspekte berücksichtigt werden. Auch hier können Sie neue Informationen erhalten. Der Arzt untersucht Ihren Gesundheitszustand, macht Behandlungsvorschläge und überweist eventuell zu anderen Fachärzten. Da auch alle Ihre Sorgen und Fragen besprochen werden können, ist es ratsam, das Gespräch vorzubereiten und

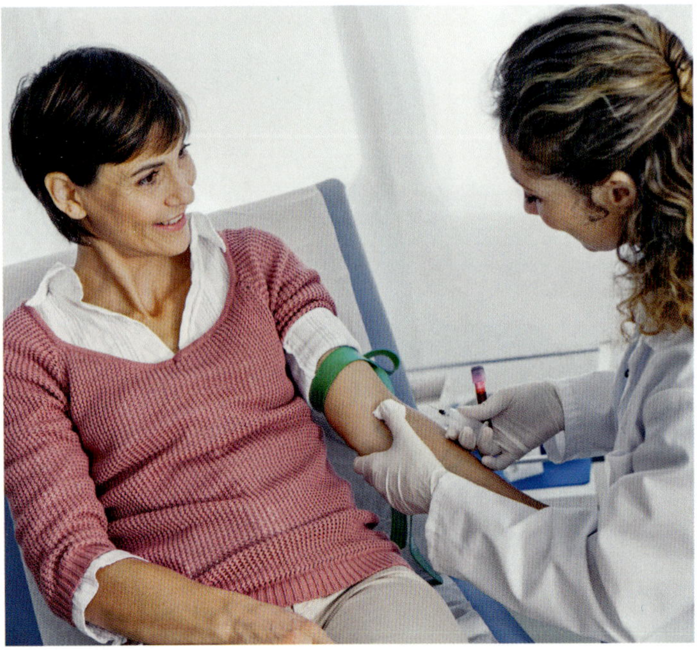

◁ **Blutabnahme**
Im Rahmen der regelmäßigen Kontrollen wird Blut abgenommen, um eine ausreichend große Menge für verschiedene Untersuchungen zu gewinnen. Die Blutabnahme kann vor oder während des Termins stattfinden.

AUF DEM LAUFENDEN BLEIBEN

Wer über aktuelle Entwicklungen gut informiert ist, kann sich in die Behandlungsplanung aktiv einbringen. So bleiben Sie auf dem Laufenden:

- Newsletter von nationalen Diabetes-Organisationen
- Kontakt mit anderen Betroffenen, z. B. Selbsthilfegruppen
- Newsletter der Hersteller Ihres Insulins, anderer Medikamente oder Geräte

Stichworte oder Fragen zu notieren. Falls Ihnen ein aktuelles Blutbild oder sonstige Ergebnisse anderer Untersuchungen zur Verfügung stehen, können Sie auch diese bei dem Termin besprechen.

Die jährliche Untersuchung kann an einem einzelnen Termin oder auf mehrere Termine verteilt stattfinden. Neben medizinischen Untersuchungen wird der Arzt fragen, ob Sie rauchen, Alkohol trinken oder Gesundheitsprobleme haben, die mit dem Diabetes in Zusammenhang stehen könnten, beispielsweise Beschwerden der Harnwege (s. S. 184–187) oder eine sexuelle Dysfunktion (s. S. 201). Auch psychologische Aspekte des Lebens mit Diabetes können bei dieser Gelegenheit besprochen werden, etwa

- ob Sie sich durch den Diabetes belastet, gestresst oder ausgebrannt fühlen (s. S. 110–111 und 176–179) und vielleicht psychologische Hilfe brauchen,
- wie es um Ihre Ernährung und Ihr Essverhalten steht und ob Sie eine Ernährungstherapie benötigen,
- (bei Frauen) ob ein Kinderwunsch besteht und wie Sie sich auf eine Schwangerschaft vorbereiten.

Im Anschluss an die Untersuchung legt der Arzt mit Ihnen gemeinsam einen Behandlungsplan fest. Dieser kann

JÄHRLICHE UNTERSUCHUNGEN

Blutuntersuchung auf Lipide (Cholesterin und Blutfette), Glukose und eventuell HbA1c (s. S. 31)

Blut- und Urinuntersuchung zur Überprüfung der Nierenfunktion

Blutdruckmessung, um Funktion von Herz und Kreislauf zu beurteilen

Ermittlung von Körpergröße und Gewicht, um den Body-Mass-Index zu berechnen; Messung des Taillenumfangs (s. S. 92–93)

Untersuchung von Füßen und Beinen, um Durchblutung und Nervenfunktion zu prüfen. Dient der Früherkennung von peripheren Durchblutungsstörungen oder peripherer Neuropathie (s. S. 188–190).

Untersuchung der Netzhaut, um Veränderungen festzustellen, die auf eine Netzhauterkrankung hindeuten können (s. S. 180–181)

Bei Patienten, die Insulin spritzen, Begutachtung der Injektionsstellen, um Fettablagerungen in der Haut zu erkennen (siehe Lipohypertrophie, S. 198)

Änderungen der bisherigen Therapie beinhalten, außerdem neue Medikamente, zusätzlich erforderliche Untersuchungen und eventuell Kontaktinformationen von Personen oder Institutionen, bei denen Sie weitere Informationen oder Hilfe bekommen. Möglicherweise werden Sie auch zu einer Diabetes-Schulung oder einem Vortrag eingeladen. Ihr Arzt behält ein Exemplar des Behandlungsplans, ein zweites Exemplar bekommen Sie als Patient, um sich die Inhalte jederzeit ins Gedächtnis zu rufen.

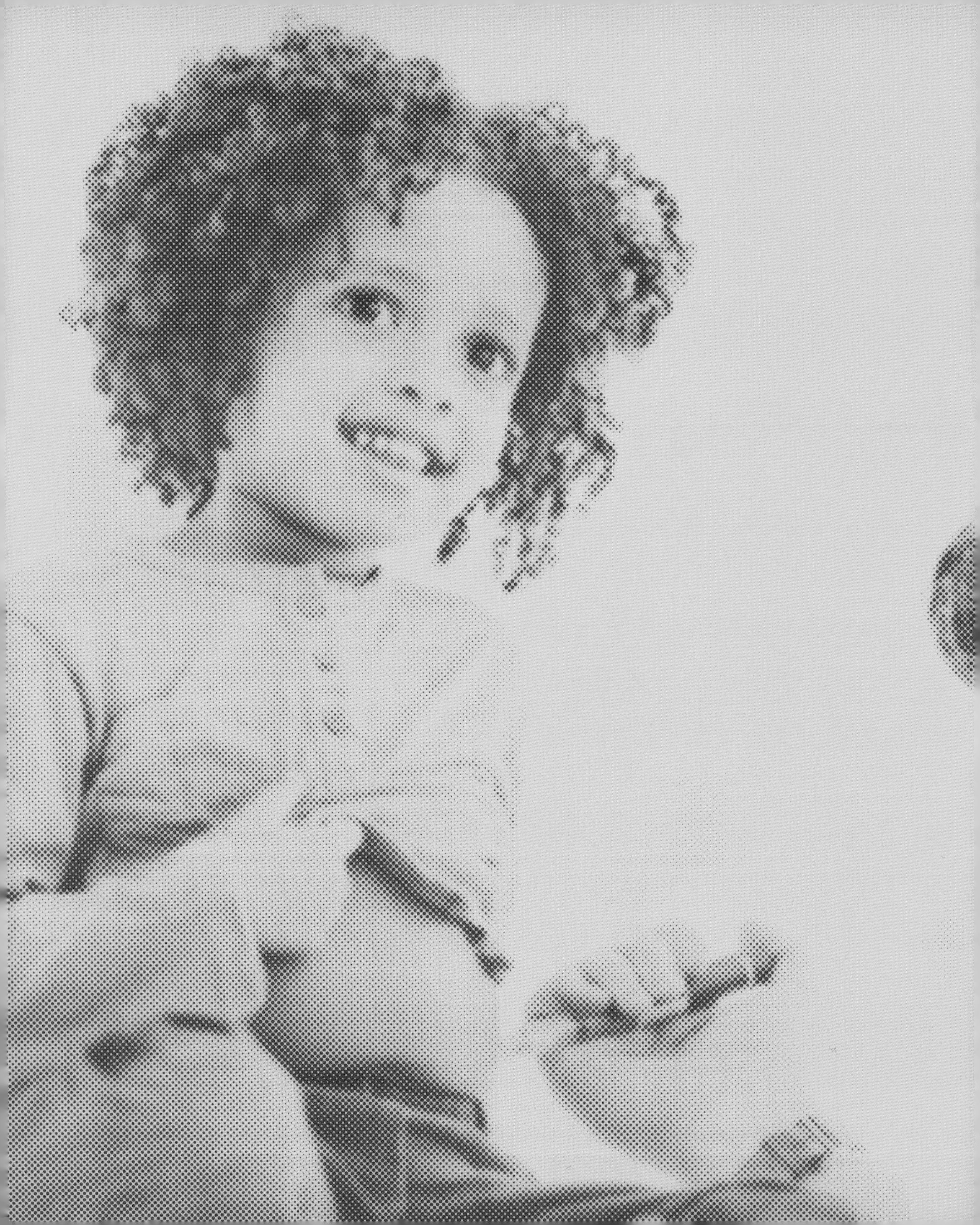

Kinder und Jugendliche

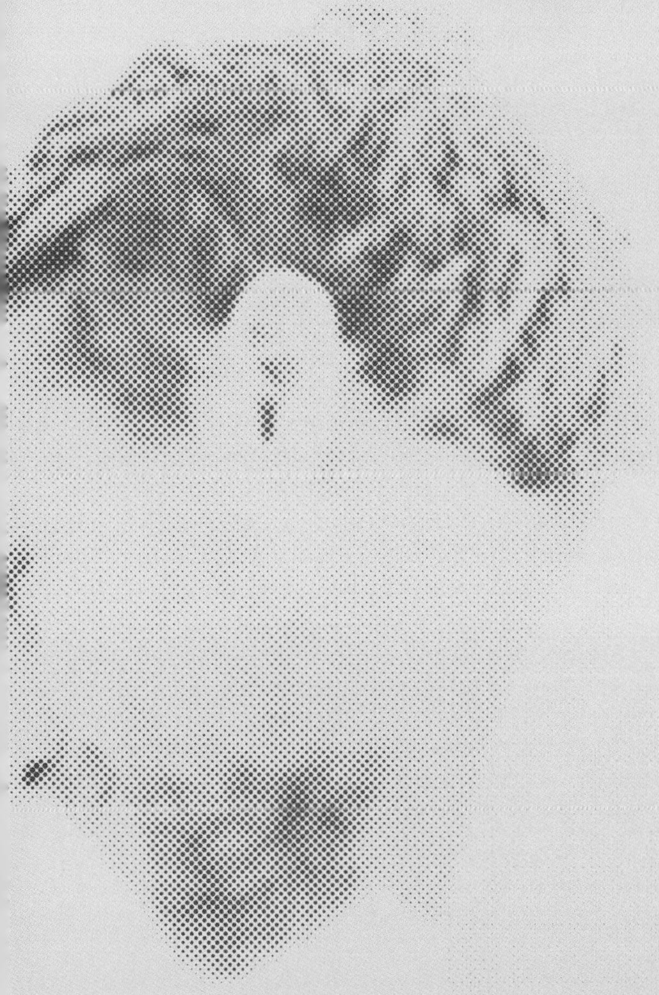

Säuglinge und Kleinkinder

Die Versorgung eines kleinen Kindes mit Diabetes ist für Eltern eine große Herausforderung. Sie haben Medikation und Blutzucker zu überwachen, ganz besonders auf eine gesunde Ernährung zu achten und bei Unterzuckerung müssen sie jederzeit schnell und richtig reagieren. Von der emotionalen Belastung ganz zu schweigen. In dieser Situation ist es hilfreich, sich Unterstützung zu holen.

Die Diagnose

Diabetes kommt zwar bei Kindern unter fünf Jahren selten vor, aber es ist schon möglich, dass bei Babys und Kleinkindern ab dem ersten Jahr ein Diabetes Typ 1 auftritt. Die Symptome, beispielsweise die Ausscheidung großer Urinmengen und Durst, sind dann ähnlich wie bei Erwachsenen (s. S. 18–19). Sie können schnell auftreten, manchmal binnen weniger Tage oder einer Woche. Wenn die Diagnose feststeht, können sich Eltern ausführlich vom Arzt und dem Diabetes-Team beraten lassen.

ALLE BETREUER DES KINDES INFORMIEREN

Alle, die sich um das Kind kümmern, müssen genau über seine Erkrankung und die nötige Behandlung informiert sein. Ihr Arzt kann Sie dabei beraten, welche Informationen Sie am besten wie vermitteln sollten.

- Erklären Sie den Betreuenden, was Diabetes bedeutet, welche Behandlungen und Messungen wann notwendig sind.
- Erläutern Sie genau, wie Blutzucker gemessen und Insulin injiziert wird – eventuell mehrmals, bis die Betreuer mit den Schritten vertraut sind.
- Weisen Sie auf die Ernährungsbedürfnisse des Kinds hin (s. S. 148–149) und erklären Sie, warum sie beachtet werden müssen.
- Verdeutlichen Sie, woran eine Unterzuckerung zu erkennen ist (s. S. 62–65) und welche Maßnahmen in dem Fall zu ergreifen sind (s. S. 154–155).
- Erläutern Sie auch die Symptome einer Überzuckerung (s. S. 68–69).
- Lassen Sie den Betreuenden wissen, was zu tun ist, wenn sich das Kind unwohl fühlt und erbricht.

Die emotionale Seite

Wenn bei einem kleinen Kind Diabetes diagnostiziert wird, erleben Eltern die verschiedensten Gefühle – Zorn, Schuld, Angst, Traurigkeit und mehr. Viele junge Eltern machen sich Sorgen, ob sie den Anforderungen der alltäglichen Versorgung gewachsen sind, und die vielen Aspekte des Krankheits-Managements, die nun auf sie zukommen, bürden ihnen eine noch größere Verantwortung auf. Das Kind muss zu regelmäßigen Zeiten essen, Blutzucker muss gemessen und Insulin gespritzt werden. Kleine Kinder können nicht sagen, wie sie sich fühlen, darum müssen Eltern darauf achten, dass der Blutzucker nicht zu stark abfällt und das Kind unterzuckert (s. S. 62–65 und 154–155)

Es gibt jedoch verschiedene Unterstützungs- und Informationsangebote. Bei den routinemäßigen Vorsorgeuntersuchungen, bei denen auch Wachstum und Entwicklung des Kindes begutachtet werden, steht der Kinderarzt den Eltern für Fragen zur Verfügung. In Schulungen können sie beispielsweise lernen, wie sie den Blutzuckerspiegel des Kindes im Zielbereich halten (s. S. 150–151) und was sie außerdem tun können, damit ihr Kind möglichst gesund aufwächst.

Freunde und Familie einbeziehen

Freunde und Familie werden auf die Diagnose sicherlich besorgt reagieren und mehr wissen wollen. Wie viel Sie mitteilen, ist Ihre Entscheidung. Alle Personen, die sich um das Kind kümmern, müssen aber genau informiert werden: Mitarbeiter der Kita, Tagesmutter, Babysitter oder Großeltern (siehe Kasten gegenüber). Rechnen Sie dabei mit unterschiedlichen Reaktionen.

Personen, die Ihnen nahestehen, sind möglicherweise unsicher, wie sie mit dem Kind umgehen sollen. Für Eltern, die sich selbst noch in die neue Situation einfinden müssen, kann es schwierig sein, andere zu beruhigen. Versuchen Sie zu vermitteln, was Sie durchmachen, aber haben Sie auch Verständnis für die Gefühle anderer. Wenn Sie weitere Kinder haben, achten Sie darauf, dass diese sich durch das kranke Geschwisterchen nicht zurückgesetzt fühlen. Nehmen Sie sich Zeit, ihre Fragen zu beantworten und ihre Sorgen zu zerstreuen.

Vermitteln Sie, was Sie durchmachen, aber haben Sie auch Verständnis für die Gefühle anderer.

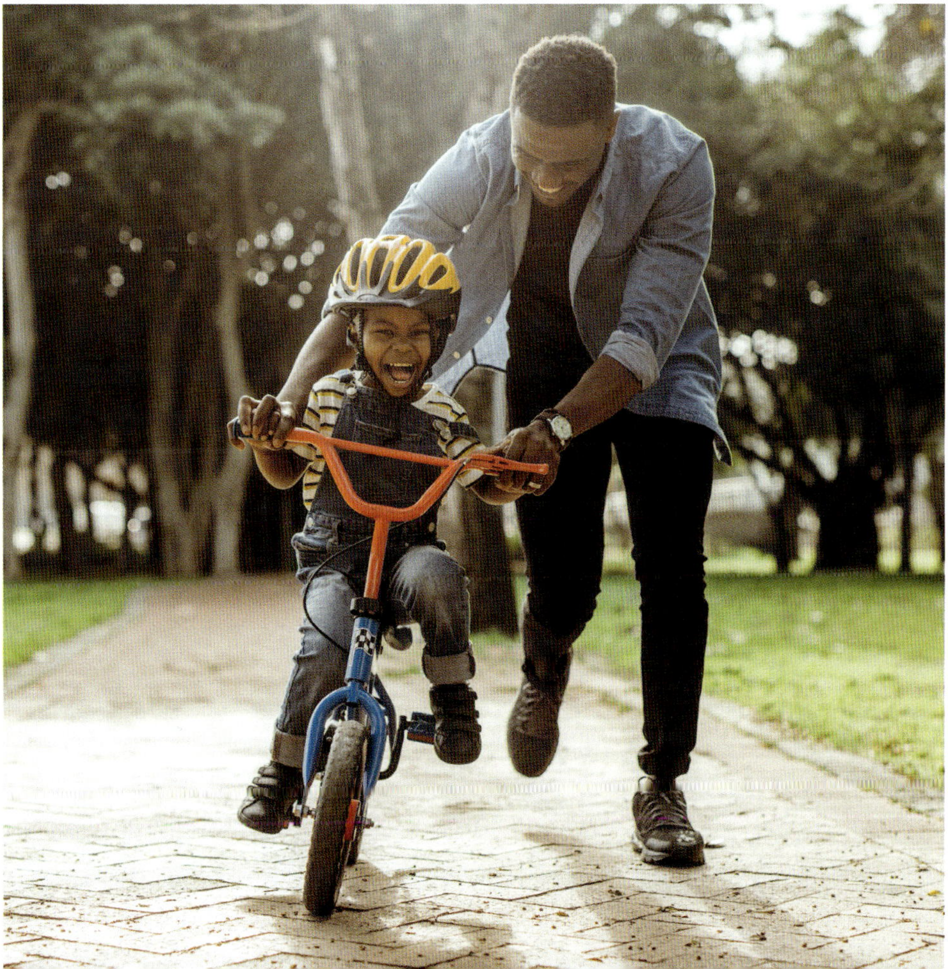

◁ **Unbeschwert** *Eltern eines kleinen Kindes mit Diabetes haben schwierige Aufgaben zu bewältigen und große Verantwortung. Trotzdem sind unbeschwerte, vergnügte Zeiten möglich und für alle Beteiligten wichtig.*

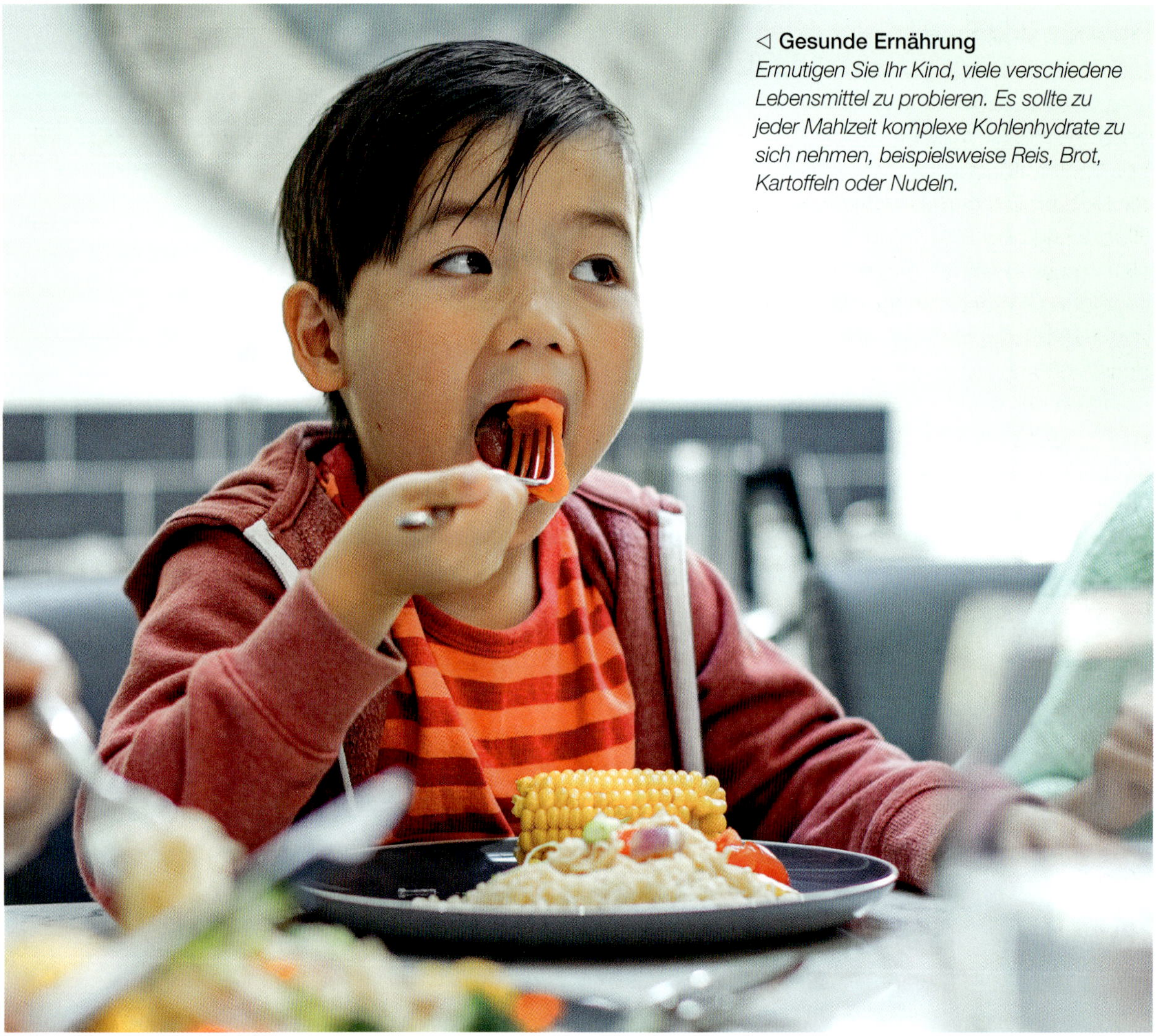

◁ **Gesunde Ernährung**
Ermutigen Sie Ihr Kind, viele verschiedene Lebensmittel zu probieren. Es sollte zu jeder Mahlzeit komplexe Kohlenhydrate zu sich nehmen, beispielsweise Reis, Brot, Kartoffeln oder Nudeln.

Säuglinge und Kleinkinder:
Essen und Trinken

Es ist sinnvoll, Kinder frühzeitig an regelmäßige Mahlzeiten zu gewöhnen, nicht nur bei Diabetes. Sobald das Kind feste Nahrung isst, sollte Vielfalt auf den Teller kommen. Kohlenhydrate sind wichtig, um den Blutzucker zu regulieren und Unterzuckerung zu vermeiden (s. S. 154–155).

DIE NAHRUNGSAUFNAHME DES KINDES ÜBERWACHEN

- Mahlzeiten dienen der Ernährung, aber auch der Gemeinschaft. Vermeiden Sie Auseinandersetzungen über das Essen.
- Es ist kein Drama, wenn das Kind nicht zu jeder Mahlzeit gesunde Lebensmittel isst. Wichtig ist die Gesamtbilanz.
- Fragen Sie bei Problemen den Arzt, ob sich das Insulin auf das aktuelle Essverhalten des Kindes abstimmen lässt.

Abwechslungsreich essen

Kleinkinder brauchen eine abwechslungsreiche Ernährung, damit sie sich gesund entwickeln. Wenn Sie stillen, wird der Nährstoffbedarf des Babys durch die Muttermilch gedeckt. Wenn aber der Blutzuckerspiegel des Kindes zu stark sinkt, muss eventuell Flaschennahrung zugefüttert werden. Ist der Wert ständig zu hoch oder zu niedrig, sollte die Insulindosierung angepasst werden.

Wenn das Kind abgestillt ist, muss es verschiedene Lebensmittel zu sich nehmen, darunter komplexe Kohlenhydrate wie Brot, Reis, Nudeln und Kartoffeln. Das Kind muss zu den Mahlzeiten und zwischendurch ausreichend Kohlenhydrate essen, damit der Blutzucker möglichst wenig vom Zielbereich abweicht (s. S. 150–151). Als Zwischenmahlzeiten eignen sich beispielsweise Joghurt, Milchshakes, Müsliriegel oder Obst.

Ab und zu eine weniger gesunde Mahlzeit schadet dem Kind nicht. Wichtig ist eine insgesamt ausgewogene Ernährung.

Verweigerung und Abneigungen

Kinder sind manchmal wählerisch, und ihre Ernährungsvorlieben können sich schnell verändern. Das kann frustrierend sein, wenn man sich bemüht, den Blutzucker durch richtige Ernährung im Zielbereich zu halten. Bleiben Sie ruhig, wenn das Kind nicht essen will. Halten Sie eine Alternative bereit, vielleicht ein Lieblingsgericht, mit dem sich das Kind zum Essen verführen lässt. Mehr als zwei Auswahlmöglichkeiten sollten Sie aber nicht anbieten, sonst können Mahlzeiten schnell zum Machtkampf zwischen Eltern und Kind werden.

Das Kind braucht regelmäßig Kohlenhydrate, damit der Blutzucker im Zielbereich bleibt.

Snacks am Abend

Sobald das Kind durchschläft, muss es abends genug essen, damit der Blutzuckerspiegel über Nacht nicht abfällt. Im Zweifelsfall können Sie dem Kind vor dem Schlafengehen noch eine Kleinigkeit zu essen geben und später am Abend den Blutzucker messen. Ist der Wert zu niedrig, geben Sie dem Kind ein Getränk oder einen Snack, der unkompliziert zu essen ist. Falls der Blutzucker regelmäßig zu hoch oder zu niedrig ist, müssen Sie die Insulindosis anpassen. Wenn das Kind älter wird und mehr Zeit zwischen Abendessen und Schlafenszeit vergeht, ist es einfacher, den Bedarf für die Nacht einzuschätzen.

Auswärts essen

Selbstverständlich können Sie auch mit einem Kind, das Diabetes hat, im Restaurant oder bei Freunden essen. Fast Food und Gerichte zum Mitnehmen liefern Kohlenhydrate und kommen bei Kindern gut an, und bei Partys lässt sich am Büfett immer etwas Passendes finden.

Wenn Sie nicht wissen, was serviert wird oder wann es Essen gibt, nehmen Sie für den Notfall etwas mit, das Ihr Kind gern isst. Packen Sie auch Traubenzucker oder andere schnell wirksame Kohlenhydrate ein, um bei einer Unterzuckerung schnell reagieren zu können, außerdem langsam wirkende Kohlenhydrate, um den Blutzucker anschließend auf dem höheren Niveau zu halten.

Säuglinge und Kleinkinder: Blutzucker-Management

Eltern müssen von Anfang an den Blutzuckerspiegel des Kindes genau überwachen, um die Weichen für seine spätere Gesundheit zu stellen und die Gefahr von Komplikationen zu verringern. Auch für die gesunde Entwicklung und das Wohlbefinden des Kindes ist das Blutzucker-Management wichtig.

Der Zielbereich

Auch bei Kindern mit Diabetes geht es darum, den Blutzucker im Zielbereich zu halten: 4–7 mmol/l (70–125 mg/dl) vor dem Essen, 5–10 mmol/l (90–180 mg/dl) danach und ein HbA1c-Wert von 48 bis 58 mmol/mol Hb (6,5-7,5 %), s. S. 31. Diese Ergebnisse lassen sich nicht immer exakt erreichen, aber wenn Sie über die Werte Buch führen, erkennen Sie Muster, um Maßnahmen zu ergreifen.

Anfangs ist es nicht leicht, den Blutzucker zu messen und dem Kind Insulin zu spritzen. Für eine erfolgreiche Behandlung ist es aber nötig, regelmäßig den Blutzuckerwert vor und/oder nach den Mahlzeiten und mindestens fünfmal am Tag zu ermitteln. So können Sie Behandlung, Bewegung und Nahrung des Kindes auf die Ergebnisse abstimmen. Der Blutzucker vor dem Schlafengehen sollte nicht unter 5,6 mmol/l (100 mg/dl) sein.

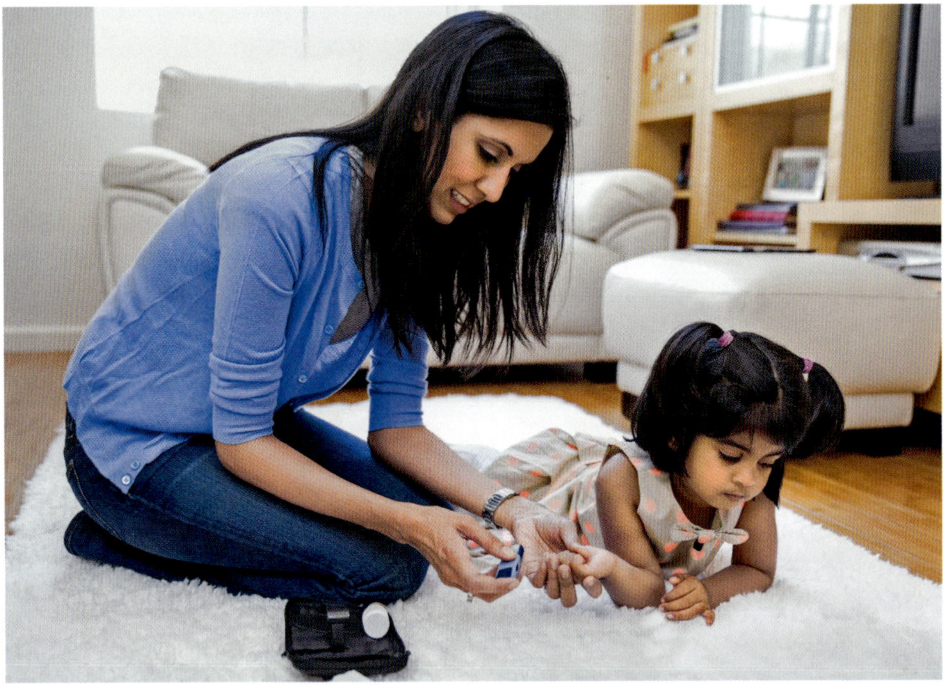

▷ **Blutzuckermessung beim Kind** *Bleiben Sie beim Messen des Blutzuckers möglichst entspannt und erledigen Sie den Test zügig und effizient. Danach nehmen Sie die Beschäftigung, der Sie vorher mit dem Kind nachgegangen sind, wieder auf.*

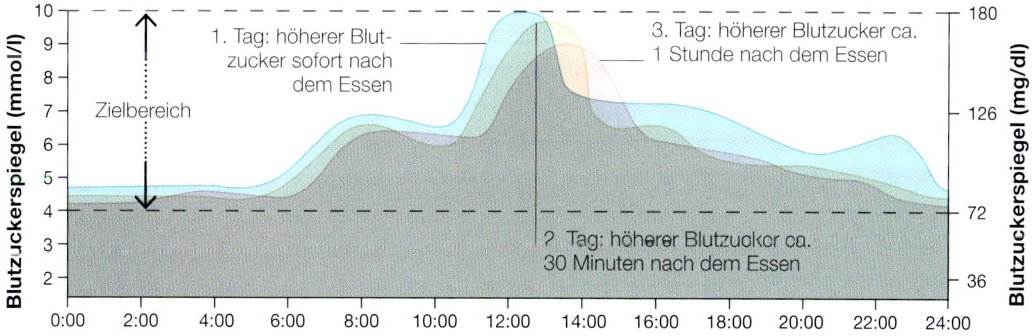

△ **Muster der Messwerte**
Aus dem Muster der Messungen über mehrere Tage lassen sich wiederkehrende hohe oder niedrige Blutzuckerwerte ablesen.

Muster erkennen

Veränderungen der Medikation, Bewegung oder Nahrungsaufnahme des Kindes sollten sich nicht an einzelnen Ergebnissen orientieren, sondern an Mustern. Wenn beispielsweise an mehreren aufeinanderfolgenden Tagen der Blutzuckerspiegel zur gleichen Zeit erhöht ist, liegt ein Muster vor. Finden Sie die Ursache heraus, und ergreifen Sie entsprechende Maßnahmen. Lässt sich keine eindeutige Ursache für zu hohe oder zu niedrige Werte finden, muss eventuell die Insulindosis angepasst werden (s. S. 48–51). Die darauffolgenden Messungen werden zeigen, wie gut die Veränderung angeschlagen hat.

Ein erhöhter Blutzuckerspiegel sollte nur wenige Tage andauern (selbst wenn es dem Kind gut geht), sonst erhöht sich die Gefahr, dass das Kind Symptome entwickelt (s. S. 68–69), anfällig für Infektionen wird oder im Organismus Ketone anfallen (s. S. 71). Andererseits sollte der Blutzuckerspiegel über 4 mmol/l gehalten werden, um Unterzuckerung zu vermeiden. Unterzuckert das Kind, handeln Sie sofort (s. S. 154–155).

Wenn das Kind mit zunehmendem Alter Verhalten und Beschäftigungen ändert, muss meist die Diabetesbehandlung angepasst werden. Vielleicht braucht es ein anderes Insulin oder einen anderen Spritzrhythmus (s. S. 44–47), vielleicht muss die Ernährung umgestellt werden, eventuell auch beides. Dosisanpassungen erfolgen stets in enger Absprache mit dem Diabetesteam.

Das Blutzucker-Management für Kinder unterscheidet sich nicht von dem für Erwachsene.

BLUTZUCKER-MANAGEMENT FÜR KINDER

- Orientieren Sie sich nicht an einzelnen Werten, sondern an Tendenzen und Mustern. Nur eine Unterzuckerung muss sofort behandelt werden.
- Der Austausch (persönlich oder online) mit anderen Familien, die Kinder mit Diabetes haben, kann praktisch und emotional unterstützend sein.
- Informieren Sie sich über neue Technologien, die die Behandlung vereinfachen könnten, z. B. CGM/FGM oder spezielle Insulinpens für Kinder.
- Nutzen Sie Arzttermine, um Fragen zu stellen, über Ihre Sorgen zu sprechen und sich über neue Entwicklungen zu informieren.

Säuglinge und Kleinkinder: Blutzucker und Insulin

Auch wenn Ihnen das regelmäßige Spritzen bei Ihrem Kind schwerfällt: Insulin ist für Ihr Kind lebenswichtig, und Blutzuckertests werden immer zu seinem Alltag gehören. Im Interesse der langfristigen Gesundheit sollte der Blutzuckerspiegel bereits vom Tag der Diagnose an möglichst im Zielbereich gehalten werden.

Dosierung und Zeitplan

Die genauen Uhrzeiten, zu denen Sie den Blutzucker messen und Ihrem Kind Insulin spritzen, werden schwanken. Ein fester Grundrhythmus muss aber vorhanden sein, beispielsweise könnte eine Insulin-Injektion zu einer oder mehreren Mahlzeiten sowie Messungen kurz vor oder 2 Stunden nach dem Essen erforderlich sein.

Die Insulindosierung wird sich mit der Zeit verändern. In den ersten beiden Jahren nach der Diagnose brauchen kleine Kinder häufig nur geringe Mengen Insulin. Danach erhöht sich der Bedarf.

Während eines Wachstumsschubs kann es notwendig werden, die Dosis häufiger zu erhöhen. Vielleicht müssen auch der Insulintyp oder der Injektionsrhythmus gelegentlich auf die Entwicklungsstufe des Kindes abgestimmt werden. Solche Anpassungen gehören zum täglichen Leben mit Diabetes. Eltern (und später die Kinder) müssen lernen, sie durchzuführen. Dabei hilft der behandelnde Arzt.

Insulin spritzen

Insulin-Injektionen werden auch bei Kindern vorgenommen wie beschrieben (s. S. 56–57). Waschen Sie die Hände und legen Sie alles Nötige bereit. Bleiben Sie ruhig und übereilen Sie nichts.

- Bereiten Sie das Injektionsgerät vor, inklusive einer Nadel.
- Ziehen Sie die korrekte Insulindosis auf oder stellen Sie den Pen darauf ein. Kolben drücken, bis ein Tropfen austritt.
- Das Kind sollte sicher, aber bequem – gern auch auf Ihrem Schoß – sitzen. Stechen Sie eine gut erreichbare Stelle ein – Arm, Bauch oder Gesäß. Lassen Sie sich das Spritzen von Ihrem Arzt zeigen.
- Nach dem Einstich bis 10 zählen, dann die Spritze herausziehen und außerhalb der Reichweite des Kindes ablegen.
- Lenken Sie das Kind danach ab. Geben Sie ihm aber nicht das Gefühl, dass etwas Schimmes passiert sei, der Vorgang muss zur Normalität werden!
- Sobald wie möglich die Nadel sicher entsorgen und das Injektionsgerät an seinen Aufbewahrungsplatz legen.

Während eines Wachstumsschubs kann es notwendig sein, die Insulindosis des Kindes häufiger zu erhöhen.

Widerstände

Es wird vorkommen, dass sich das Kind der Blutzuckermessung oder Injektion widersetzt. Überlegen Sie, wie Sie es zum Zähneputzen oder anderen Gesundheitsvorsorgemaßnahmen motivieren, und versuchen Sie, die Diabetesbehandlung ebenso selbstverständlich in den Tag einzubauen. Kleine Kinder setzen sich manchmal energisch gegen die Injektion oder Messung zur Wehr, lassen sich aber danach leicht ablenken. Es kann bei Eltern Schuldgefühle auslösen, einem Kind trotz Gegenwehr eine Injektion zu geben oder den Blutzucker zu messen. Meistens hilft aber eine kleine Belohnung. Nehmen Sie das Kind in den Arm, schauen Sie ein Bilderbuch an oder spielen Sie gemeinsam mit einem Lieblingsspielzeug. So verknüpft das Kind den »Pieks« mit etwas Positivem. Es kann allerdings schwierig sein, sich immer wieder neue Belohnungen zu überlegen.

WAS TUN, WENN DAS KIND WIDERSTAND LEISTET?

- Erklären Sie, was Sie tun wollen, und tun Sie es sofort. Ankündigungen (»in fünf Minuten«) verstärken die Angst nur.
- Halten Sie das Kind beim Blutzuckermessen oder Spritzen fest auf dem Schoß.
- Bitten Sie andere Familienmitglieder bei Bedarf um Hilfe.
- Lassen Sie das Kind helfen, wenn es möchte und alt genug ist.
- Nehmen Sie das Kind anschließend in den Arm und loben Sie es, aber ohne Begriffe wie »Tapferkeit« zu gebrauchen.

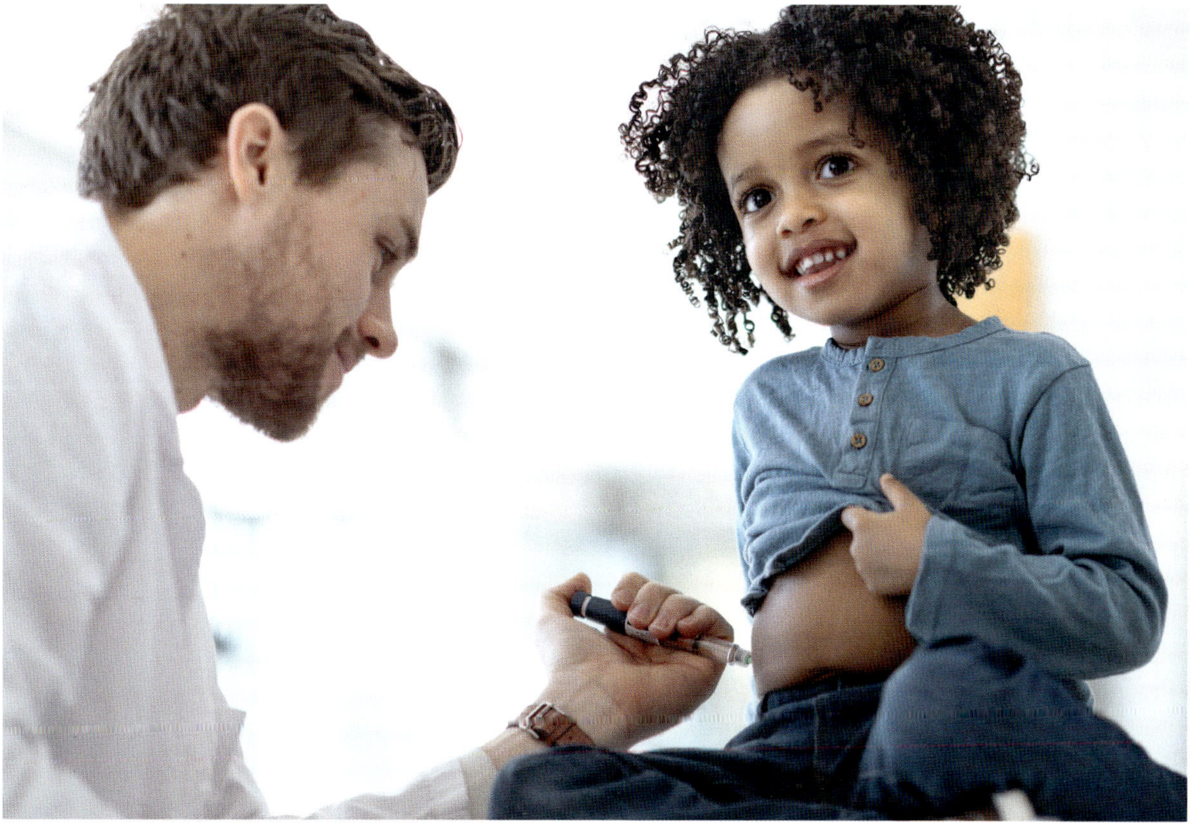

▽ **Insulinspritze** *Um Probleme zu vermeiden, ist es wichtig, die Injektionsstelle regelmäßig zu wechseln.*

Säuglinge und Kleinkinder: Verhalten bei Unterzuckerung

Unterzuckerung ist eine Begleiterscheinung der Insulinbehandlung und kann auch bei kleinen Kindern auftreten. Wer aber die Warnzeichen kennt und sorgfältig auf sie achtet, kann schnell Maßnahmen ergreifen, damit es dem Kind besser geht.

Warnzeichen erkennen

Die Symptome einer Unterzuckerung sind von Kind zu Kind verschieden, wiederholen sich aber, sodass Eltern schnell lernen, sie zu erkennen. Zu einer Unterzuckerung kann es auch kommen, wenn das Kind

- körperlich besonders aktiv war, dies aber nicht durch weniger Insulin oder mehr Nahrung ausgeglichen wurde,
- bei mehreren Mahlzeiten weniger als üblich zu sich genommen hat,
- seit kurzer Zeit eine höhere Insulindosis erhält,
- überhitzt oder
- krank ist (vor allem Erbrechen).

Ein Blutzuckertest zeigt schnell, ob der Spiegel unter 4 mmol/l bzw. 72 mg/dl gesunken ist. Ist ein Testen gerade nicht möglich, schadet es bei Verdacht auf Unterzuckerung nicht, das Kind zu stillen oder ihm die Flasche zu geben. Ältere Kinder können ein glukosehaltiges Getränk bekommen, um den Blutzuckerspiegel anzuheben. Je schneller Sie handeln, desto schneller erholt sich das Kind.

Ein Blutzuckertest zeigt schnell, ob beim Kind eine Unterzuckerung vorliegt.

SOFORT DEN NOTARZT RUFEN, WENN …

- die Behandlung (siehe unten und gegenüber) nicht anschlägt und die Unterzuckerung anhält.
- das Kind bewusstlos wird und niemand eine Glukagon-Injektion geben kann (oder kein Glukagon zur Verfügung steht).
- das Kind Atembeschwerden hat.
- das Kind einen Krampfanfall hat. Haltes Sie es nicht fest, aber sorgen Sie dafür, dass es sich nicht verletzen kann.

Unterzuckerung behandeln

Weil Unterzuckerungen unberechenbar auftreten, sollten Sie immer Glukosetabletten, ein zuckerhaltiges Getränk oder Nahrung griffbereit haben. Nächtlicher Unterzuckerung lässt sich vorbeugen, indem Sie das Kind vor dem Schlafengehen füttern. Alternativ wecken Sie das Kind nachts zum Füttern. Tagsüber gleichen regelmäßige Mahlzeiten und Zwischenmahlzeiten die Insulindosen aus. Wenn das Kind einmal auffallend wenig zu sich nimmt, sollten Sie die nächste Insulindosis verkleinern.

Wenn Sie wissen, dass das Kind besonders aktiv sein wird, geben Sie ihm vorher mehr zu essen oder verringern Sie die Insulindosis. Weil der Blutzuckerspiegel einige Stunden nach der Bewegung sinkt, sollte das Kind dann etwas essen.

MASSNAHMEN BEI STARKER UNTERZUCKERUNG

Wird eine starke Unterzuckerung nicht behandelt, kann das Kind bewusstlos werden oder Krampfanfälle bekommen. Diese haben nichts mit Epilepsie zu tun, sie sind eine Reaktion des Gehirns auf den niedrigen Glukosespiegel. Bleiben Sie ruhig und ergreifen Sie die folgenden Maßnahmen, damit sich das Kind schnell wieder erholt.

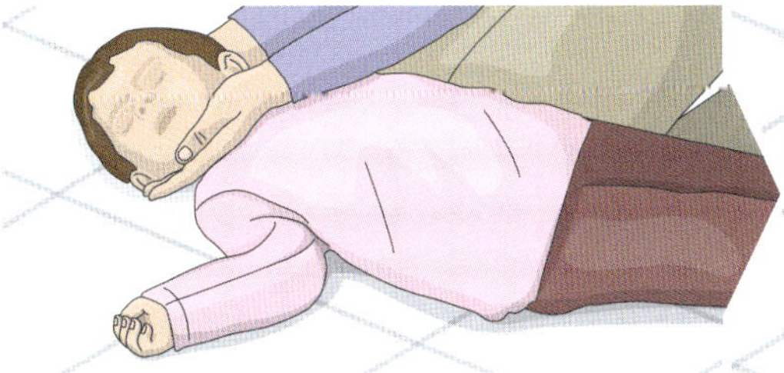

1 Bei einem Krampfanfall sofort prüfen, ob die Atemwege frei sind. Sorgen Sie dafür, dass sich das Kind nicht verletzen kann, und rufen Sie den Notarzt.

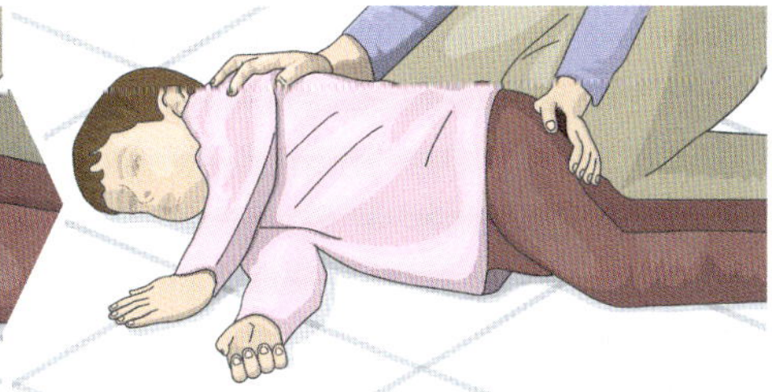

2 Atmet das Kind normal, legen Sie es auf die Seite. Den Hals leicht überstrecken, damit die Atemwege frei bleiben. Bei einem Krampfanfall zuerst warten, bis dieser abgeebbt ist.

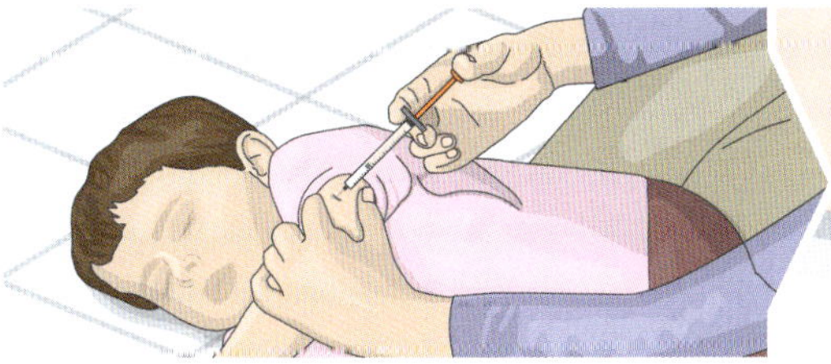

3 Glukagon-Nasenspray (ab 4 Jahren) verabreichen oder eine Glukagon-Injektion vorbereiten (s. S. 67) und sehr langsam in Arm, Gesäß oder Bein spritzen. Dem Kind nichts zu essen oder trinken geben, damit es sich nicht verschluckt.

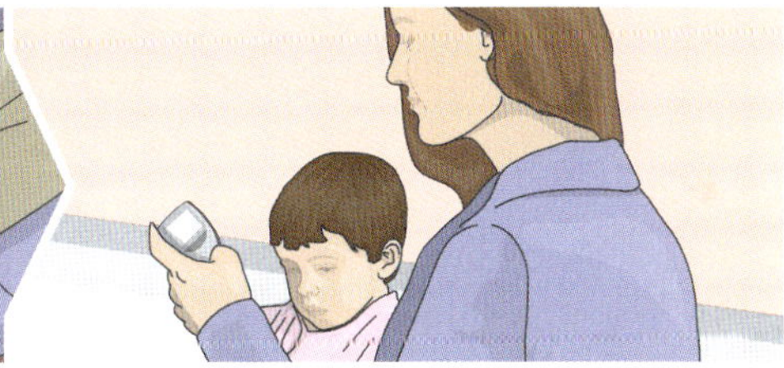

4 Wenn das Kind wieder bei Bewusstsein ist, kann es aufgrund der Glukagon-Injektion erbrechen. Setzen Sie es aufrecht und messen Sie sobald wie möglich den Blutzucker.

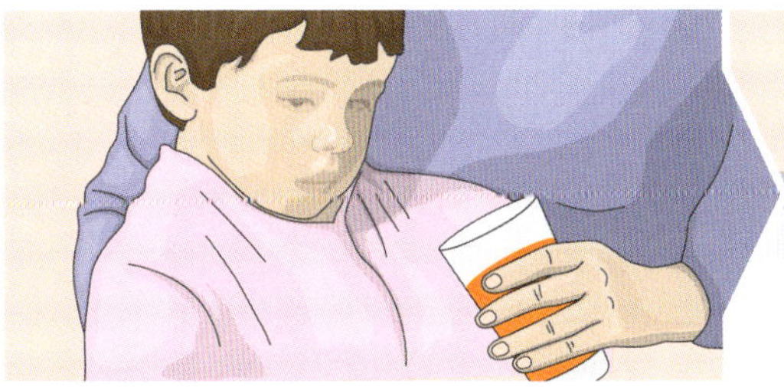

5 Wenn sich das Kind weiter erholt, sollte es etwas Kohlenhydrathaltiges essen oder trinken, damit der Blutzuckerspiegel nicht wieder absinkt.

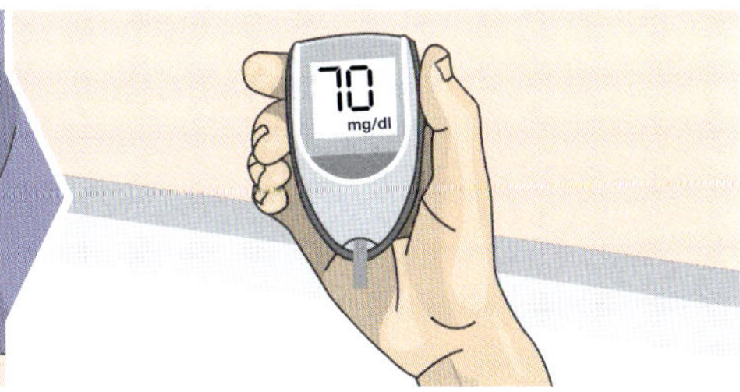

6 Messen Sie den Blutzucker alle 30 Minuten, bis er über 4 mmol/l bzw. 70 mg/dl liegt und Sie sicher sind, dass sich das Kind vollständig erholt hat.

Grundschulalter

Ob Ihr Kind seit dem Säuglingsalter an Diabetes leidet oder die Diagnose erst kürzlich gestellt wurde: Im Alter zwischen 5 und 12 Jahren wird es allmählich unabhängiger. Das Kind versteht jetzt mehr und kann lernen, Mitverantwortung für sein Diabetes-Management zu übernehmen. Damit es sich wohlfühlt und an allen Aktivitäten teilnehmen kann, braucht es aber weiterhin die Unterstützung von Eltern und Lehrern.

Diabetes, Ihr Kind und Sie

Wenn Diabetes schon im Kindesalter auftritt, handelt es sich meist um Diabetes Typ 1 (s. S. 12–13), der mit Insulin behandelt wird. Wird das Kind größer, steigt sein Insulinbedarf. Wegen neuer Aktivitäten in der Schule und veränderten Essenszeiten muss die Dosierung häufiger angepasst werden. Seltener kommen bei Kindern im Grundschulalter Diabetes Typ 2 (s. S. 14–15) oder MODY (Erwachsenendiabetes bei Jugendlichen, s. S. 16–17) vor, allerdings steigen die Fallzahlen auch in dieser Altersgruppe.

Eltern sind zwar weiterhin für die Behandlung der Erkrankung zuständig, können aber jetzt allmählich beginnen, das Kind ins Diabetes-Management einzubeziehen. Dabei muss darauf geachtet werden, dass die Krankheit das Leben des Kindes nicht beherrscht. Es ist nicht leicht, dabei ein gutes Gleichgewicht zu finden. Beratungsgespräche beim Arzt sind hilfreich. Sehr nützlich ist auch der Kontakt mit anderen betroffenen Familien, um sich über praktische Aspekte auszutauschen, aber auch um Sicherheit und emotionale Unterstützung zu finden.

Andere informieren

Grundsätzlich entscheiden Eltern selbst, wen sie über den Diabetes des Kindes informieren wollen. Ist die Diagnose noch frisch, möchten Sie vielleicht erst mit der neuen Situation umgehen lernen, bevor Sie andere einweihen. Wahrscheinlich werden Sie zuerst mit Familie und engen Freunden sprechen, die Ihnen und dem Kind wertvolle Unterstützung geben können.

Außerdem sollten Lehrer und andere Mitarbeiter der Schule, mit denen das Kind im Alltag direkten Umgang hat, über den Diabetes informiert werden.

DAS KIND INS DIABETES-MANAGEMENT EINBEZIEHEN

So helfen Sie dem Kind, seine Erkrankung besser zu verstehen und erste Mitverantwortung für die Behandlung zu übernehmen:

- Versuchen Sie, alle Fragen des Kindes zu seinem Diabetes möglichst klar und leicht verständlich zu beantworten.
- Lassen Sie das Kind bei der Behandlung aktiv mitwirken. Es könnte beispielsweise die Dosierung am Insulinpen einstellen.
- Ältere Kinder sollten sich ruhig Websites, Apps oder Bücher zum Thema anschauen und bei der Auswahl von Hilfsmitteln ein Mitspracherecht haben.
- Die Bereitschaft zur Mitverantwortung ist von Kind zu Kind verschieden und schwankt auch mit der Zeit. Wenn das Kind vorübergehend das Interesse verliert, müssen Sie übernehmen.

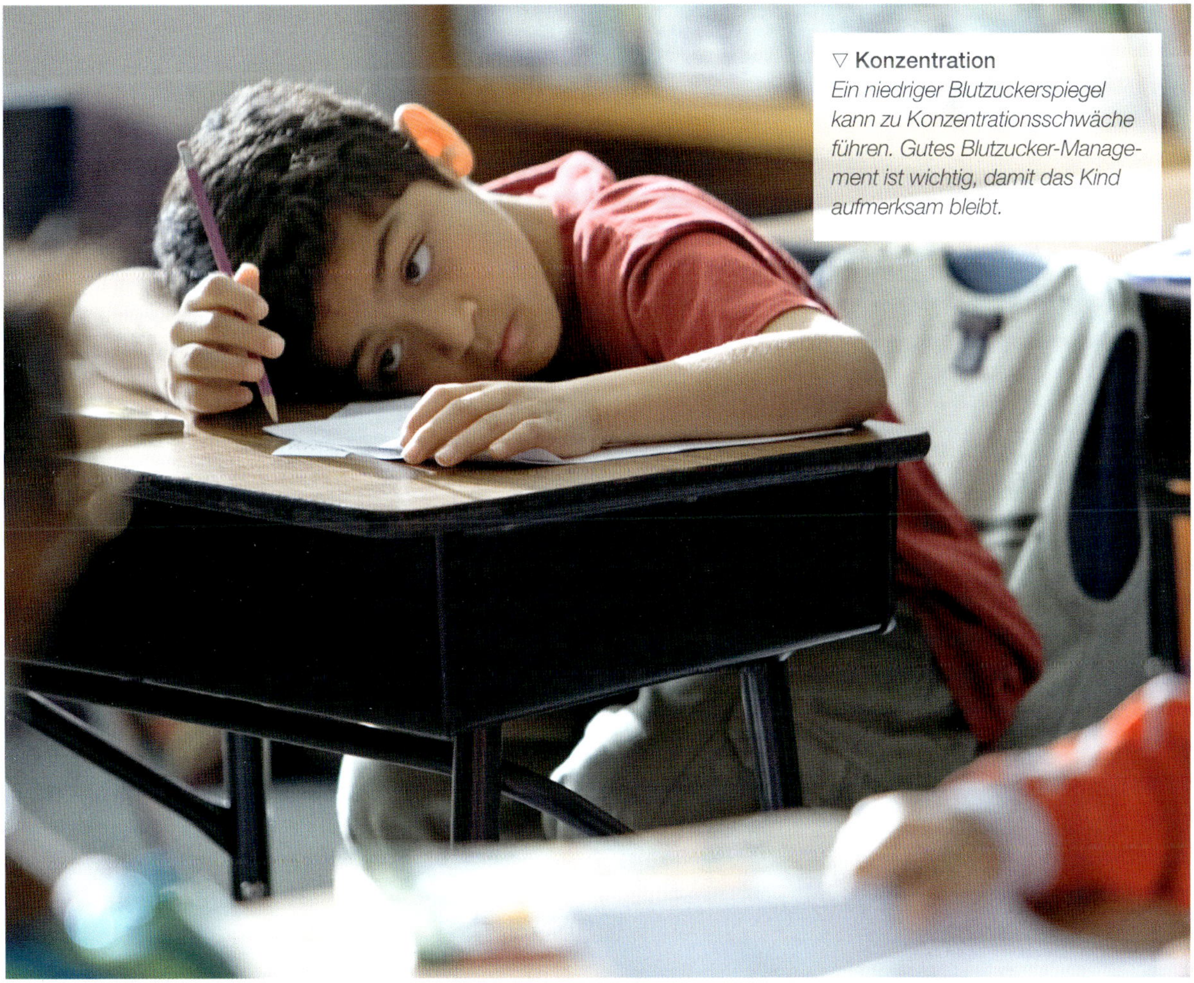

▽ **Konzentration**
Ein niedriger Blutzuckerspiegel kann zu Konzentrationsschwäche führen. Gutes Blutzucker-Management ist wichtig, damit das Kind aufmerksam bleibt.

Sie sollten wissen, wie die Erkrankung behandelt wird, wie sie Unterzuckerung (s. S. 164–165) und Überzuckerung (s. S. 68–71) erkennen und welche Maßnahmen in diesen Fällen ergriffen werden müssen. Je mehr Informationen Sie der Schule geben, desto besser können Sie sich darauf verlassen, dass Lehrer und andere Personen gut für Ihr Kind sorgen werden, nicht nur im Klassenzimmer, sondern beispielsweise auch im Sportunterricht oder bei Schulausflügen. Fragen Sie ruhig auch nach, ob Mitarbeiter der Schule an Fortbildungen für den Umgang mit Diabetes teilgenommen haben.

Ein Kind mit Diabetes kann bei gutem Blutzucker-Management alles tun, was andere Kinder auch tun.

Grundschulalter: Essen und Trinken

Gesundes Essen ist für das Wohlergehen von Kindern mit Diabetes noch wichtiger als für andere. Bei Typ 2, der bei Kindern selten vorkommt, wird der Arzt helfen, einen Ernährungsplan aufzustellen und bei Bedarf auch Wege zum Abbau von Übergewicht aufzeigen.

Gesunde Ernährung

Die Grundregeln gesunder Ernährung (s. S. 74–75) gelten für gesunde Kinder ebenso wie für Kinder mit Diabetes.

ESSEN IN DER SCHULE

Für die Ernährungsplanung während der Schulzeit sollten Sie die folgenden Fragen stellen:

- Dürfen die Kinder in den Pausen essen?
- Wie oft kommt es vor, dass Pausen verschoben werden?
- Um welche Uhrzeit gibt es Mittagessen?
- Wann findet Sportunterricht statt? Kommen zusätzliche oder spontane körperliche Aktivitäten vor?
- Wie ist die Verpflegung auf Ausflügen und Klassenfahrten geregelt?
- Wann gibt es zusätzliches Essen (z. B. Geburtstage, Feiern)?

Dazu gehören mehrere Portionen Obst und Gemüse am Tag, komplexe Kohlenhydrate, Proteine und Fette. Zucker und Salz sollten nur in kleinen Mengen genossen werden. Wichtig ist außerdem ausreichend Wasser oder zuckerfreie Flüssigkeit.

Für Kinder werden drei gesunde Mahlzeiten und drei Zwischenmahlzeiten empfohlen, um die Insulingaben auszugleichen, Unterzuckerung vorzubeugen und eine gesunde Entwicklung zu gewährleisten. Ärzte und Ernährungstherapeuten helfen beim Zusammenstellen eines individuellen Plans und sensibilisieren auch für mögliche Essstörungen (s. S. 179).

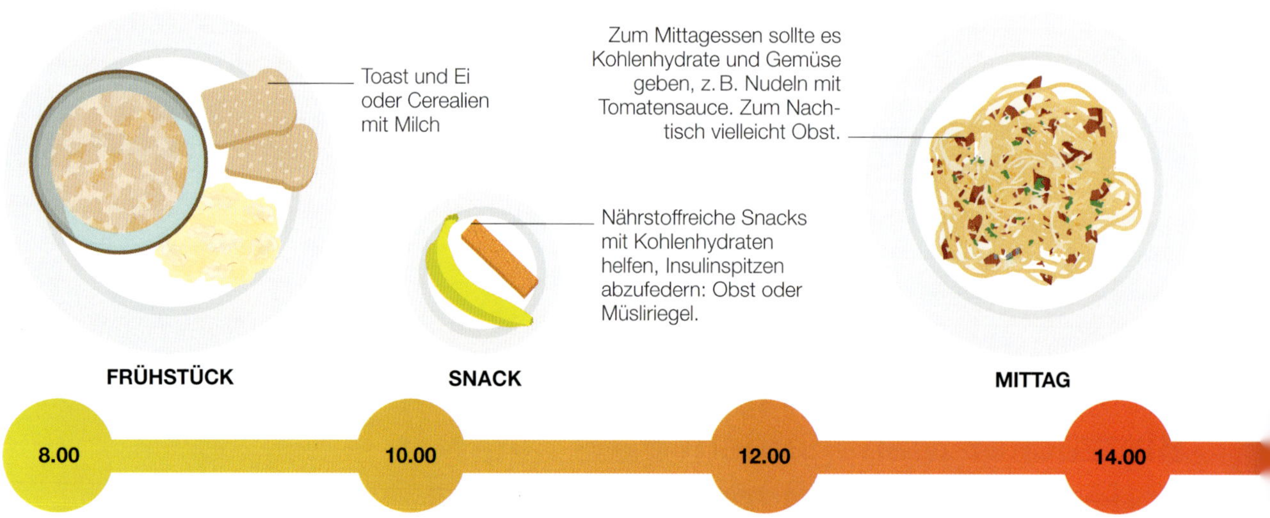

Schule und Schulausflüge

Wie alle anderen Schüler kann ein Kind mit Diabetes in der Schulkantine essen oder sein Essen mitnehmen. Erfragen Sie die Essenszeiten in der Schule und mögliche Verschiebungen, um die Insulindosierung des Kindes darauf abzustimmen und Unterzuckerung zu vermeiden.

Auf Ausflügen wird vermutlich früher oder später als üblich gegessen. Auf jeden Fall sollte das Kind etwas mehr zu essen und Mittel gegen Unterzuckerung mitnehmen. Erklären Sie ihm, dass es nicht alle Snacks auf einmal essen und sie nicht mit Schulkameraden teilen darf. Vor einem Ausflug oder einer Klassenfahrt sollten Sie außerdem klären:

- Abfahrt und Ankunft, Wahrscheinlichkeit von Verzögerungen
- Verpflegung unterwegs
- Name der Begleitperson und ob es sich um die vertraute Lehrkraft oder jemand anders handelt. Lassen Sie sich möglichst die Handynummer geben.
- Bitten Sie diese Begleitperson um Kontaktaufnahme, falls ein Problem auftritt.

GESUNDES FÜR ZWISCHENDURCH

- belegte Vollkornbrötchen
- Grissini
- Mango, Apfel oder Kiwi (mundgerecht geschnitten)
- Vollkorncracker oder Müsliriegel
- fettarmer Joghurt mit wenig Zucker
- Gemüsestifte (Möhre, Sellerie, Paprika) und Hummus
- Müsli mit Milch

Auswärts essen und Feste

Wenn das Kind nur gelegentlich im Restaurant, bei Freunden oder auf Feiern isst, schadet ihm eine Extraportion zuckerhaltiger, kohlenhydratreicher oder fetter Speisen nicht. Falls Sie seinen Appetit oder den Grad der Aktivität nicht einschätzen können, muss anschließend der Blutzucker gemessen werden. Eventuell ist eine Zwischenmahlzeit oder eine kleine Extradosis Insulin nötig, um den Blutzuckerspiegel wieder ins Lot zu bringen. Wenn in Ihrer Familie häufig gefeiert wird, besprechen Sie mit dem Arzt, wie Sie die Ernährung des Kindes bei solchen Gelegenheiten am besten regeln können (s. S. 88–89).

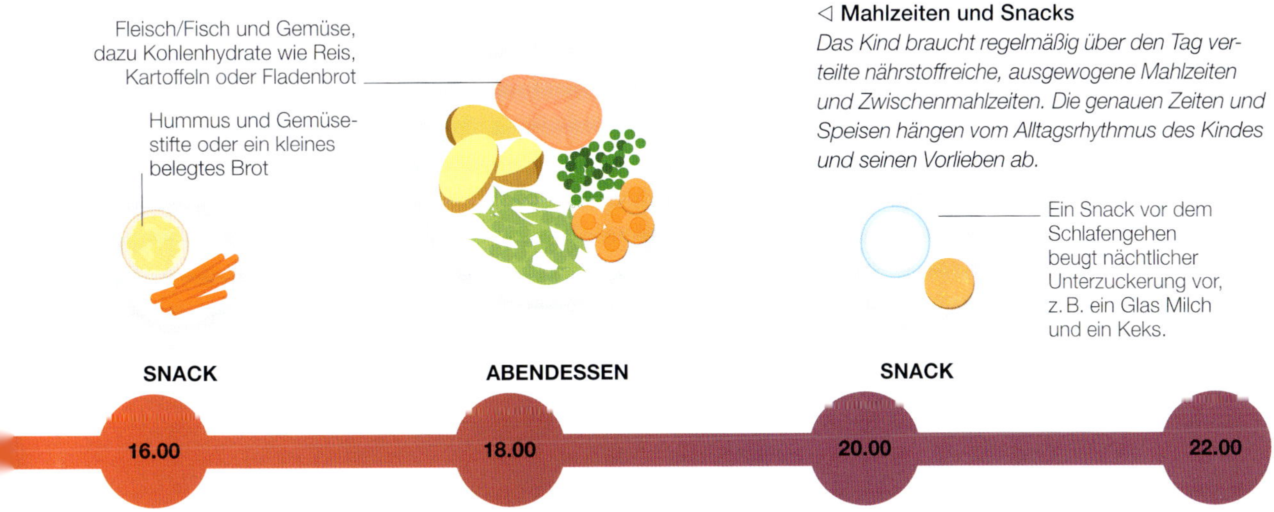

◁ **Mahlzeiten und Snacks**
Das Kind braucht regelmäßig über den Tag verteilte nährstoffreiche, ausgewogene Mahlzeiten und Zwischenmahlzeiten. Die genauen Zeiten und Speisen hängen vom Alltagsrhythmus des Kindes und seinen Vorlieben ab.

Grundschulalter: Blutzucker-Management

Wenn Kinder größer werden und weniger Zeit zu Hause verbringen, kann es schwierig sein, den Blutzucker stets im Zielbereich zu halten. Gutes Blutzucker-Management ist aber wichtig für das Wohlbefinden und hilft langfristig, Komplikationen zu vermeiden.

Empfohlene Blutzuckerwerte

Eine effektive Behandlung soll dafür sorgen, dass der Blutzuckerspiegel des Kindes überwiegend im Bereich von 4–10 mmol/l bzw. 70–180 mg/dl und der HbA1c-Wert (s. S. 31) zwischen 48 und 58 (6,5–7,5 %) liegt. Um das zu gewährleisten, muss der Blutzucker regelmäßig gemessen werden. Außerdem sind Behandlungsweise, Bewegung und Nahrungsaufnahme zu berücksichtigen. Veränderungen sollte man nicht aufgrund einzelner Messwerte, sondern nach beobachteten Mustern vornehmen (s. S. 150–151).

Auf Veränderungen reagieren

Im Lauf der Jahre verändern sich Tagesablauf, körperliche Aktivität und Wachstumsgeschwindigkeit des Kindes. All das wirkt sich auf den Blutzuckerspiegel und den Insulinbedarf aus. Das bedeutet in der Praxis, dass die Werte des Kindes nicht immer im Idealbereich liegen. Es schadet nicht, wenn das gelegentlich für eine oder zwei Wochen der Fall ist. Ein dauerhaft erhöhter Blutzuckerspiegel kann aber langfristig andere Gesundheitsprobleme nach sich ziehen.

Einen leicht erhöhten Blutzuckerspiegel nehmen die meisten Kinder gar nicht wahr. Symptome wie Müdigkeit oder Durst treten oft erst auf, wenn der Wert auf 10 mmol/l (180 mg/dl) oder höher steigt. Allerdings kann Müdigkeit oder Aufregung auch andere Gründe haben und mit einer Unterzuckerung verwechselt werden. Ohne regelmäßige BZ-Messungen lässt sich kaum entscheiden, ob Handlungsbedarf besteht. Darum empfehlen sich unkomplizierte Messmethoden wie ein CGM oder FGM (s. S. 35 und 37). Sie sind angenehmer als die häufigen Piekse in den Finger und liefern Informationen über die Wirkung von Dosierungsveränderungen (s. S. 48–51) oder Ernährungsumstellungen.

Wenn ein Kind in die Schule kommt, muss das Diabetes-Management umgestellt werden.

BLUTZUCKER-MANAGEMENT FÜR SCHULKINDER

- Wenn nicht vorhersehbar ist, wann und wie viel das Kind isst, kann eine Insulinpumpe oder ein Insulin mit einem speziellen Wirkspektrum hilfreich sein.
- Maßgeblich ist der Blutzuckerspiegel über einen längeren Zeitraum. Einzelne Werte sollten Sie nicht überbewerten.
- Wichtig sind regelmäßige Mahlzeiten. Dazwischen sollte das Kind nicht zu viel essen oder trinken. Wenn Sie Unterzuckerung zwischen den Mahlzeiten oder in der Schule befürchten, müssen Sie eventuell die Medikation anpassen.

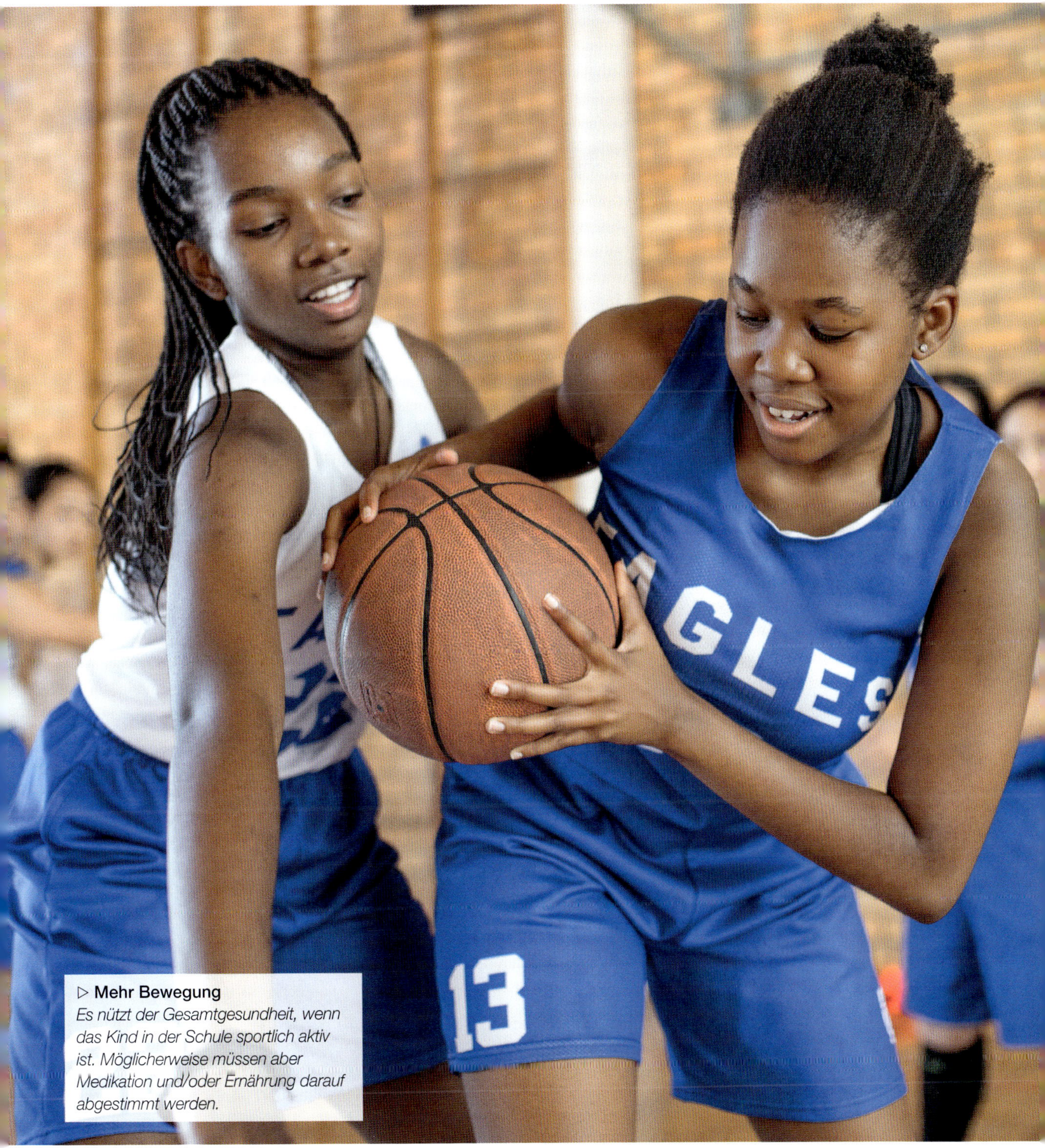

▷ **Mehr Bewegung**
Es nützt der Gesamtgesundheit, wenn das Kind in der Schule sportlich aktiv ist. Möglicherweise müssen aber Medikation und/oder Ernährung darauf abgestimmt werden.

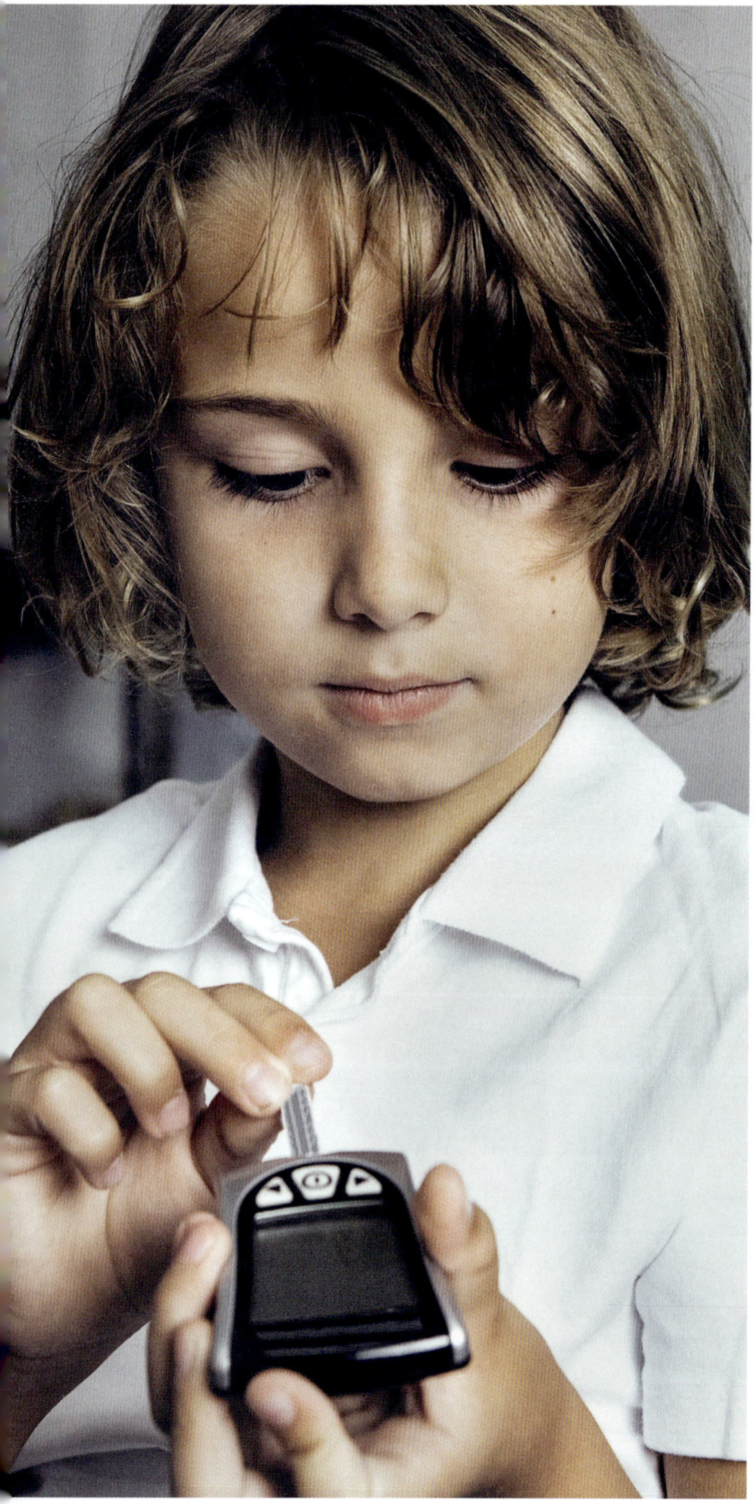

Grundschulalter: Blutzucker und Insulin

Blutzuckermessungen und Insulinspritzen müssen in den Alltag des Kindes integriert werden, was nicht immer einfach ist. Außerdem ist es wichtig, die Schule in das Diabetes-Management einzubinden. Am besten lassen Sie sich dazu von Ihrem Arzt beraten.

Diabetes im Alltag

Insulin und Blutzuckermessungen spielen im Leben Ihres Kindes eine wichtige Rolle. Wenn Sie damit umgehen wie mit anderen täglichen Tätigkeiten, lernt das Kind, wie wichtig das Diabetes-Management ist und wie sich mögliche Probleme vermeiden lassen (siehe Kasten gegenüber).

Die praktische Vorgehensweise beim Blutzuckermessen und Spritzen ist nicht anders als bei Erwachsenen (s. S. 36–37 und 56–57). Mit der Zeit werden diese Vorgänge für das Kind zu selbstverständlichen Alltagsroutinen wie Zähneputzen und Händewaschen. Es kann gelegentlich vorkommen, dass einmal eine Messung vergessen oder eine Injektion zu

◁ **Das Kind einbeziehen**
Wenn das Kind bei der Auswahl eines neuen Blutzuckermessgeräts, Flash-Monitors oder Insulinpens mitreden darf, ist es oft eher bereit, sich aktiv am Diabetes-Management zu beteiligen.

spät verabreicht wird. Das sollten Eltern akzeptieren, denn grundsätzlich geht es um das Gesamt-Management und nicht um Einzelfälle. Wenn Eltern sich dessen bewusst sind und es auch ihren Kindern vermitteln, helfen sie ihnen, langfristig eine gesunde Einstellung zu ihrem Diabetes zu entwickeln.

Wichtig ist allerdings, es möglichst gar nicht zu Unterzuckerungen kommen zu lassen und sofort zu handeln, wenn sie doch auftreten (s. S. 164–165). Das Risiko einer Hypoglykämie bereitet Eltern vor allem dann Sorgen, wenn das Kind nicht zu Hause ist, neue Aktivitäten ausprobiert oder schläft. Besprechen Sie das Thema mit Ihrem Arzt und informieren Sie sich genau, wie sich Unterzuckerung möglichst vermeiden und behandeln lässt.

Das Kind einbeziehen

Eltern können am besten beurteilen, ab wann ein Kind in die Behandlung integriert werden kann. Wenn Kinder lernen, was ihre Blutzuckerwerte bedeuten und welche Anpassungen des Insulins (oder anderer Medikamente bei Diabetes Typ 2 oder MODY), der körperlichen Aktivität oder Ernährung notwendig sind, wird es ihnen auf lange Sicht leichter fallen, selbst Verantwortung für ihren Diabetes zu übernehmen. Rechnen Sie mit Phasen, in denen das Kind kein Interesse hat, sich widersetzt oder den Zeitpunkt von Blutzuckertests oder Injektionen ändern möchte. Am besten sollten Sie solche Situationen frühzeitig durchdenken und mit dem Arzt besprechen. Wenn dann der kritische Moment kommt, sind Sie vorbereitet und es ist meist leichter, eine Lösung zu finden.

Wenn das **Kind** älter wird, können Sie es in sein **Diabetes-Management** einbeziehen.

Die Schule einbinden

Falls Ihr Kind während der Schulzeit den Blutzucker messen oder Insulin spritzen muss, sollten Sie mit Ihrem Arzt und Mitarbeitern der Schule besprechen, wie sich das gewährleisten lässt. Fragen Sie nach, ob Lehrkräfte der Schule entsprechende Fortbildungen besucht haben. Wenn das Kind alt genug ist und es sich zutraut, kann es das Testen und Spritzen selbst übernehmen. Auch dann sollte aber eine qualifizierte Person dabei sein.

Andererseits können Eltern von den Lehrkräften erfahren, wie das Kind in der Schule mit seinem Diabetes zurechtkommt. Darum ist es sinnvoll, dass Eltern und Lehrer bei der Unterstützung des Kindes an einem Strang ziehen.

PROBLEME VERMEIDEN

- Wird Insulin immer an derselben Stelle gespritzt, können sich Fettablagerungen (Lipohypertrophie) bilden, und das Insulin wird nicht optimal vom Körper aufgenommen. Erklären Sie dem Kind, dass die Einstichstelle regelmäßig gewechselt werden muss.
- Mit CGM und FGM (s. S. 35 und 37) lässt sich der Blutzucker schnell und schmerzlos messen. Fragen Sie den Arzt, ob er einen Versuch befürwortet.
- Nehmen Sie die Ängste Ihres Kindes vor Lanzettenstichen, Spritzen, Unterzuckerung oder anderen Aspekten der Krankheit ernst. Bitten Sie bei Bedarf Ihren Arzt um Unterstützung.

Grundschulalter:
Verhalten bei Unterzuckerung

Mit der Einschulung verändert sich der Alltagsrhythmus des Kindes und es lernt eine neue Umgebung kennen. Viele Eltern befürchten, dass das Kind in der Schule unterzuckern könnte. Diese Sorge lässt sich verringern, wenn sowohl das Kind als auch die Lehrer oder Betreuer Warnzeichen der Unterzuckerung erkennen und wissen, was dann zu tun ist.

Unterzuckerung bei Schulkindern erkennen

Die Signale, dass der Blutzuckerspiegel unter 4 mmol/l bzw. 70 mg/dl gesunken ist, sind von Kind zu Kind verschieden, aber Eltern kennen sie normalerweise. Besonders wichtig ist, dass das Kind die Signale selbst wahrnimmt und um Hilfe bittet, bevor sie sich verstärken. Manche Kinder tun sich aber schwer damit, die Warnzeichen einer Unterzuckerung einzuschätzen oder zu artikulieren, wie sie sich fühlen. In diesem Fall müssen Lehrer oder Betreuer über die individuellen Warnsignale des Kindes informiert sein. Idealerweise sollte die Unterzuckerung durch eine Blutzuckermessung bestätigt werden. Wenn das nicht möglich ist, können auch Sofortmaßnahmen ergriffen werden. Besprechen Sie mit den Lehrkräften alles Nötige und sorgen Sie vor allem dafür, dass immer ein kleines Depot an Traubenzucker oder glukosehaltigen Getränken in der Schule vorhanden ist.

MÖGLICHE WARNZEICHEN FÜR UNTERZUCKERUNG BEI SCHULKINDERN

Die Symptome unterscheiden sich zwar von Kind zu Kind, sind aber individuell meist typisch. Eine umfangreichere Liste ist auf Seite 64–65 zu finden. Die folgenden Warnzeichen kommen bei Schulkindern häufig vor:

- auffallende Frechheit, Streitlust, Unruhe oder Stille
- Konzentrationsschwierigkeiten
- Müdigkeit
- gestörte Koordination
- Schwitzen
- ungewöhnlich blasse Haut

Unterzuckerung bei Schulkindern behandeln

Die Maßnahmen gegen Unterzuckerung sind bei Schulkindern und Erwachsenen gleich (s. S. 66–67). Im Frühstadium genügt es meist, wenn das Kind etwas Zuckerhaltiges isst oder trinkt. Ältere Kinder sollten immer etwas Zuckerhaltiges bei sich haben, um bei ersten Warnzeichen von Unterzuckerung darauf zugreifen zu können.

Wenn das Kind stärker unterzuckert, nicht schlucken kann oder bewusstlos wird, benötigt es Glukagon-Nasenspray. Wenn notwendig, sollte die Schule den Notarzt oder Rettungsdienst rufen.

Unterzuckerung vermeiden

Eltern möchten ihr Kind gern vor Unterzuckerung schützen, aber es wäre falsch, zu diesem Zweck den Blutzuckerspiegel dauerhaft zu hoch zu halten (über 10 mmol/l bzw. 180 mg/dl). Diese Methode ist nicht verlässlich, weil sowohl der Insulinspiegel im Blut des Kindes als auch sein Energieverbrauch im Lauf des Tages stark schwanken können. Zudem verursacht ein erhöhter Blutzuckerspiegel unangenehme Symptome und erhöht langfristig das Risiko für Komplikationen.

Zur Unterzuckerung kann es noch einige Stunden nach körperlicher Aktivität kommen, weil die Muskeln die verbrauchte Energie durch Glukose aus dem Blut ergänzen und weil das Insulin nachwirkt. Dennoch ist es gesund, wenn sich ein Kind viel bewegt. Um das Unterzuckerungsrisiko zu senken, kann man versuchsweise die Injektionszeiten verändern oder die Dosis vor geplanter Aktivität verringern. Bei spontaner Aktivität geben Sie dem Kind anschließend eine zusätzliche kohlenhydrathaltige Zwischenmahlzeit. Bleibt es länger als etwa eine Stunde in Bewegung, braucht es vielleicht währenddessen zusätzliche Glukose in Form eines zuckerhaltigen Getränks oder süßen Snacks.

SOFORT DEN NOTARZT RUFEN, WENN

- die Maßnahmen (s. S. 66–67) nicht anschlagen und die Unterzuckerung anhält.
- das Kind bewusstlos wird und niemand Glukagon spritzen kann (oder kein Glukagon verfügbar ist).
- das Kind Atemschwierigkeiten hat.
- das Kind einen Krampfanfall hat.

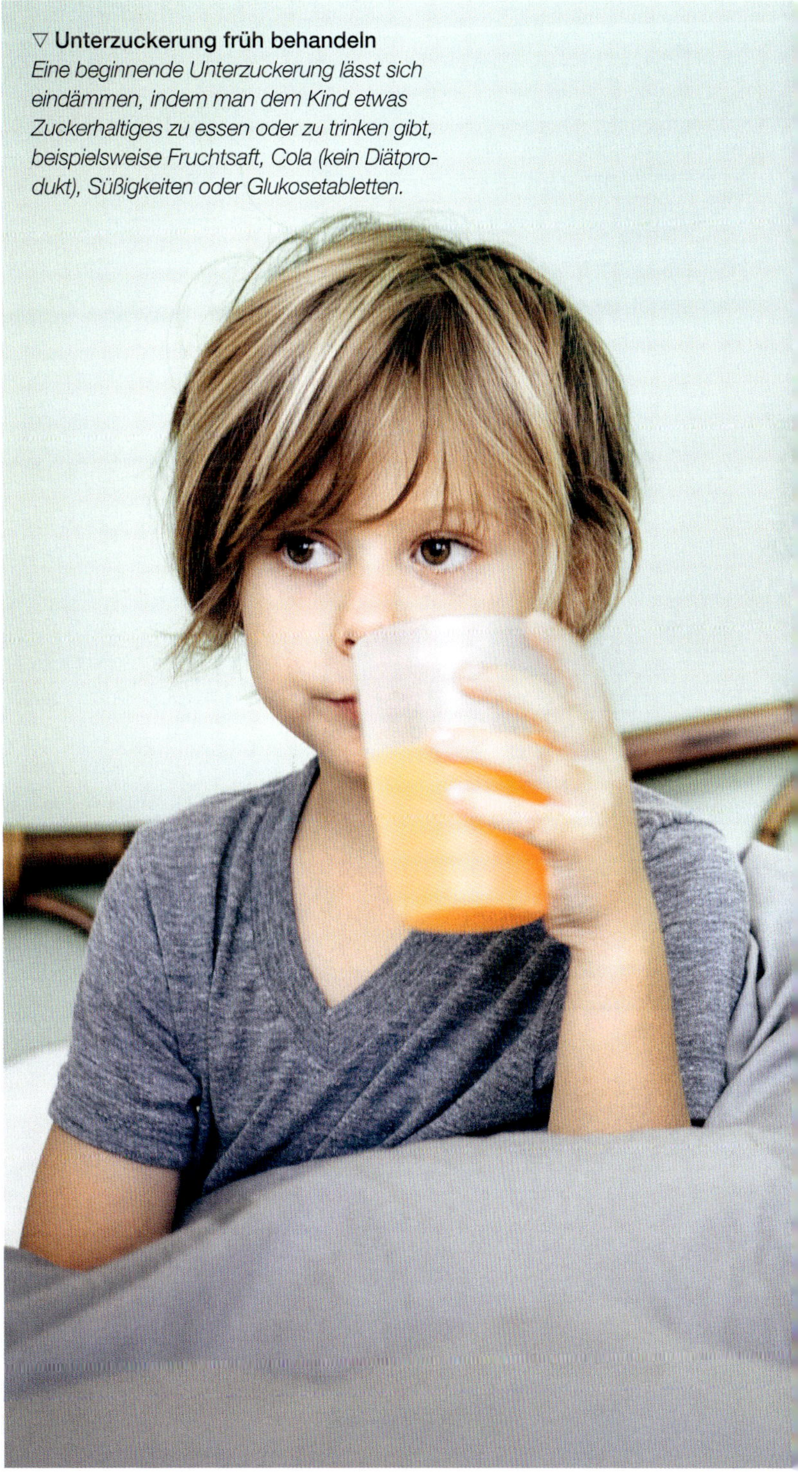

▽ **Unterzuckerung früh behandeln**
Eine beginnende Unterzuckerung lässt sich eindämmen, indem man dem Kind etwas Zuckerhaltiges zu essen oder zu trinken gibt, beispielsweise Fruchtsaft, Cola (kein Diätprodukt), Süßigkeiten oder Glukosetabletten.

Teenager und junge Erwachsene

Jugendliche mit Diabetes haben nicht nur wie alle anderen Teenies mit Freundschaften, Prüfungen, Hormonen und dem Wunsch nach mehr Unabhängigkeit zu tun, sondern zusätzlich mit dem Blutzucker-Management. Sie müssen lernen, den Umgang mit dem Diabetes so zu gestalten, dass er zu ihrem Leben passt.

Teenager, Eltern und Diabetes

Diabetes kann Teenagern das Leben schwer machen und Eltern Sorge bereiten. Gemeinsam lassen sich viele Schwierigkeiten aber lösen. Für Eltern ist die Versuchung groß, die Behandlung zu überwachen. Sinnvoller und erfolgreicher ist es aber, dem Heranwachsenden mehr Verantwortung zu übertragen. Jugendliche brauchen Regeln und Grenzen, und selbst wenn sie darüber streiten wollen, halten Sie sich meist daran. Darum empfiehlt es sich, über den Umgang mit dem Diabetes ebenso feste Regeln aufzustellen wie für andere Lebensbereiche und sich auf deren konsequente Einhaltung zu verständigen. Sie könnten beispielsweise festlegen, dass Ihr Kind eine bestimmte Anzahl von Blutzuckertests täglich durchführt und Arzttermine eigenständig einhält. Je mehr Heranwachsende an Vereinbarungen mitwirken dürfen, desto wahrscheinlicher ist, dass sie diese einhalten.

Jeder in diesem Alter geht unterschiedlich mit seiner Erkrankung um, aber wahrscheinlich ähnlich wie mit anderen Aspekten des Alltags. Ein Teenager, der alles Wesentliche in Bezug auf das Diabetes-Management einhält, wird meist positiv auf Lob und Ermutigung reagieren. Manche möchten aber auch im Freundeskreis nicht auffallen, versuchen, den Diabetes zu verstecken und lassen Tests und gesunde Ernährung schleifen. Wenn Sie befürchten, dass Ihr Kind nachlässig ist und nicht auf Ihre Ermahnungen reagiert, bitten Sie andere Familienmitglieder oder Freunde, mit ihm zu sprechen. In schwierigen Fällen könnten Sie sich auch an einen Arzt wenden, der auf die Behandlung von Jugendlichen spezialisiert ist.

GESCHICKTE KOMMUNIKATION MIT TEENAGERN

- Helfen Sie, Behandlungsstrategien für die verschiedensten Situationen zu entwickeln.
- Ermutigen Sie den Teenager, selbst Lösungen für Schwierigkeiten im Diabetes-Management zu finden. Durch Ausprobieren lernen Kinder mehr als durch Befolgen von Anweisungen.
- Lassen Sie Ihr Kind spüren, dass Sie es lieben, respektieren und unterstützen.
- Erlauben Sie Ihrem Teenager möglichst alle Aktivitäten seiner Freunde.
- Versuchen Sie, »Ja« zu sagen statt aufgrund des Diabetes Verbote auszusprechen.
- Binden Sie Fragen nach dem Diabetes in ein lockeres Gespräch ein. Vermeiden Sie offensichtliche Kontrollfragen.
- Was auch immer der Teenager zu sagen hat: Hören Sie ruhig zu.

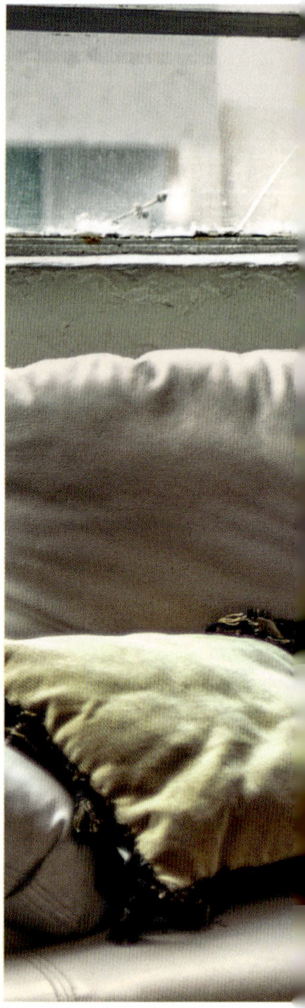

△ **Gute Gespräche** *In einer guten Kommunikation geht es auch ums Zuhören. Geben Sie Ihrem Teenager Zeit zum Sprechen. Selbst wenn Sie uneinig sind oder streiten, sollten Sie die Gesprächsbereitschaft nicht verlieren.*

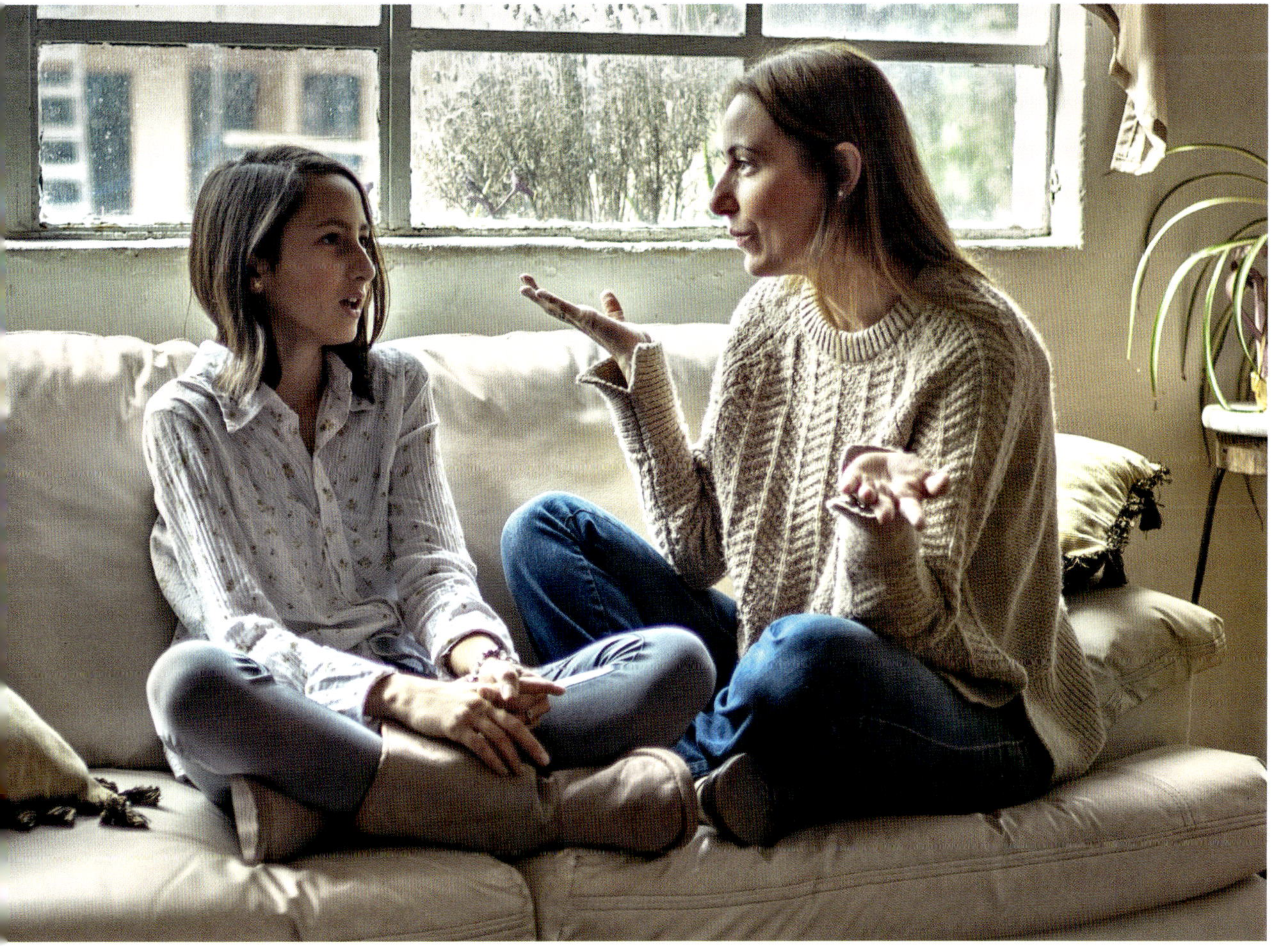

Veränderungen der Behandlung

Die Behandlung wird bei Diabetes Typ 1, Typ 2 und MODY (s. S. 16–17) individuell auf den Patienten zugeschnitten und muss angepasst werden, wenn sich die persönliche Situation verändert. Es ist beispielsweise möglich, dass bei einem Teenager mit Diabetes Typ 1 die Insulindosierung wegen der hormonellen Veränderungen in der Pubertät erhöht werden muss. Examensdruck, Beginn einer Berufsausbildung, sexuelle Entwicklung und erste Erfahrungen mit Alkohol oder Drogen können sich ebenfalls auf den Blutzuckerspiegel auswirken. Darum sind regelmäßige Blutzuckertests und ärztliche Untersuchungen gerade in dieser Phase sehr wichtig. Der Arzt kann auch über neue Techniken oder Methoden informieren, durch die das Diabetes-Management für heranwachsende Patienten einfacher werden kann.

Gutes **Diabetes-Management** ist für **Teenager** wichtig, um späteren, langfristigen Komplikationen **vorzubeugen.**

Teenager und junge Erwachsene:
Umgang mit Gefühlen

Junge Menschen mit Diabetes erleben wie alle Jugendlichen ein Wechselbad der Gefühle. Herrschen die negativen Emotionen vor, kann vielleicht ein Gespräch mit dem Arzt helfen. Unterstützend wirkt oft auch der Austausch mit anderen Betroffenen, die das Leben mit Diabetes aus eigener Anschauung kennen.

Diabetes und Gefühle

Unabhängig vom Typ und der Krankheitsdauer kann sich das Gefühl in Bezug auf den Diabetes immer wieder verändern. Mal ist es positiv, man kann die Krankheit annehmen und fühlt sich motiviert. Auch negative Gefühle wie Zorn, Verbitterung oder Schuldgefühle kommen vor, und manchmal empfindet man es als peinlich, »Diabetiker« zu sein. Gerade Jugendliche sollten wissen, dass alle diese Gefühle normal sind, weil das Leben mit der Erkrankung schwierig ist.

Gegen gelegentlichen Stress durch Diabetes gibt es wirksame Strategien (siehe gegenüber). Wenn negative Gefühle aber anhalten und es erschweren, die Behandlung gewissenhaft durchzuführen, sollten Jugendliche sich jemandem anvertrauen, beispielsweise dem Arzt, den Eltern, engen Verwandten, einem Vertrauenslehrer oder auch den Eltern von Freunden.

PROFESSIONELLE HILFE IST UNBEDINGT NÖTIG

- bei ständiger Depression, Trauer, Angst oder Rückzug aus dem sozialen Leben,
- bei einem gestörten Verhältnis zu Nahrung und zum Essen oder Vernachlässigung der Diabetesbehandlung,
- wenn der Gedanke auftaucht, sich selbst oder einem anderen Schaden zuzufügen.

Akzeptanz durch Freunde

Manche junge Menschen mit Diabetes befürchten, von ihren Freunden aufgrund ihrer Krankheit anders behandelt zu werden. Einige haben vielleicht schon Ausgrenzung erlebt und scheuen sich darum, offen über die Erkrankung zu sprechen. Es ist kein Fehler, zuerst nachzudenken, bevor man sich Freunden anvertraut. Echte Freunde werden ehrliches Interesse zeigen, den Diabetes akzeptieren und sich unterstützend verhalten. Wer wegen seiner Erkrankung in der Schule oder am Arbeitsplatz diskriminiert oder gemobbt wird, sollte unbedingt mit einem Lehrer bzw. dem Arbeitgeber sprechen.

Unterstützung durch Betroffene

Der Kontakt mit anderen Betroffenen ist eines der besten Mittel gegen den Eindruck, mit seiner Krankheit allein oder anders als die anderen zu sein und sich überfordert zu fühlen. Mit Menschen in der gleichen Situation kann man Erfahrungen austauschen, über Höhen und Tiefen sprechen und praktische Tipps zu Problemen diskutieren. In manchen

Gegenden gibt es Selbsthilfegruppen, die sich regelmäßig treffen, ansonsten stehen das Internet und die sozialen Medien als Foren für den Kontakt mit anderen Diabetes-Betroffenen zur Verfügung. Diabetikerverbände bieten gelegentlich Veranstaltungen an, auf denen man Informationen sammeln und neue Kontakte knüpfen kann.

Psychische Gesundheit

Diabetes kann bestimmte psychische Probleme begünstigen, beispielsweise Stress oder Burn-out (s. S. 111) oder eine belastende Angst vor Unterzuckerung (s. S. 176). Ihr Arzt kann helfen, solche Schwierigkeiten zu erkennen und Hilfsangebote zu finden. Egal, ob schon vor der Diabetesdiagnose eine psychische Erkrankung vorlag oder sie sich erst nach der Diabetesdiagnose eingestellt hat, sie wird wie bei allen anderen Menschen therapiert. Es kann jedoch nötig sein, Anpassungen des Diabetes-Managements vorzunehmen. Weil der Umgang mit mehr als einer Erkrankung besonders schwierig ist, kann es in solchen Fällen zusätzliche Unterstützungsangebote geben.

Der Austausch mit anderen jungen Menschen mit Diabetes kann das Leben mit der Krankheit sehr erleichtern.

Austausch mit anderen Betroffenen. Manchmal wirkt es schon Wunder, seine Gefühle in Worte zu fassen und jemandem mitzuteilen.

Regelmäßige Bewegung ist nicht nur gut für den Körper. Sie hilft auch beim Stressabbau und hebt die Stimmung.

Musik, Podcasts, Videos oder Internetseiten können dazu beitragen, Anspannung und düstere Stimmung zu vertreiben.

Denken Sie daran, dass der Diabetes nicht Ihr Fehler ist und dass Sie Ihr Bestes tun. Schreiben Sie Ihre positiven Leistungen auf.

Möglich ist auch, Veränderungen an der Behandlung vorzunehmen, beispielsweise eine Insulinpumpe, ein anderes Insulin oder eine neue Methode der Blutzuckermessung.

Ein Gespräch mit dem Arzt ist sehr wichtig, wenn andere Methoden keine Wirkung zeigen oder negative Gedanken und Gefühle die Oberhand gewinnen.

△ **Stress durch Diabetes**
Es ist normal, dass man die Erkrankung gelegentlich als Belastung empfindet. Meist lässt sich dieser Stress durch eine oder mehrere der oben genannten Strategien abbauen.

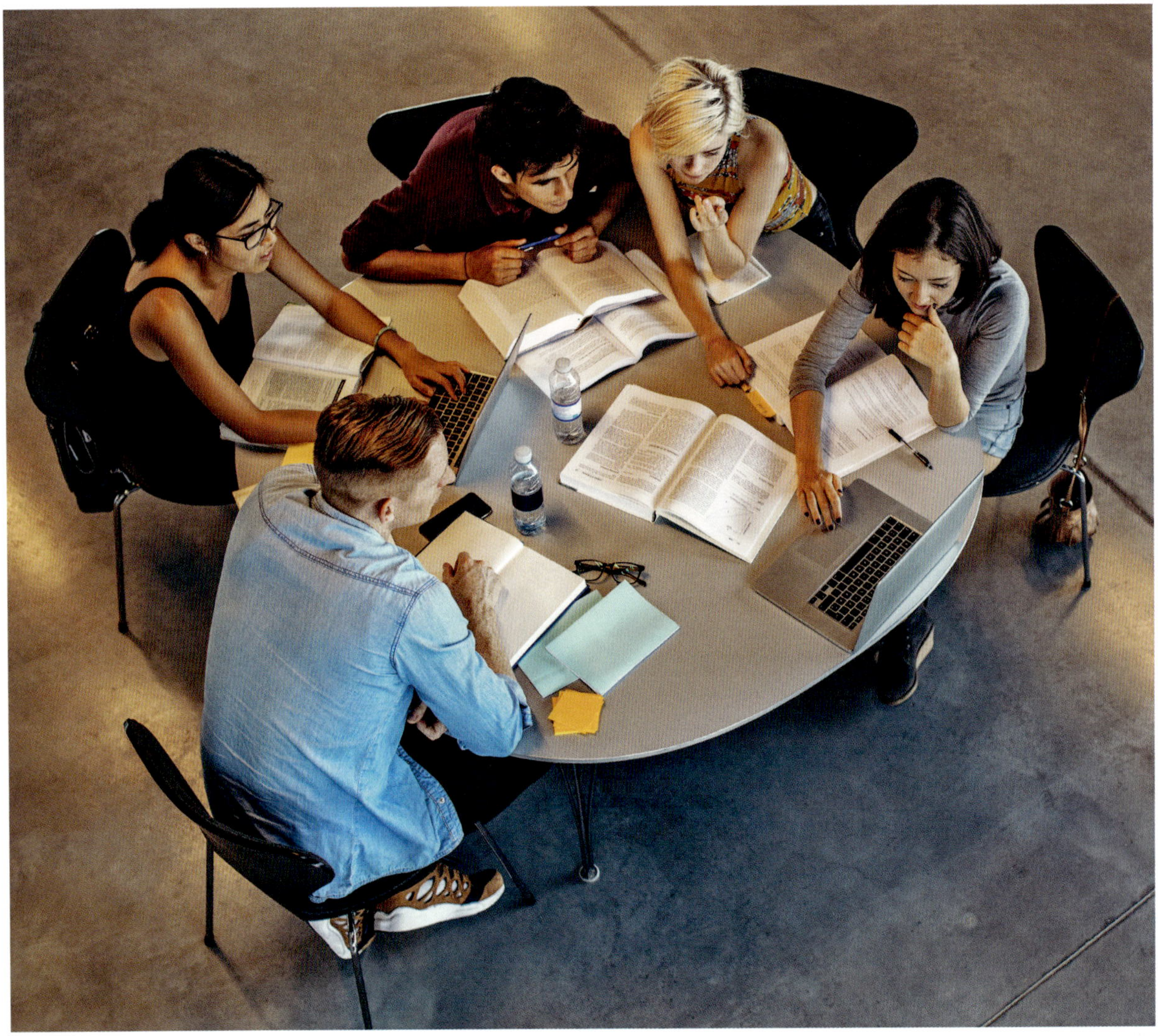

Teenager und junge Erwachsene: Das Leben in die Hand nehmen

Es gibt nur wenige Dinge, die man mit Diabetes nicht tun kann. Durch moderne, flexible Behandlungsformen und neue Technologien lässt sich die Erkrankung immer besser in den Alltag integrieren. Junge Erwachsene müssen lernen, die Verantwortung für ihr Diabetes-Management selbst zu übernehmen. Dazu können Ärzte und anderen Fachleuten wesentlich beitragen.

△ **Gemeinsam lernen**
Beim intensiven Lernen kann man Medikamente oder Mahlzeiten leicht vergessen. Damit das nicht geschieht, ist es sinnvoll, die Weckfunktion des Handys oder der Smartwatch zu nutzen.

Angepasste Behandlung

Wer als Kind an Diabetes erkrankt, wird zunächst vom Kinderarzt behandelt und wechselt später in eine normale Arztpraxis. Wird die Diagnose im jungen Erwachsenenalter gestellt, ist der Hausarzt in vielen Fällen die erste Anlaufstelle. Für den Wechsel gibt es keinen festen Termin, sondern er hängt auch vom Wohnort ab und davon, ob die Ärzte den Patienten für reif genug halten. Mit dem Übergang zur Behandlung für Erwachsene müssen junge Patienten lernen, ihr Diabetes-Management eigenverantwortlich durchzuführen. Schulungsprogramme helfen ihnen dabei.

Gleichzeitig verändern sich verschiedene Aspekte des Lebens mit Diabetes:

- Neue Ärzte übernehmen die Behandlung.
- Der Ansprechpartner für Notfälle zwischen den Arztterminen kann sich ändern.
- Zeit, Ort und Anzahl der Arzttermine können sich ändern. Üblich sind eine umfangreiche jährliche Untersuchung sowie weitere Termine in kürzeren Abständen (s. S. 142–143).
- Die Zielwerte für Blutzucker und der HbA1c-Wert (siehe S. 31) können angepasst werden.

Patienten dürfen auch weiterhin Eltern oder Freunde zu den Terminen mitbringen, wenn sie das Bedürfnis haben, das Gespräch mit dem Arzt führen sie aber allein.

Diabetes Typ 1 muss mit Insulin behandelt werden (s. S. 42–51). Bei Diabetes Typ 2 und Prädiabetes kommen Tabletten (s. S. 50–59) oder Insulin oder eine Kombination infrage. Bei allen Typen muss der Blutzucker regelmäßig gemessen werden (s. S. 36–39).

Oft erleichtert es den Umgang mit der neuen Eigenverantwortung, wenn die Utensilien oder der Behandlungsplan genau auf den Patienten abgestimmt sind. Der Arzt kann dabei helfen, eine maßgeschneiderte Lösung zu finden.

Im Krankheitsfall

Ein wichtiger Aspekt des eigenverantwortlichen Diabetes-Managements ist das Verhalten im Krankheitsfall (s. S. 124–125). Krankheiten können den Blutzuckerspiegel stark ansteigen lassen und dadurch das Risiko für gefährliche Komplikationen erhöhen (siehe Überzuckerung, S. 68–71). In diesem Fall ist es wichtig, Medikamente konsequent weiter anzuwenden und lieber zu früh als zu spät einen Arzt aufzusuchen.

Schule, Studium und Beruf

Das Diabetes-Management in der Schule, an der Uni oder im Beruf hängt vom Stundenplan oder den Arbeitsabläufen ab. Wenn sich diese verändern, kann es nötig sein, Art oder Zeitpunkt der Medikation, der Blutzuckermessungen oder der Essenszeiten anzupassen. In Stressphasen, etwa bei Prüfungen oder Vorstellungsgesprächen, steigt der Blutzuckerspiegel häufig an, und beim langen Lernen oder Arbeiten kann es passieren, dass Essenszeiten missachtet werden. Darum ist es wichtig, alle notwendigen Utensilien sowie Mittel gegen Unterzuckerung immer bei sich zu haben.

Junge Erwachsene müssen nun ihr Diabetes-Management eigenverantwortlich übernehmen.

Wenn es am Arbeitsplatz Vorschriften in Bezug auf Essen, Trinken oder Medikamente gibt, die das Diabetes-Management erschweren, ist ein Gespräch mit dem Arzt sinnvoll. Vielleicht ist es möglich, den Behandlungsplan besser an die Erfordernisse des Arbeitsplatzes anzupassen. Auch wenn Sie sich wegen Ihres Diabetes diskriminiert fühlen, ist der Arzt eine gute erste Anlaufstelle.

Die erste eigene Wohnung

Mit dem Auszug aus dem Elternhaus verändern sich Alltagsabläufe und Verantwortlichkeiten. Das ist aufregend, aber manchmal auch beunruhigend. Für junge Menschen mit Diabetes gibt es dabei noch mehr zu bedenken.

- Suchen Sie sich einen neuen Hausarzt, der Sie an Fachärzte in der näheren Umgebung überweisen kann. So ist die fortlaufende Verordnung der Medikamente gewährleistet und Sie bekommen Rat, wenn Sie ihn benötigen.
- Wenn Sie studieren, erkundigen Sie sich bei der Studierendenvertretung, ob es spezielle Beratungsstellen für Menschen mit Diabetes gibt.
- Für Ihre Ernährung sind Sie allein verantwortlich. Sorgen Sie dafür, dass Sie immer genug Kohlenhydrate und Mittel gegen Unterzuckerung auf Vorrat haben.
- Wenn Sie in einer WG leben, bewahren Sie Mittel gegen Unterzuckerung in der Küche und in Ihrem Zimmer auf.
- Informieren Sie einen Mitbewohner oder Freund über Ihren Diabetes und die nötigen Maßnahmen bei Unterzuckerung (s. S. 66–67), falls Sie sich einmal nicht selbst helfen können.

Ausgehen und verreisen

Bei vielen Veranstaltungen ist die Art und Größe der Dinge, die man auf das Gelände bringen darf, beschränkt. Für medizinisches Zubehör werden aber Ausnahmen gemacht. Erkundigen Sie sich vorher, ob Sie einen Diabetespass

▽ **Veranstaltungen** *Auch Menschen mit Diabetes können bedenkenlos Konzerte, Festivals und ähnliche Events besuchen. Wichtig ist nur, dass sie alle erforderlichen Utensilien, Medikamente und etwas zu essen bei sich haben.*

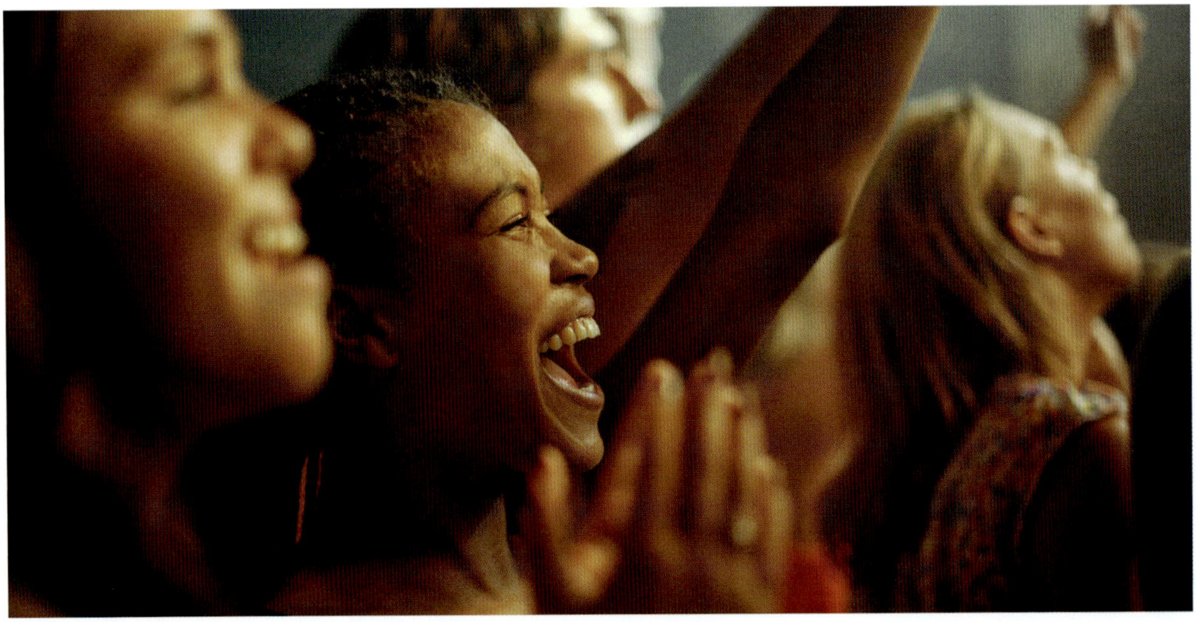

oder eine ärztliche Bescheinigung vorlegen müssen. Ihren Personalausweis sollten Sie als Altersnachweis in jedem Fall bei sich haben.

Urlaub mit Freunden und sogar längere Reisen sind mit sorgfältiger Planung ebenfalls möglich (s. S. 116–117). Selbstverständlich können Sie trotz Ihrer chronischen Erkrankung den Führerschein erwerben. Unter Umständen muss diese jedoch bei der Beantragung der Fahrerlaubnis angegeben werden (s. S. 114–115).

Alkohol

Auch mit Diabetes können Sie Alkohol trinken, wenn Sie die gesetzliche Altersgrenze erreicht haben. Alkohol kann sich aber auf die Behandlung auswirken, vor allem, wenn Sie Insulin spritzen oder insulinstimulierende Medikamente einnehmen (s. S. S. 58–59). Da die Symptome einer Unterzuckerung der Trunkenheit ähneln können, kann es vorkommen, dass das Problem eventuell nicht frühzeitig erkannt und behandelt wird. Bei starkem Alkoholkonsum erholt sich der Körper schlechter von einer Unterzuckerung, sie kann also länger anhalten, schwerer verlaufen und bis zur Bewusstlosigkeit führen (s. a. S. 86–87).

Beziehung und Sex

Wann und wie Sie Ihrem Partner mitteilen, dass Sie an Diabetes leiden, entscheiden Sie allein. Wenn Sie sexuell aktiv sind, sollte der Partner aber informiert sein, denn Sex ist eine Form körperlicher Anstrengung, die sich auf den Blutzuckerspiegel auswirken und zur Unterzuckerung führen kann. Für heterosexuelle Paare ist Verhütung besonders wichtig, wenn die Frau Diabetes hat. Eine Schwangerschaft muss gut geplant werden, denn der Blutzuckerspiegel zum Zeitpunkt der Empfängnis hat großen Einfluss auf die Gesundheit des Babys (s. S. 118–119).

RAUCHEN UND FREIZEITDROGEN

Rauchen ist bekanntlich ungesund, aber für Menschen mit Diabetes besonders schädlich.

Auch Freizeitdrogen stellen bei Diabetes ein erhebliches Gesundheitsrisiko dar.

Rauchen

Bei Diabetes besteht ein erhöhtes Risiko für Herz-Kreislauf-Erkrankungen, und dieses wird durch das Rauchen noch erheblich vergrößert. Zudem macht Nikotin in hohem Maße süchtig. E-Zigaretten werden als weniger schädlich angepriesen, aber auch ihr Dampf enthält – je nach Sorte des Liquids – unter Umständen Nikotin, und die sonstigen Auswirkungen auf die Gesundheit sind noch nicht gut erforscht. Am besten ist es, gar nicht erst anzufangen. Wer bereits raucht, kann sich bei der Entwöhnung vom Arzt unterstützen lassen.

Drogen

Drogen können gefährlich sein. Für Menschen mit Diabetes besteht das zusätzliche Risiko, dass sie die Symptome einer Unterzuckerung verdecken oder die Wahrnehmung so beeinflussen, dass Betroffene vergessen zu essen oder ihre Medikamente zu nehmen. Der sicherste Weg besteht darin, keine Drogen zu nehmen.

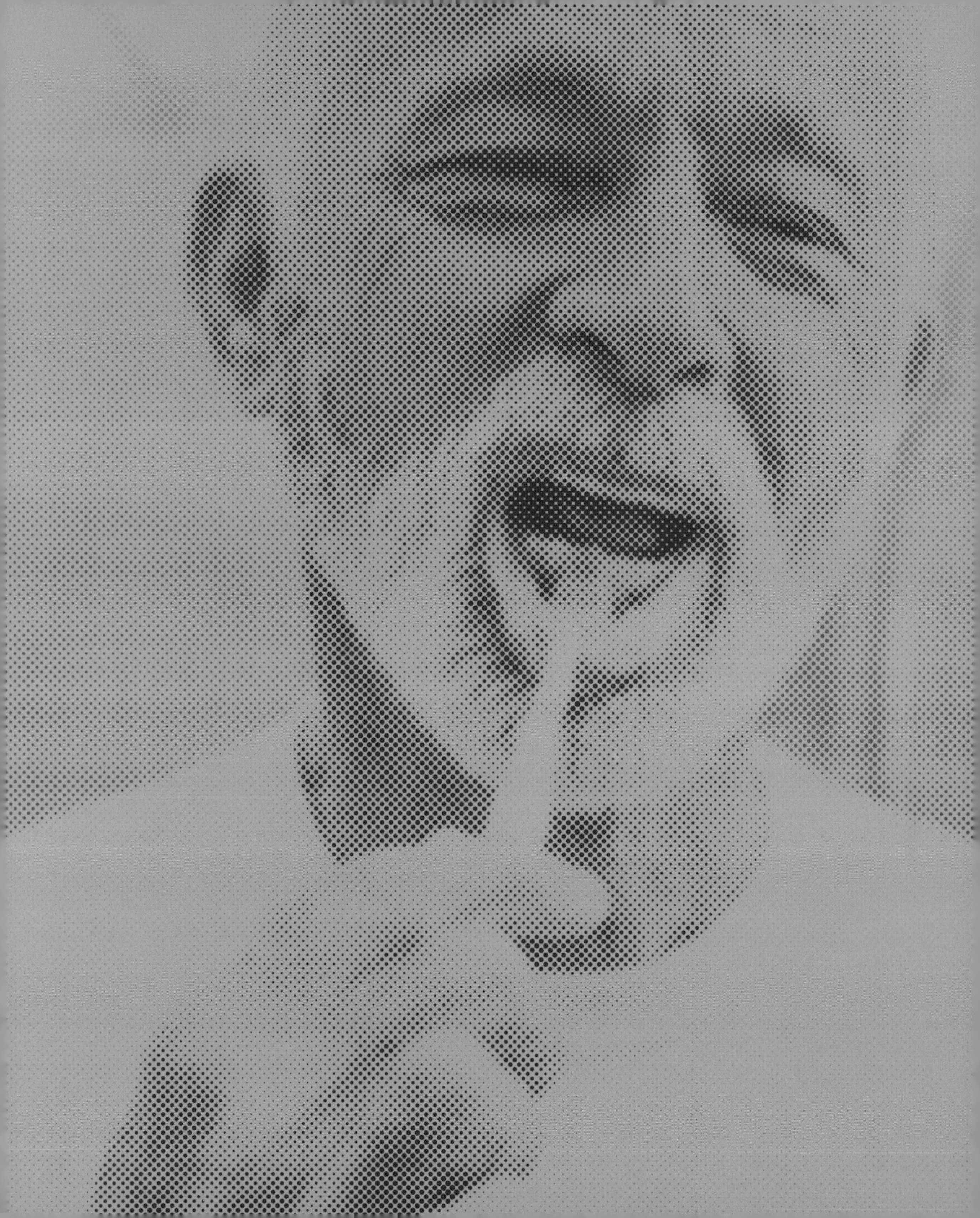

Folge-erkrankungen

Psychische Probleme

Augenerkrankungen

Erkrankungen der Harnwege

Erkrankungen der Füße

Herz-Kreislauf-Erkrankungen

Weitere Probleme

Psychische Probleme

Es ist normal, dass Diabetes sich auf die Gefühlslage auswirkt (s. S. 110–111), aber bei einigen Betroffenen kann es zu übermäßiger nervöser Anspannung, Depressionen oder spezifischen Ängsten kommen, die sich auf viele Lebensbereiche und auch auf das Diabetes-Management auswirken. In solchen Fällen ist professionelle Hilfe erforderlich.

Angst vor Unterzuckerung

Viele Menschen mit Diabetes leiden gelegentlich an Unterzuckerung (Hypoglykämie, s. S. 62–67) und kommen damit recht gut klar. Andere entwickeln aber eine massive Angst davor und ergreifen ungeeignete Maßnahmen, um vorzubeugen. Manche verringern ihre Medikamentendosis oder setzen Medikamente ganz ab, sodass der Blutzuckerspiegel ständig zu hoch ist. Das kann zu ernsten Folgeerkrankungen führen. Andere messen ihren Blutzucker viel häufiger als nötig. Wer unter solchen Ängsten leidet, sollte mit seinem Arzt besprechen, wie sie sich abbauen lassen. Möglicherweise genügt eine Schulung, damit der Patient die Sicherheit gewinnt, bei Unterzuckerung adäquat zu reagieren. Hilfreich kann auch ein Blutzuckermonitor sein, auf dem sich der aktuelle Wert jederzeit ablesen lässt.

Eventuell empfiehlt der Arzt auch eine psychologische Behandlung, etwa eine kognitive Verhaltenstherapie (siehe Kasten gegenüber) oder eine Kombination von Maßnahmen.

UNTERSTÜTZUNG BEI PSYCHISCHEN PROBLEMEN

Bei psychischen Problemen stehen verschiedene Hilfsangebote zur Verfügung:

- Ihr Arzt kann Sie mit Informationen, praktischen Empfehlungen und einfühlsamen Gesprächen unterstützen und im Bedarfsfall an einen Therapeuten überweisen.
- Diabetes-Organisationen, Online-Foren und soziale Medien bieten Möglichkeiten zum Kontakt mit Menschen, die mit ähnlichen Problemen zu kämpfen haben.
- Auch bei Organisationen für Menschen mit psychischen Erkrankungen kann man sich informieren und mit anderen Betroffenen austauschen.

Angst vor Folgeerkrankungen

Manche Menschen fürchten sich extrem vor ernsthaften Komplikationen. Das kann sie dazu veranlassen, den Blutzuckerspiegel bewusst niedrig zu halten. Dadurch erhöht sich das Risiko zu unterzuckern oder die Symptome einer Unterzuckerung nicht mehr wahrzunehmen. Andere werden beim kleinsten Blutzuckeranstieg ängstlich, selbst wenn der Wert im Zielbereich liegt. Einige haben das Gefühl, die Behandlung sei vollkommen sinnlos, was dazu führen kann, die Therapie zu vernachlässigen.

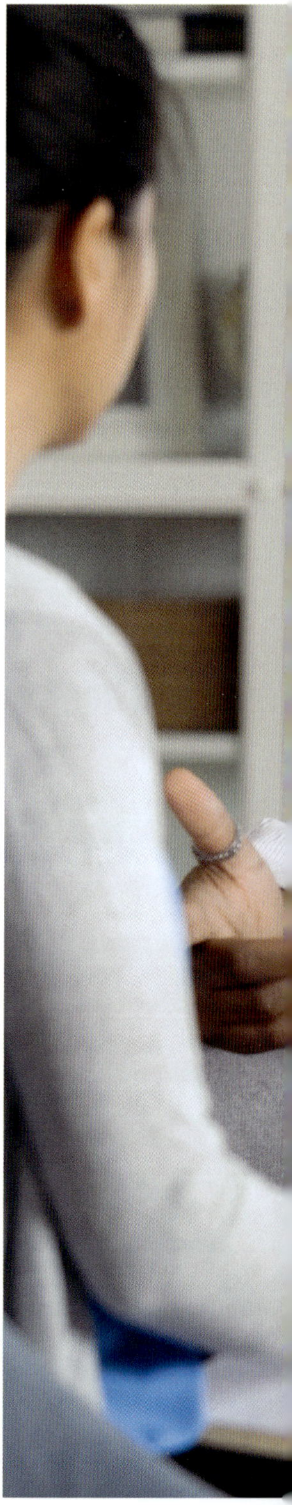

▷ **Offenes Gespräch**
Es ist wichtig, auch psychische Probleme möglichst früh mit dem Arzt zu besprechen. So lässt sich gemeinsam eine Lösung finden, bevor sich die Situation verschlechtert und womöglich negativ auf die Behandlung auswirkt.

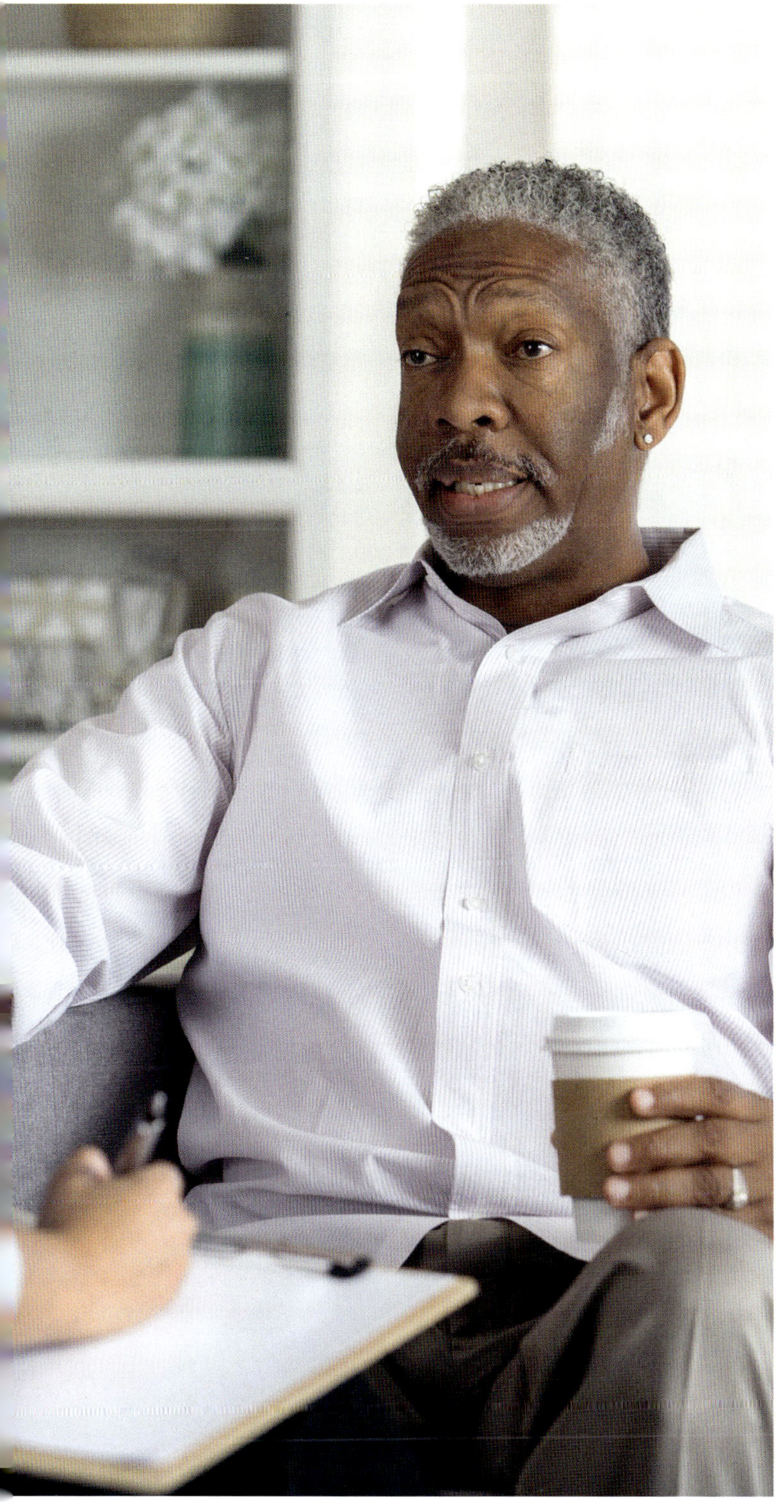

KOGNITIVE VERHALTENSTHERAPIE

Die kognitive Verhaltenstherapie soll dabei helfen, belastende Denk- und Verhaltensweisen zu erkennen und verstehen, um sie anschließend gezielt durch konstruktivere Gedanken und Verhaltensweisen zu ersetzen. Klienten werden oft aufgefordert, ihre Gedanken, Gefühle und Verhaltensweisen zu notieren. Während der Therapiesitzung werden diese Denk- und Verhaltensweisen analysiert, um unangemessene herauszukristallisieren. Mithilfe des Therapeuten werden dann Techniken entwickelt, die das Denken und Verhalten positiv verändern sollen.

Auch bei solchen Ängsten ist der Arzt der erste Ansprechpartner. Er kann erklären, wie sich die verschiedenen Folgeerkrankungen entwickeln und durch welche praktischen Maßnahmen sich das Risiko verringern lässt. Außerdem zeigt er Wege auf, wie Sie die Angst und ihre Auswirkung auf Ihr Leben abbauen können, und überweist Sie im Bedarfsfall an einen Psychotherapeuten.

Spritzangst

Angst vor Spritzen, Insulinpens und Lanzetten für Blutzuckertests kommt vor allem bei Menschen vor, die ihre Diabetesdiagnose erst kürzlich erhalten haben. Das kann dazu führen, dass die Betroffenen Arztbesuche vermeiden und zu lange mit einem erhöhten Blutzuckerspiegel leben. Das macht sie anfällig für Infektionskrankheiten. Außerdem kann es zu einer diabetischen Ketoazidose oder einer hyperosmolaren Hyperglykämie kommen, zwei lebensgefährliche Komplikationen (s. S. 71), die eine sofortige medizinische Behandlung erfordern.

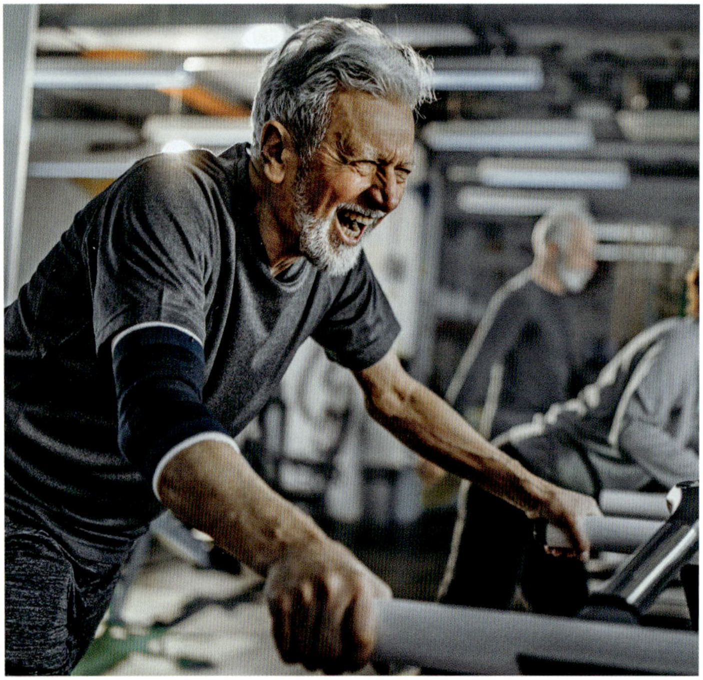

△ **Bessere Stimmung** *Regelmäßige Bewegung kann helfen, nervöse Anspannung zu lindern und bei Depressionen die Stimmung aufzuhellen. Um bei der Stange zu bleiben, sollten Sie eine Sportart wählen, die Ihnen Spaß macht.*

Sprechen Sie über solche Ängste mit Ihrem Arzt. Mit Demonstrationsspritze oder Lanzettenstich kann er Ihnen zeigen, wie schmerzhaft der Stich tatsächlich ist. Er kann außerdem hilfreiche Techniken vorschlagen: spezielle Atmung, Ablenkung durch Musik oder Visualisierung, Konzentration auf strukturierte Abläufe. Anschließend vereinbaren Sie einen Probezeitraum, an dessen Ende ein erneutes Gespräch steht. All das trägt dazu bei, dass der Patient Sicherheit gewinnt und seine Ängste allmählich abbaut.

Eine extreme Angst oder Phobie vor Spritzen und Nadeln ist selten. Betroffene reagieren beim Anblick von Spritzen mit Herzrasen, Schweißausbrüchen, Übelkeit oder Ohnmacht. Für diese Menschen ist die Diabetesbehandlung äußerst schwierig, darum wird der behandelnde Arzt sie meist an einen spezialisierten Psychotherapeuten überweisen.

Nervöse Anspannung

Gelegentliche Phasen der Anspannung kommen vor, aber wenn sie regelmäßig über sechs Monate oder mehr auftreten, ist eine professionelle Behandlung sinnvoll. Nervöse Anspannung kann sich auf alle Lebensbereiche auswirken, auch auf den Diabetes. Typische Symptome sind Nervosität, Entspannungsschwierigkeiten, Konzentrationsstörungen, anhaltende Sorgen und Schlafstörungen. Manchmal kommt es auch zu Panikattacken, also plötzlicher intensiver Angst in bestimmten Situationen, beispielsweise engen Räumen.

Ihr Arzt kann das Problem mit Ihnen besprechen, geeignete Medikamente verordnen oder Ihnen eine Psychotherapie empfehlen, beispielsweise eine kognitive Verhaltenstherapie (s. S. 177). Er kann Empfehlungen für den Alltag geben, beispielsweise Bewegung, Entspannungs- oder Atemübungen, oder Möglichkeiten zur vorübergehenden Anpassung der Diabetesbehandlung vorschlagen, damit sie als weniger belastend empfunden wird.

Depressionen

Dass Depressionen bei Menschen mit Diabetes häufiger vorkommen, hat auch mit der Notwendigkeit des täglichen Blutzucker-Managements zu tun. Depressive neigen dazu, sich selbst – und ihre Diabetesbehandlung – zu vernachlässigen. Darum ist es so wichtig, die Symptome einer Depression frühzeitig zu erkennen und professionelle Hilfe in Anspruch zu nehmen.

Typische Symptome einer Depression sind niedergeschlagene Stimmung, Verlust von Interesse oder Freude an Aktivitäten, die normalerweise positiv erlebt werden, Müdigkeit, Reizbarkeit, Konzentrationsschwierigkeiten, Schlafstörungen sowie Gefühle von Schuld, Wertlosigkeit oder Hoffnungslosigkeit. Manche ähneln den Symptomen von Über- (s. S. 68–71) oder Unterzuckerung (s. S. 62–67). Bei Depressionen halten die Symptome aber über einen längeren Zeitraum an, während sie bei Unter- oder Überzuckerung relativ schnell abklingen, nachdem der Blutzuckerspiegel wieder reguliert ist.

Wer befürchtet, an einer Depression zu leiden, sollte sich an seinen Arzt oder einen Psychotherapeuten wenden. Denkbare Behandlungsformen sind eine Gesprächstherapie (z. B. kognitive Verhaltenstherapie), Medikamente oder beides. Beim Diabetes-Management während einer depressiven Episode kann der behandelnde Arzt unterstützen.

Essstörungen

Menschen mit Diabetes müssen ihrer Ernährung besondere Aufmerksamkeit widmen. Wenn aber die Gedanken übermäßig stark um Essen und Ernährung kreisen, etwa die Reduktion der Nahrungsaufnahme, um abzunehmen, ist möglicherweise das Essverhalten gestört. In einigen Fällen spricht man von einer krankhaften Essstörung (siehe Kasten oben rechts). Sie kommt bei Frauen wesentlich häufiger vor als bei Männern. Manche Betroffene versuchen, Gewicht zu reduzieren, indem sie regelmäßig weniger Insulin spritzen, als sie benötigen. Das kann gefährliche Folgeerscheinungen wie diabetische Ketoazidose oder hyperosmolare Hyperglykämie nach sich ziehen (s. S. 71).

Essstörungen erschweren das Diabetes-Management und erhöhen die Gefahr körperlicher Folgeprobleme. Die meisten

ESSSTÖRUNGEN

Die bekanntesten Essstörungen sind Anorexie (Magersucht), Bulimie (Ess-Brech-Sucht) und Binge-Eating (Esssucht). Sie äußern sich unterschiedlich, aber allen gemeinsam ist eine gestörte Einstellung zum Essen.

STÖRUNG	TYPISCHE MERKMALE
Anorexie	Fixierung auf Körpergewicht und Kleidergröße; starke Reduktion der Kalorienaufnahme; starke Gewichtsabnahme; übermäßig viel Sport; Verwendung von Abführmitteln oder Appetitzüglern
Bulimie	Ess-Attacken mit anschließend erzwungenem Erbrechen oder Einnahme von Abführmitteln; Episoden treten oft regelmäßig auf (z. B. wöchentlich); Schuldgefühle nach den Ess-Attacken; körperliche Schwäche
Binge-Eating	Verzehr sehr großer Mengen in kurzer Zeit; heimliches Essen; Versuch, die konsumierten Mengen zu verbergen; Kontrollverlust beim Essen großer Mengen; häufig Gewichtszunahme

Psychische Probleme können die Fähigkeit zum Diabetes-Management einschränken

Ärzte befragen Patienten während der Routinetermine nach ihrem Essverhalten und achten aufmerksam darauf, ob es irgendwelche Anzeichen von Gewichtsproblemen oder Essstörungen gibt. Bei Bedarf überweisen sie an einen Psychotherapeuten oder Ernährungstherapeuten und unterstützen während der Diabetestherapie.

SOFORT DEN NOTARZT ODER PROFESSIONELLE HILFE EINSCHALTEN

- bei Selbstmordgedanken oder selbstschädigendem Verhalten
- bei Anzeichen von diabetischer Ketoazidose oder hyperosmolarer Hyperglykämie

Augenerkrankungen

Ein langjähriger Diabetes oder erhöhter Blutzucker kann die Blutversorgung der Augen beeinträchtigen. Dann droht eine Netzhauterkrankung, die unbehandelt zur Erblindung führen kann. Regelmäßige Augenuntersuchungen zur Früherkennung sind deshalb notwendig, eine Verschlechterung lässt sich aber auch durch gutes Diabetes-Management vermeiden. Auch der graue Star kommt bei Diabetes häufiger vor, er ist aber heute behandelbar.

Diabetische Retinopathie

Die Netzhaut (Retina) ist die lichtempfindliche Schicht im Auge. Sie wird durch ein Netzwerk feinster Gefäße mit Blut versorgt. Bei langjährigem Diabetes mit erhöhtem Blutzucker und/oder zu hohem Blutdruck kann es zu Schäden an diesen Gefäßen kommen. Mögliche Folgen sind ein Makulaödem oder eine Netzhautablösung.

Phasen der Retinopathie

Die Erkrankung verläuft in drei Hauptphasen:

- **Hintergrund-Retinopathie** Im Frühstadium bilden sich Aussackungen, sogenannte Mikroaneurysem, an den Blutgefäßen und Blut tritt aus. Bei der Netzhautuntersuchung sind sie als kleine rote Punkte zu erkennen. Gelbliche Flecken (Exsudate) entstehen durch andere Substanzen, die aus den Gefäßen austreten, weißliche Bereiche (Cotton-Wool Spots) in Zonen, die nicht mehr mit Blut versorgt sind. Bei Menschen, die seit etwa 20 Jahren an Diabetes Typ 1 leiden, kommt dieses Stadium häufiger vor, die Erkrankung schreitet aber nicht unbedingt fort.
- **Nichtproliferative Retinopathie** In diesem Stadium schreitet die Schädigung fort. Bei Augenuntersuchungen sind Mikroaneurysmen, Exsudate und Cotton-Wool Spots zu erkennen. In den nicht mehr durchbluteten Bereichen bilden sich neue Blutgefäße.
- **Proliferative Retinopathie** Ist der Blutzucker nicht gut eingestellt und wird die nichtproliferative Retinopathie nicht behandelt, bilden sich auf der Netzhaut zahlreiche weitere Blutgefäße, die auch in den Glaskörper und andere Schichten des Auges einwachsen. Austretendes Blut schränkt das Sehvermögen ein.

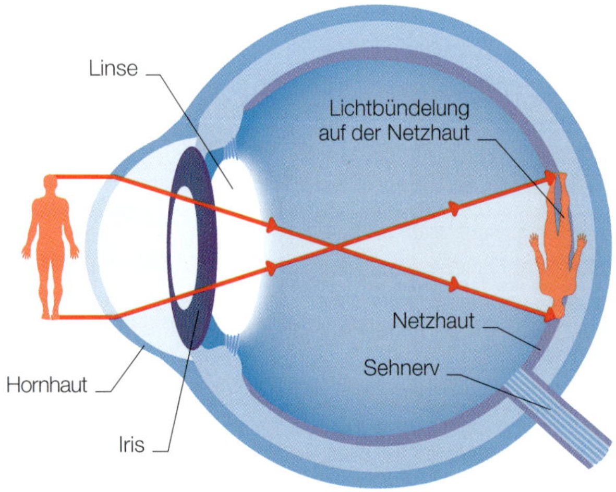

△ **Funktion des Auges**
Licht, das ins Auge eintritt, wird durch die Hornhaut und die Linse gebündelt und auf die Netzhaut projiziert. Netzhautzellen wandeln das Licht in Nervenimpulse um. Diese gelangen durch den Sehnerv zum Gehirn, wo sie verarbeitet werden.

Ursachen

Die Retinopathie kann durch langjährigen Diabetes mit erhöhtem Blutzuckerspiegel verursacht werden. Auch Bluthochdruck ist ein Risikofaktor. Eine Schwangerschaft begünstigt das Auftreten oder Fortschreiten der Netzhauterkrankung.

Symptome und Diagnose

Die Retinopathie verläuft anfangs symptomfrei, erst im fortgeschrittenen Stadium treten Sehstörungen

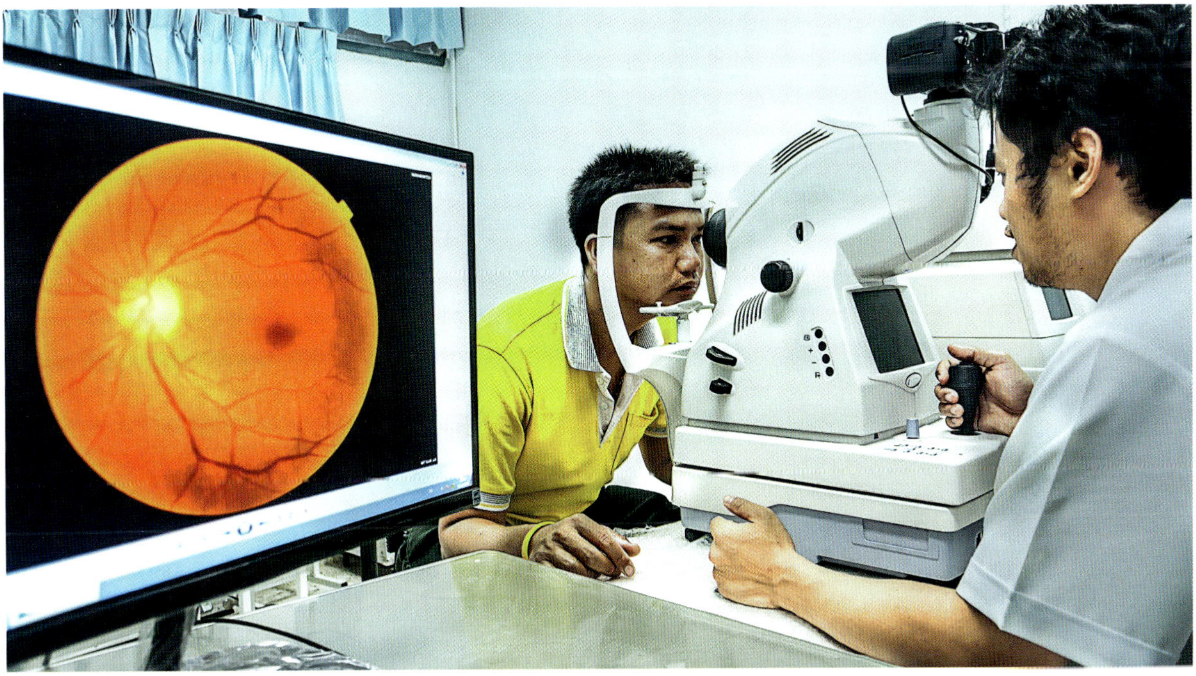

auf. Sie kann in einem oder beiden Augen auftreten und zur teilweisen oder vollständigen Erblindung führen. Regelmäßige Netzhautuntersuchungen sollten einmal jährlich stattfinden. Dabei werden Fotos der Netzhaut aufgenommen und auf Schäden untersucht. Bei Schwangerschaft oder bereits vorliegenden Netzhautschäden sind häufigere Untersuchungen empfehlenswert. Dazu gehören die Prüfung der Sehschärfe mithilfe einer Tafel mit kleiner werdenden Buchstaben, Aufnahmen und eine direkte visuelle Untersuchung der Netzhaut mit einem Ophthalmoskop. Bei fortgeschrittener Erkrankung können bildgebende Verfahren zum Einsatz kommen, um die betroffenen Bereiche der Netzhaut zu identifizieren.

Komplikationen

Wird die Retinopathie frühzeitig behandelt, lässt sie sich meist zum Stillstand bringen. Ohne Behandlung schreitet sie fort und kann zu Makulopathie, Glaskörperblutungen, Netzhautablösung oder grünem Star (s. S. 183) führen. Eine Makulopathie ist eine Schädigung der Makula in der Mitte der Netzhaut, die für das hochauflösende Farbsehen zuständig ist. Sie

△ **Netzhautfotografie**
Zur Untersuchung der Netzhaut werden digitale Fotos ausgewertet. Darauf ist das Netzwerk der Blutgefäße zu sehen, die um den Beginn des Sehnervs herum angeordnet sind.

kommt bei Diabetes Typ 2 häufiger vor. Bei dieser Erkrankung werden die winzigen Blutgefäße um die Makula undicht, sodass sich Flüssigkeit ansammelt. Die Blutversorgung der Makula kann eingeschränkt sein oder es bilden sich Fettablagerungen auf der Makula. All das gefährdet das Sehvermögen.

Bei einer Glaskörperblutung gelangt Blut in den Glaskörper, den gallertartigen mittleren Augenabschnitt zwischen Linse und Netzhaut. Sie tritt auf, wenn bei proliferativer Retinopathie die Gefäße im Auge stark bluten. Die Folge kann eine teilweise Erblindung sein, die jedoch normalerweise abklingt, wenn das Blut allmählich resorbiert wird.

Zur Ablösung der Netzhaut von den darunter liegenden Schichten des Auges kann es einige Wochen nach einer Glaskörperblutung kommen. Ohne Behandlung kann das zu dauerhaftem Sehkraftverlust führen.

Vorbeugung und Behandlung

Die beste Vorbeugung gegen Retinopathie sind ein langfristiges, sorgfältiges Diabetes-Management und, falls ein Bluthochdruck vorliegt, dessen wirksame Therapie (s. S. 192–193). Wichtig ist außerdem, die regelmäßigen Vorsorgeuntersuchungen beim Augenarzt wahrzunehmen.

Die Behandlung der Retinopathie hängt davon ab, wie weit die Erkrankung fortgeschritten ist. Im Frühstadium ist keine Behandlung nötig, aber die Augen müssen alle 6 Monate untersucht werden. Wenn ein hoher Blutzuckerspiegel durch Erhöhung der Medikamentendosis plötzlich absinkt, kann sich die Retinopathie verschlimmern. Das lässt sich vermeiden, indem man den Blutzuckerspiegel allmählich über mehrere Monate regulieren, statt ihn binnen weniger Wochen zu senken.

Bei nichtproliferativer in schwerer Form oder proliferativer Retinopathie wird meist eine Laserbehandlung der Netzhaut empfohlen. Die Makulopathie kann mit Laser oder Medikamenteninjektionen ins Auge behandelt werden. Lasertherapie ist auch bei Glaskörperblutungen oder Netzhautablösung möglich, manchmal wird aber auch der Glaskörper ganz oder teilweise entfernt und wieder aufgebaut.

Durch die Behandlung lassen sich bereits vorhandene Schäden nicht beheben, aber ein weiterer Verlust der Sehkraft kann meist vermieden werden. Wenn sich der Zustand nach der Behandlung allmählich stabilisiert, können die Untersuchungsintervalle größer werden.

Katarakt (grauer Star)

Bei Diabetes besteht eine erhöhte Anfälligkeit für Katarakt, eine Trübung der normalerweise transparenten Linse. Zur Erkrankung kommt es, wenn sich Proteinfasern in der Linse verändern. Diese Veränderungen sind eine natürliche Alterserscheinung, darum erkranken auch häufig ältere Menschen, die nicht an Diabetes leiden, am Katarakt. Die Ursache kann aber auch ein jahrelang erhöhter Blutzuckerspiegel sein.

Symptome und Diagnose

Durch die Linsentrübung reduziert sich die Lichtmenge, die ins Auge eintritt. Betroffene sehen verschwommen oder verzerrt, und um helle Lichtquellen nehmen Sie oft einen Lichthof wahr. Weil sich der Katarakt progressiv entwickelt, verschlechtert sich das Sehvermögen allmählich. Da aber weiterhin

▷ **Katarakt (grauer Star)**
Im Lauf der Zeit kann sich die transparente Linse des Auges bei Diabetes trüben. Sie lässt noch Licht durch, streut es aber, sodass der Betroffene verschwommene Bilder sieht.

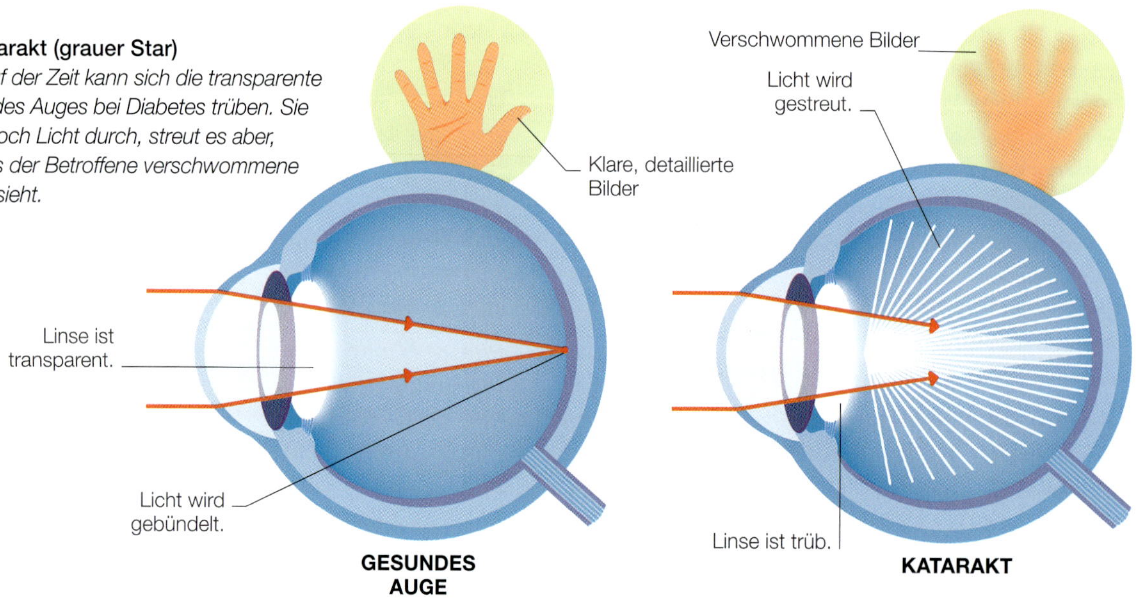

▷ **Messung des Augeninnendrucks**
Mit einem Tonometer wird ein Luftstoß auf die Hornhaut geblasen, um dann die Kraft der zurückprallenden Luft zu messen. Aus diesem Wert lässt sich der Augeninnendruck errechnen.

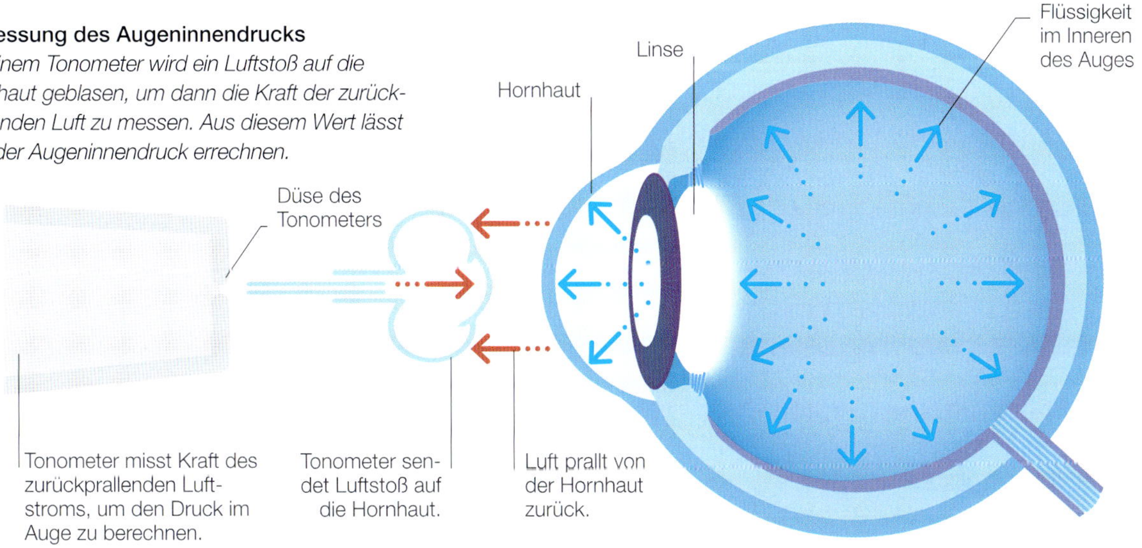

Licht durch die Linse auf die Netzhaut fällt, kommt es selbst im fortgeschrittenen Stadium nicht zur vollständigen Erblindung. Der Katarakt wird bei der direkten Untersuchung des Auges erkannt.

Vorbeugung und Behandlung

Das Erkrankungsrisiko lässt sich verringern, indem man den Blutzuckerwert möglichst im Zielbereich hält. Der Katarakt entwickelt sich langsam und erreicht nicht immer ein Stadium, in dem eine Behandlung nötig ist. Ist das Sehvermögen stark beeinträchtigt, kann die geschädigte Linse durch eine künstliche ersetzt werden. Dadurch wird die Sehkraft wiederhergestellt.

Glaukom (grüner Star)

Beim Glaukom ist der Augendruck zu hoch. Der Druck kann die Netzhaut schädigen und, wenn das Problem nicht behandelt wird, zur Erblindung führen. Jeder kann am Glaukom erkranken, aber Menschen mit einer diabetischen Retinopathie sind besonders gefährdet. Im Frühstadium treten nur selten Symptome auf, später kann die Erkrankung schmerzhaft sein und das Sehvermögen beeinträchtigen. Diagnostiziert wird das Glaukom oft bei Routineuntersuchungen, bei denen mit einem Luftstoß der Augeninnendruck gemessen wird. Es kann mit Medikamenten oder operativ meist erfolgreich behandelt werden. Diese Therapie verhindert einen weiteren Sehkraftverlust, kann aber bereits vorhandene Schäden nicht beheben.

Leben mit Seheinschränkungen

Seheinschränkungen durch Retinopathie oder Katarakt verändern das Leben einschneidend. Gerade in dieser Situation ist Unterstützung wichtig. Gute Anlaufstellen sind Organisationen für Menschen mit Seheinschränkungen, mit Diabetes oder beidem.

Viele tägliche Aufgaben, auch die Diabetesbehandlung, werden durch eine Seheinschränkung komplizierter. Wenn Sie Schwierigkeiten mit der Blutzuckermessung, dem Spritzen oder der Tabletteneinnahme haben, sprechen Sie mit Ihrem Arzt. Er kann Sie über Hilfsmittel, Messgeräte mit extragroßem Display oder Sprachausgabe oder spezielle Insulinpens beraten. Auch die Behandlung von Unterzuckerung kann bei eingeschränktem Sehen schwierig sein. Wenn Sie allein leben, sollten Sie ebenfalls mit Ihrem Arzt sprechen. Ihr Augenarzt kann Sie informieren, ob Ihr Sehvermögen zum Autofahren noch ausreicht.

Erkrankungen der Harnwege

Menschen mit Diabetes sind anfälliger als andere für Erkrankungen der Harnwege – der Nieren, der Harnleiter, der Blase und der Harnröhre. Neben Blasenentzündung (Cystitis) kommen auch Pilzerkrankungen der Genitalien besonders häufig vor. Für Menschen, die bereits seit viele Jahren an Diabetes leiden, besteht außerdem ein erhöhtes Risiko für Nierenerkrankungen (Nephropathie).

Blasenentzündung (Cystitis)

Eine Entzündung der Blase wird normalerweise durch Bakterien verursacht. Bei Diabetes kommt sie häufiger vor, weil neben dem leicht erhöhten Blutzuckerspiegel vor allem der höhere Glukosegehalt im Urin günstige Lebensbedingungen für Bakterien schafft.

Zur Infektion kann es kommen, wenn Bakterien, die auf der Haut oder im Darm leben und dort harmlos sind, durch die Harnröhre in die Blase gelangen. Blasenentzündung ist bei Frauen aufgrund ihrer kürzeren Harnröhre häufiger als bei Männern, weil die Bakterien so schneller in die Blase gelangen. Blasenentzündung zählt nicht zu den sexuell übertragbaren Krankheiten, allerdings können beim Sex Erreger ins Harnsystem gelangen. Typische Symptome einer Cystitis sind neben häufigem Harndrang auch Schmerzen beim Wasserlassen und im Unterbauch. Zur Selbstbehandlung eignen sich rezeptfreie Schmerzmittel,

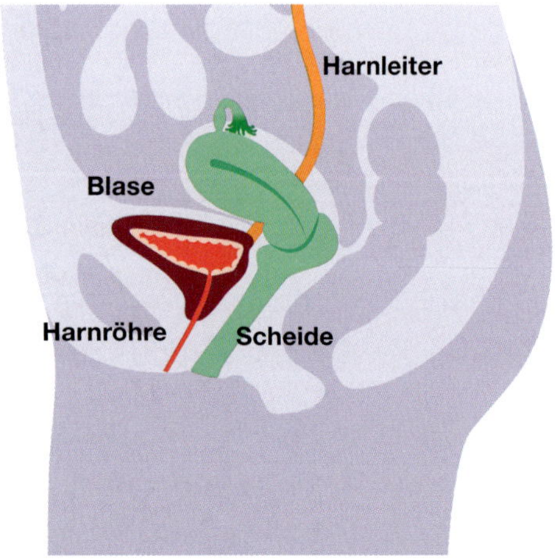

△ **Harnwegsinfektionen bei der Frau**
Bei Frauen, auch wenn sie nicht an Diabetes leiden, kommen Blasenentzündung und Pilzerkrankungen der äußeren Geschlechtsorgane relativ häufig vor.

BLASENENTZÜNDUNG: SYMPTOME
Schmerzen, Brennen oder Stechen beim Wasserlassen
Häufiger starker Harndrang
Schmerzen im unteren Bauch
Dunkler, trüber oder stark riechender Urin

GENITALPILZ: SYMPTOME
Jucken und Reizung der äußeren Geschlechtsorgane und der Scheide
Schmerzen, Brennen oder wundes Gefühl beim Wasserlassen oder beim Sex
Bröckeliger, weißlicher, meist geruchloser Ausfluss aus der Scheide

außerdem sollten Betroffene viel Wasser trinken. Sex ist bis zum Abklingen der Beschwerden zu meiden. Wenn die Symptome länger als drei Tage anhalten oder Sie unsicher sind, ob eine Blasenentzündung vorliegt, wenden Sie sich an Ihren Arzt.

Pilzerkrankungen der Genitalien

Diese Erkrankungen werden durch Candida-Pilze verursacht und treten ebenfalls bei Frauen häufiger auf als bei Männern. Ursache ist die übermäßige Vermehrung von Pilzen, die auf dem Körper leben und eigentlich harmlos sind. Menschen mit Diabetes sind dafür anfälliger, weil die Glukose im Urin die Vermehrung fördert.

Pilzinfektionen können symptomfrei verlaufen. Typische Beschwerden bei Frauen sind jedoch Juckreiz und Schmerzen um den Scheideneingang, bröckeliger, weißlicher, meist geruchloser Ausfluss und Schmerzen oder Brennen beim Wasserlassen und beim Sex. Bei Männern kann es zu Rötungen und Reizungen der Eichel und der inneren Vorhaut kommen, zu weißlichem Ausfluss mit manchmal unangenehmem Geruch und Schwierigkeiten beim Zurückziehen der Vorhaut. Konsultieren Sie einen Arzt. Geeignete Medikamente sind in der Apotheke erhältlich.

HARNWEGSINFEKTIONEN VORBEUGEN

So können Sie Blasenentzündungen und Pilzinfektionen vorbeugen:

- den Blutzucker möglichst im Zielbereich halten
- reichlich Wasser trinken
- die Blase häufig und vollständig entleeren
- lockere Baumwollunterwäsche
- Genitalien sauber halten und nach dem Waschen gut abtrocknen
- Frauen: mit Toilettenpapier von vorn nach hinten wischen
- Keine parfümierten Körperpflegeprodukte im Genitalbereich

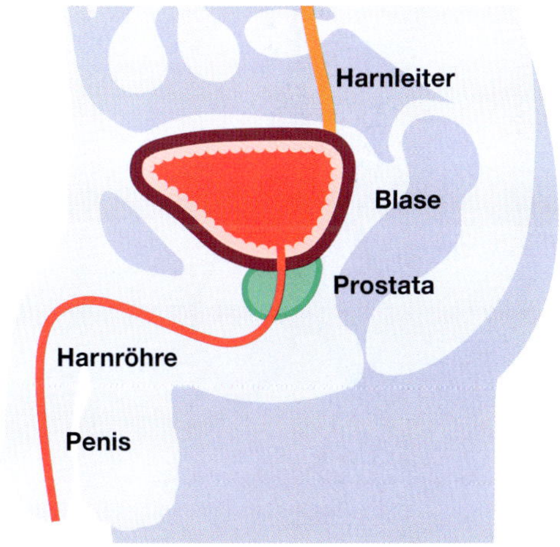

△ **Harnwegsinfektionen beim Mann**
Bei Männern sind vorwiegend Eichel und innere Vorhaut von Pilzinfektionen betroffen. Bakterien können durch die Harnröhre in die Blase gelangen und dort eine Entzündung hervorrufen.

BLASENENTZÜNDUNG: SYMPTOME
Schmerzen, Brennen oder Stechen beim Wasserlassen
häufiger starker Harndrang
Schmerzen im unteren Bauch
dunkler, trüber oder stark riechender Urin

GENITALPILZ: SYMPTOME
Reizung, Brennen und Rötung der Eichel und der inneren Vorhaut
weißlicher Ausfluss mit unangenehmem Geruch
Schwierigkeiten beim Zurückziehen der Vorhaut

Nierenschädigung (Nephropathie)

Die Nieren filtern das Blut und sorgen dafür, dass Abfallstoffe mit dem Urin ausgeschieden werden. Außerdem regulieren sie über Hormone, die sie produzieren, den Flüssigkeits- und Salzhaushalt des Organismus, was sich auf den Blutdruck auswirkt. Nephropathie ist ein Oberbegriff für Funktionsstörungen der Nieren, die weitere Krankheiten und letztlich Nierenversagen nach sich ziehen können.

Eine chronische Niereninsuffizienz (CKD = Chronic Kidney Disease) entwickelt sich langsam, wenn die Filtereinheiten der Nieren durch erhöhten Blutzucker und Bluthochdruck geschädigt werden. Weil Blutgefäße verstopfen, gelangen Proteine in den Urin und Abfallstoffe bleiben im Blut.

Krankheitsphasen

Im Frühstadium einer chronischen Niereninsuffizienz sind nur geringe Mengen Protein im Urin nachweisbar. Diese sogenannte Mikroalbuminurie zeitigt keine weiteren Symptome. Ein- oder zweimal jährlich werden im Rahmen der Vorsorge Blut und Urin untersucht, um die Nierenerkrankung frühzeitig zu erkennen.

Schreitet die Krankheit fort, nimmt die Proteinmenge im Urin zu, man spricht von Proteinurie. Sie kann vorübergehend bei einer Blasen- oder Nierenentzündung auftreten, klingt aber nach Ausheilen der

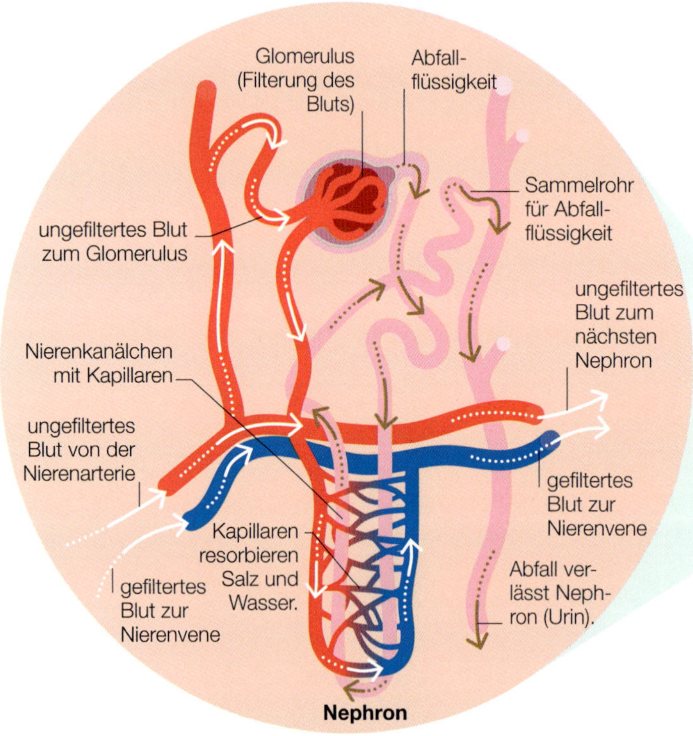

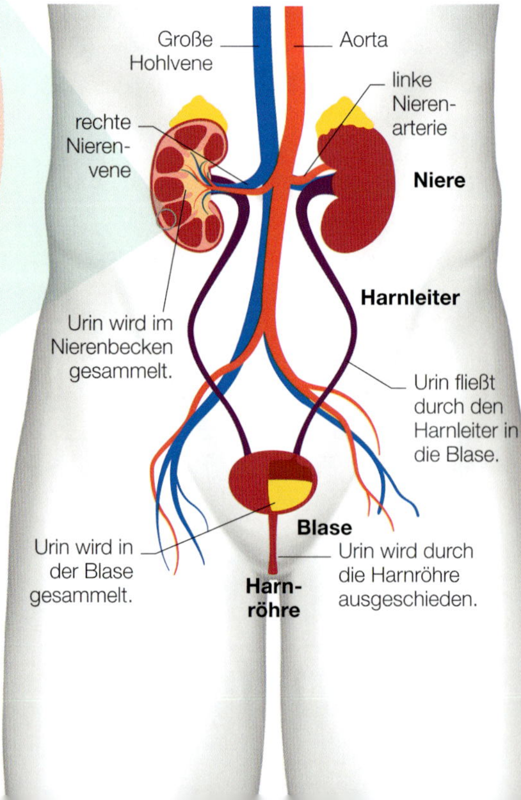

△ **Die Nieren**
Jede Niere enthält etwa eine Million Nephronen (Filtereinheiten). In jedem Nephron befindet sich ein Glomerulus, der Abfallstoffe und überschüssige Flüssigkeit aussondert, sowie ein langes Nierenkanälchen (Tubulus), das wichtige Stoffe wieder ins Blut abgibt. Die Abfallstoffe werden mit dem Urin ausgeschieden.

Infektion normalerweise wieder ab. Hält die Proteinurie an, schreitet die Schädigung der Nieren fort. Nach und nach verlieren sie ihre Fähigkeit, Abfallprodukte zu filtern und überschüssige Flüssigkeit auszuscheiden. Eine Proteinurie geht nicht immer mit Beschwerden einher. Die Ausscheidung größerer Proteinmengen mit dem Urin kann aber mit geschwollenen Beinen und Knöcheln, Kurzatmigkeit, Müdigkeit, Übelkeit oder Hautjucken einhergehen. Für eine sichere Diagnose sind Blut- und Urinanalysen nötig, manchmal auch eine Ultraschalluntersuchung.

Bleibt die Niereninsuffizienz unbehandelt, kann es zum vollständigen Nierenversagen kommen. Hauptsymptome sind Schwellung von Gesicht, Gliedmaßen und Bauch, stark verringerte Urinausscheidung, starke Lethargie, Gewichtsabnahme, Kopfschmerzen, Erbrechen und heftiger Juckreiz der Haut. Die Diagnose und Behandlung der Niereninsuffizienz in der Endphase ist nur in einer Spezialklinik möglich.

Vorbeugung und Behandlung

Die beste Vorbeugung gegen eine chronische Niereninsuffizienz oder ein Fortschreiten der Erkrankung besteht darin, Blutzucker und Blutdruck im Zielbereich zu halten. Liegt bereits eine Mikroalbuminurie vor, gilt es primär, den Blutzuckerspiegel zu senken. Gegen Bluthochdruck werden meist Medikamente verordnet, außerdem ist es gegebenenfalls nötig, das Rauchen einzustellen, abzunehmen und den Salzkonsum zu verringern. Eventuell werden ACE-Hemmer verordnet, um das Fortschreiten der Niereninsuffizienz zu verlangsamen. Blutdruck, Nierenfunktion und Blutzucker werden überwacht, oft werden auch HbA1c-Tests durchgeführt (s. S. 31).

Bei Proteinurie ist eine individuelle Ernährungsberatung angezeigt. Oft wird empfohlen, auf kaliumreiche Lebensmittel (Hefeextrakt, Bananen) und Salz zu verzichten, damit sich weniger Abfallstoffe im Körper anreichern. In den meisten Fällen wird auch die Diabetes-Medikation angepasst.

Erreicht die Niereninsuffizienz ihr Endstadium, bleiben meist nur Dialyse oder eine Nierentransplantation. Auch in diesem Fall muss die Diabetes-Medikation angepasst werden. In einer persönlichen Ernährungsberatung wird eine Umstellung des Speiseplans erläutert, außerdem muss meist die Aufnahme von Flüssigkeit eingeschränkt werden.

GUT FÜR DIE NIEREN SORGEN

Für Menschen mit Diabetes ist es sehr wichtig, Nierenerkrankungen vorzubeugen. Die folgenden Maßnahmen können dabei helfen:

- Blutdruck und Blutzuckerspiegel im Zielbereich halten
- Mindestens einmal jährlich durch Blut- und Urintests die Nierenfunktion untersuchen lassen. Falls der Arzt es empfiehlt, auch häufiger
- das Rauchen abgewöhnen
- alle Arzttermine wahrnehmen, keinesfalls die jährliche Untersuchung ausfallen lassen
- falls nötig, Gewicht reduzieren
- gesund essen und auf ausreichend Bewegung achten

Die beste Vorbeugung gegen eine chronische Niereninsuffizienz besteht darin, Blutzucker und Blutdruck im Zielbereich zu halten.

Erkrankungen der Füße

Fußprobleme können bei Diabetes häufiger auftreten. Ursachen sind meist Nervenschäden in den Beinen (periphere Neuropathie) oder schlechte Durchblutung der Füße (periphere Ischämie). Beide können die Anfälligkeit für weitere Probleme wie Geschwüre oder schwere Infektionen (Gangrän) erhöhen. Sorgfältige Fußpflege hilft, solchen Erkrankungen vorzubeugen.

Periphere Neuropathie

Eine periphere Neuropathie entsteht, wenn die Nerven in den Extremitäten, wie man Hände und Füße nennt, durch wiederholte Phasen hohen Blutzuckerspiegels sowie Bluthochdruck (s. S. 192–193) in den winzigen Gefäßen, die diese Nerven versorgen, geschädigt sind. Betroffen sind vor allem die Füße, weil sie von den längsten Bahnen innerviert werden und zudem das Körpergewicht tragen. Seltener sind Unterschenkel, Arme und Hände betroffen.

Symptome und Diagnose

Die Hauptsymptome sind Schmerzen, Kribbeln oder Brennen. Manche Menschen haben keine Beschwerden, andere sehr starke. Die Probleme können sich schleichend einstellen, sodass man sie kaum wahrnimmt. Darum sollten die Füße mindestens einmal jährlich untersucht werden. Der Arzt achtet auf Rötungen durch Druck, trockene Haut, Schwielen, Verletzungen, wunde Stellen, ungewöhnliche Wärme und Veränderungen der Fußform.

MERKMALE VON FUSSERKRANKUNGEN

Periphere Neuropathie und Ischämie äußern sich unterschiedlich. Wenn beide gleichzeitig vorkommen, spricht man von Neuroischämie. In diesem Fall ist die Gefahr weiterer Fußprobleme deutlich größer.

PERIPHERE NEUROPATHIE	PERIPHERE ISCHÄMIE
warme Haut	kalte oder kühle Haut
vermindertes Gefühl	normales oder leicht reduziertes Gefühl
Kann schmerzlos verlaufen. Wenn Schmerzen auftreten, sind sie meist nachts am stärksten.	Schmerzen bei Anstrengung oder Ruhe zu jeder Tageszeit möglich
normaler oder erhöhter Puls in den Füßen	schwacher oder nicht fühlbarer Puls
Hornhaut, Schwielen	keine Schwielen
verminderte Reflexe	normale Reflexe
Anfälligkeit für Geschwüre in Bereichen, die Druck ausgesetzt sind, z. B. Fußsohlen	Anfälligkeit für Geschwüre an den Seiten der Füße
Risiko für Charcot-Fuß (Deformation nach Knochenbrüchen, die aufgrund der Schmerzunempfindlichkeit unbemerkt bleiben)	Risiko für Gangrän

Um die Sensibilität zu testen, berührt der Arzt die Füße an verschiedenen Stellen, während der Patient die Augen schließt, und fragt dann nach dessen Wahrnehmungen. Reflexe in Knöcheln und Knien werden geprüft, um Muskelschwäche durch Nervenschäden zu erkennen.

Vorbeugung, Behandlung und Perspektive

Das Risiko einer peripheren Neuropathie lässt sich durch gewissenhaftes Blutzucker-Management und sorgfältige Fußpflege (s. S. 122–123) verringern. Tritt die Krankheit dennoch auf, erhöht sich das Verletzungsrisiko der Füße. Ihr Arzt erklärt Ihren die Gefahren und wie sie zu vermeiden sind. Patienten sollten ihre Füße täglich selbst in Augenschein nehmen.

Gegen schmerzhafte Neuropathie gibt es lindernde Medikamente. Falls die Bettwäsche Reizungen verursacht, kann es helfen, Füße und Beine mit Folie (auch Frischhaltefolie) zu bedecken. Auch ein Bettbogen verhindert, dass Beine und Füße mit der Zudecke in Berührung kommen. Vorhandene Nervenschäden sind nicht rückgängig zu machen. Einer Verschlimmerung lässt sich durch gutes Blutzucker-Management und sorgfältige Fußpflege vorbeugen.

Periphere Ischämie

Es handelt sich um eine Durchblutungsstörung, bei der die Arterien verengt sind, sodass Beine und Füße nicht ausreichend mit Sauerstoff und Nährstoffen versorgt werden. Die Ursache ist meist eine Arteriosklerose (Fettablagerungen in den Arterien). Risikofaktoren dafür sind Rauchen, hoher Cholesterinspiegel, fettreiche Ernährung und ein dauerhaft erhöhter Blutzuckerspiegel.

Symptome und Diagnose

Typische Symptome sind Krämpfe, kalte Haut und schlechte Wundheilung. Da sich die Beschwerden meist über Monate oder Jahre schleichend einstellen, nehmen manche Patienten die Veränderungen nicht wahr. Darum ist es umso wichtiger, die Füße einmal jährlich untersuchen zu lassen. Dabei wird

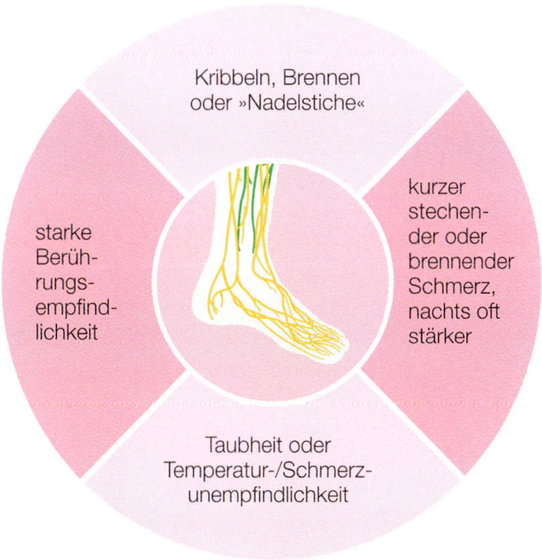

△ **Häufige Symptome bei peripherer Neuropathie**
Eine periphere Neuropathie kann symptomfrei bleiben oder die Symptome können sich mit der Zeit verändern. Alle Beschwerden können in den Zehen, in Teilen eines Fußes, oder in beiden Füßen teilweise oder komplett auftreten.

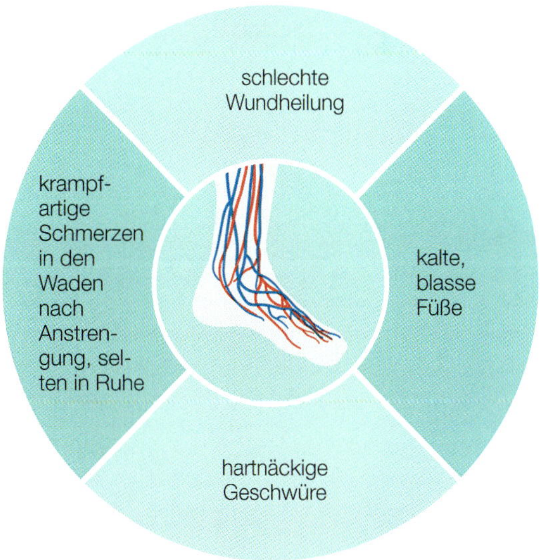

△ **Häufige Symptome bei peripherer Ischämie**
Die Symptome der peripheren Ischämie entwickeln sich meist langsam. Häufig sind beide Beine und/oder Füße betroffen, bei manchen Menschen sind die Beschwerden in einem Bein oder Fuß jedoch stärker.

▷ **Charcot-Fuß**
Unbehandelt kann der Charcot-Fuß zu dauerhaften Fußschäden und Veränderungen der Form führen.

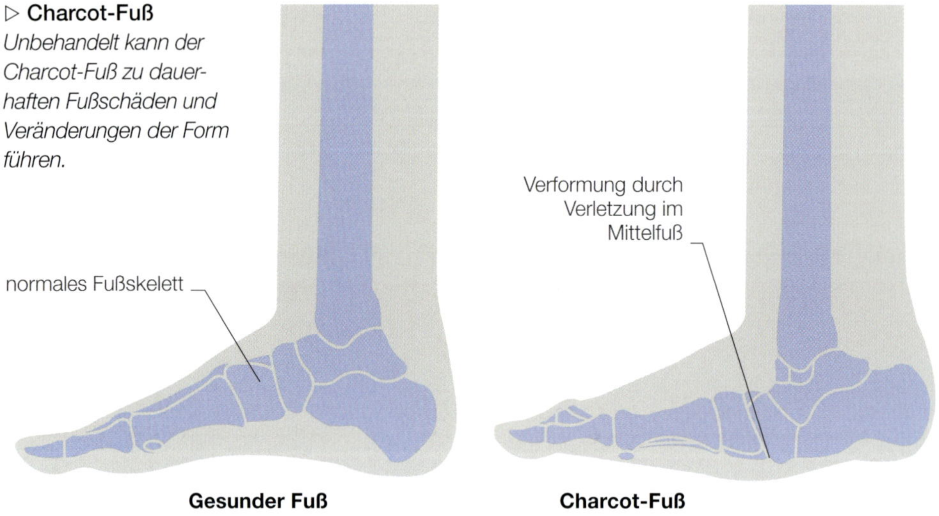

neben Gefühl und Reflexen auch der Puls geprüft, denn ein schwacher oder nicht spürbarer Puls in den Füßen kann auf eine Ischämie hindeuten.

Vorbeugung und Behandlung
Vorbeugende Maßnahmen sind gesunde Ernährung, Verzicht auf Rauchen, regelmäßige Bewegung, gewissenhafte Anwendung von Medikamenten und sorgfältiges Blutzucker-Management.

Lautet die Diagnose auf periphere Ischämie, wird die Durchblutung der Beine durch weitere Untersuchungen geprüft. Die Erkrankung ist nicht heilbar, kann aber oft zum Stillstand gebracht werden. Manchmal lässt sich die Durchblutung der Beine wieder verbessern. In leichten Fällen wird der Arzt zu Veränderungen der Lebensgewohnheiten raten oder Medikamente verordnen. In schweren Fällen kann es nötig sein, die betroffenen Blutgefäße chirurgisch zu weiten oder Bypässe zu legen.

Unbehandelt können periphere Neuropathie und/oder Ischämie gravierende Folgen haben.

Mögliche Komplikationen
Unbehandelt können periphere Neuropathie und/oder Ischämie zu schweren Komplikationen wie Charcot-Fuß, Geschwüren oder, bei fehlender Durchblutung, Gangrän führen.

Charcot-Fuß
Diese Folgeerkrankung der peripheren Neuropathie kann zu dauerhaften Verformungen der Füße führen. Die Knochen werden schwächer und können selbst bei kleinen Verletzungen brechen. Wenn sich an den Bruchstellen neues Knochengewebe bildet, kommt es zu Verformungen. Ein Warnzeichen sind heiße, geschwollene Füße mit Schmerzen, die über 2–3 Monate zunehmen. Möglicherweise darf dann der Fuß vorübergehend nicht belastet werden, oder der Arzt verordnet eine Schiene oder langfristig spezielles Schuhwerk.

RISIKOFAKTOREN FÜR GESCHWÜRE AN DEN FÜSSEN

Ein erhöhtes Risiko für Geschwüre besteht, wenn

- der Blutzuckerspiegel längere Zeit über 10 mmol/l bzw. 180 mg/dl liegt,
- ein Blutdruck über 140/80 nicht mit Medikamenten behandelt wird,
- die Füße brennen, kribbeln oder die Haut sehr empfindlich ist,
- Sie rauchen,
- Sie bereits Fußgeschwüre hatten,
- die Beine schlecht durchblutet sind,
- die Sensibilität in Teilen der Füße beeinträchtigt ist.

Geschwüre

Geschwüre bilden sich meist an den Fußsohlen oder anderen Stellen, auf die Druck ausgeübt wird (z. B. durch enge Schuhe). Sie müssen sofort behandelt werden, um ernstere Schäden und Infektionen zu vermeiden. Kontrollieren Sie Ihre Füße täglich. Bei Wunden, Blutergüssen oder Schwielen, die nicht binnen weniger Tage heilen, sowie bei roten, heißen Bereichen sollten Sie unverzüglich einen Arzt aufsuchen. Er entfernt und versorgt das Geschwür und verordnet eventuell Antibiotika gegen die Infektion oder eine Schiene, um Druck während der Heilung zu vermeiden.

Gangrän

Dieses Problem tritt auf, wenn Gewebe gar nicht mehr durchblutet wird. Die Haut färbt sich blauviolett und später schwarz. Zur Vorbeugung müssen Wunden schnellstmöglich behandelt werden. Tritt ein Gangrän auf, kann schlimmstenfalls eine Amputation nötig sein, um die Ausbreitung zu verhindern.

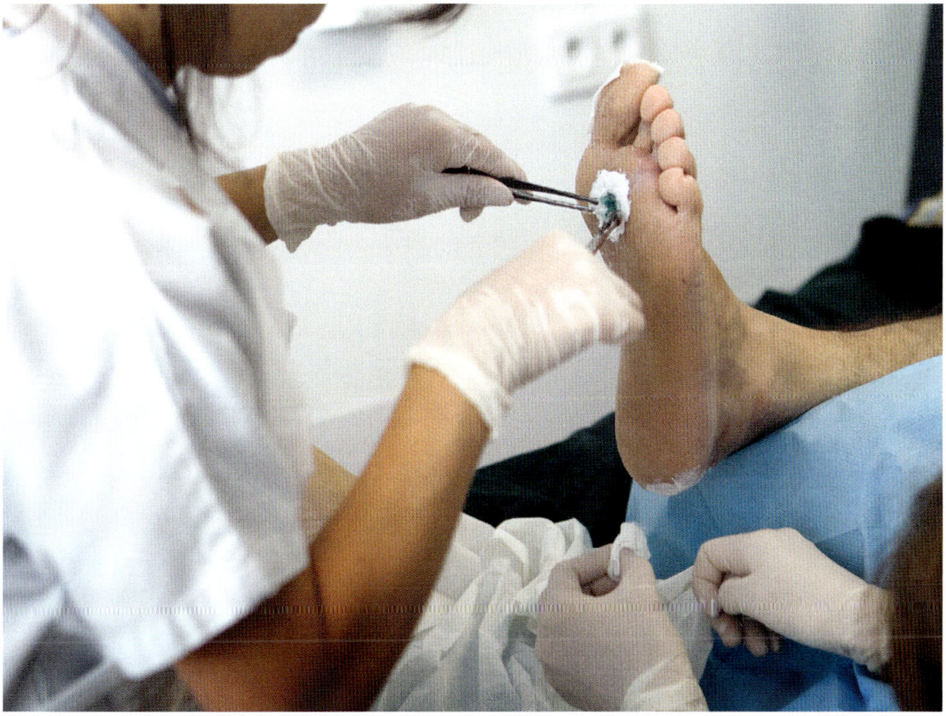

◁ **Behandlung eines Fußgeschwürs**
Der Arzt entfernt das infizierte Gewebe, reinigt die Wunde und deckt sie ab, um eine weitere Infektion zu verhindern.

Herz-Kreislauf-Erkrankungen

Diabetes geht häufig mit Bluthochdruck einher, was zu den Herz-Kreislauf-Erkrankungen zählt und weitere gesundheitliche Probleme begünstigt. Erhöhte Blutfettwerte (Hyperlipidämie) sind eine Fettstoffwechselstörung, die Herz-Kreislauf-Erkrankungen fördert. Wer seine Risikofaktoren kennt und sich für eine gesunde Lebensweise entscheidet, tut viel, um solchen Erkrankungen vorzubeugen.

Bluthochdruck

Bluthochdruck (Hypertension) begünstigt Folgeerkrankungen von Diabetes, etwa Augenprobleme (s. S. 180–183), Nierenerkrankungen (s. S. 184–187), koronare Herzkrankheit (s. S. 194–195), Schlaganfall (s. S. 196) und periphere arterielle Verschlusskrankheit (s. S. 197). Der Zusammenhang zwischen Bluthochdruck und Diabetes ist noch nicht vollständig erforscht, ein Faktor könnte aber der Insulinspiegel im Blut sein. Bei Diabetes Typ 1 tritt Bluthochdruck oft auch dann auf, wenn die Nierenfunktion sich verschlechtert. Bei Diabetes Typ 2 geht er mit erhöhten Blutfettwerten und Übergewicht einher.

Weitere Risikofaktoren sind Bewegungsmangel, Rauchen, hoher Alkoholkonsum und Stress. Hier kann jeder selbst ansetzen, um Bluthochdruck vorzubeugen (siehe Kasten S. 197).

Bluthochdruck verursacht anfangs oft keine Symptome, es können aber auch Schwindel, Kopfschmerzen und andere Beschwerden auftreten. Bei Diabetikern, bei denen wiederholt ein Blutdruck von 140/80 Millimeter Quecksilber (mmHg) oder mehr gemessen wurde, wird Bluthochdruck diagnostiziert. Der erste Wert gibt den Druck beim Zusammenziehen des Herzmuskels an, der zweite den

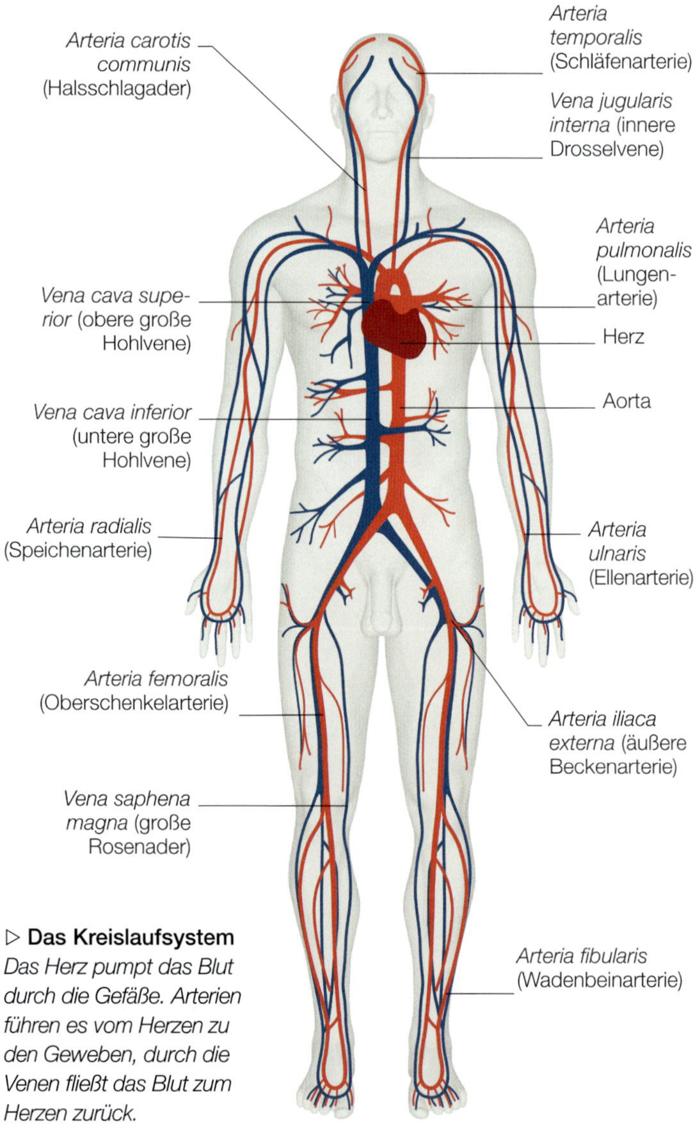

▷ **Das Kreislaufsystem**
Das Herz pumpt das Blut durch die Gefäße. Arterien führen es vom Herzen zu den Geweben, durch die Venen fließt das Blut zum Herzen zurück.

BLUTFETTE

Um die Blutfettwerte zu ermitteln, wird eine Blutprobe auf HDL-Cholesterin (High-Density Lipoprotein), LDL-Cholesterin (Low-Density Lipoprotein) und meist auf Triglyzeride untersucht. HDL wird oft als »gutes« Cholesterin bezeichnet, weil es dazu beiträgt, den Spiegel des LDL (»schlechtes« Cholesterin) zu senken. Triglyzeride im Blut dienen als Energiequelle oder werden als Körperfett gespeichert. Grundsätzlich sollten der Gesamt-Blutfettgehalt, der LDL-Wert und der Triglyzeridwert möglichst gering sein, der HDL-Wert dagegen relativ hoch.

	GESAMTCHOLESTERIN	LDL-CHOLESTERIN	TRIGLYZERIDE
Ungesund	Über 5 mmol/l bzw. 200 mg/dl	Über 2,59 mmol/l bzw. 100 mg/dl	Über 2,3 mmol/l bzw. 200 mg/dl
Gesund	Unter 5 mmol/l bzw. 200 mg/dl	Unter 2,59 mmol/l bzw. 100 mg/dl	Unter 2,3 mmol/l bzw. 200 mg/dl

LEGENDE

Gesamtcholesterin **LDL-Cholesterin** **Triglyzeride**

Druck bei Entspannung des Herzens. Gegen Bluthochdruck werden Medikamente verordnet, außerdem wird der Wert regelmäßig beim Arzt kontrolliert. Die Behandlung schlägt normalerweise gut an, manchmal sind aber mehrere Medikamente nötig.

Hyperlipidämie

Wenn sich im Blut zu viele Fette und fettähnliche Stoffe wie Cholesterin befinden, spricht man von Hyperlipidämie. Sie ist eine Hauptursache für koronare Herzerkrankungen und die periphere arterielle Verschlusskrankheit und kommt bei Diabetikern des Typs 2 häufiger vor. Der Zusammenhang zwischen Diabetes und Hyperlipidämie ist noch nicht vollständig erforscht, wahrscheinlich spielt bei Diabetes Typ 2 aber der durch die Insulinresistenz verursachte hohe Insulinspiegel eine Rolle. Wenn neben Diabetes auch Übergewicht und Bluthochdruck vorliegen, ist das Risiko einer Hyperlipidämie besonders hoch. Weitere Risikofaktoren sind eine Ernährung mit vielen gesättigten Fetten, Bewegungsmangel, Rauchen, eine Schilddrüsenunterfunktion und ein jahrelang erhöhter Blutzuckerspiegel, außerdem ein hoher Alkoholkonsum und Fälle von Hyperlipidämie in der Familiengeschichte. Viele Risikofaktoren lassen sich eigenverantwortlich vermeiden (siehe Kasten S. 197).

Eine Hyperlipidämie verursacht selten Beschwerden. Bei der jährlichen Untersuchung (s. S. 142–143) werden aber die Blutwerte analysiert. Sind sie erhöht, spricht der Arzt das mit dem Patienten durch und verordnet eventuell sogenannte Statine oder andere Medikamente. Danach werden die Blutfettwerte alle 3–6 Monate geprüft, um festzustellen, wie die Behandlung anschlägt.

Bei **Diabetes** besteht ein erhöhtes **Risiko** für die **koronare Herzkrankheit.**

Koronare Herzkrankheit (KHK)

Zur koronaren Herzkrankheit kommt es durch Fettablagerungen in den Herzkranzgefäßen – den beiden Hauptarterien, die das Herz mit Blut versorgen. Diese Ablagerungen beeinträchtigen den Blutfluss.

Diabetes erhöht das Risiko für eine KHK. Weitere Risikofaktoren sind Bluthochdruck, Hyperlipidämie, hoher Konsum gesättigter Fette, Bewegungsmangel, Rauchen, Übergewicht, Herzerkrankungen in der Familiengeschichte sowie ein jahrelang erhöhter Blutzuckerspiegel. Viele dieser Risiken lassen sich zur Vorbeugung eigenverantwortlich reduzieren (siehe Kasten S. 197).

Bei eingeschränktem Blutfluss durch die Herzkranzgefäße kann es zu Angina pectoris, Herzinfarkt oder Herzversagen kommen.

- **Angina pectoris** Äußert sich durch vorübergehenden Druck oder Schmerzen in der Brust, vor allem bei Stress oder körperlicher Anstrengung auch in der linken Schulter oder der Innenseite des linken Arms.
- **Herzinfarkt** Äußert sich normalerweise durch starke Schmerzen in der Mitte der Brust, die in Kiefer, Hals, Arme oder Rücken ausstrahlen können, außerdem Kurzatmigkeit, Herzrasen, Schwindel, Übelkeit und manchmal Bewusstlosigkeit. Bei manchen Menschen fallen die Symptome milder aus. Ein schwerer Herzinfarkt kann lebensgefährlich sein.
- **Herzinsuffizienz** Hierbei handelt es sich um eine Verringerung der Pumpleistung des Herzens. Symptome sind Schwellung von Beinen, Füßen oder Bauch, Kurzatmigkeit, Müdigkeit und Abgeschlagenheit. Bei vielen Betroffenen verschlechtert sich der Zustand langsam über längere Zeit.

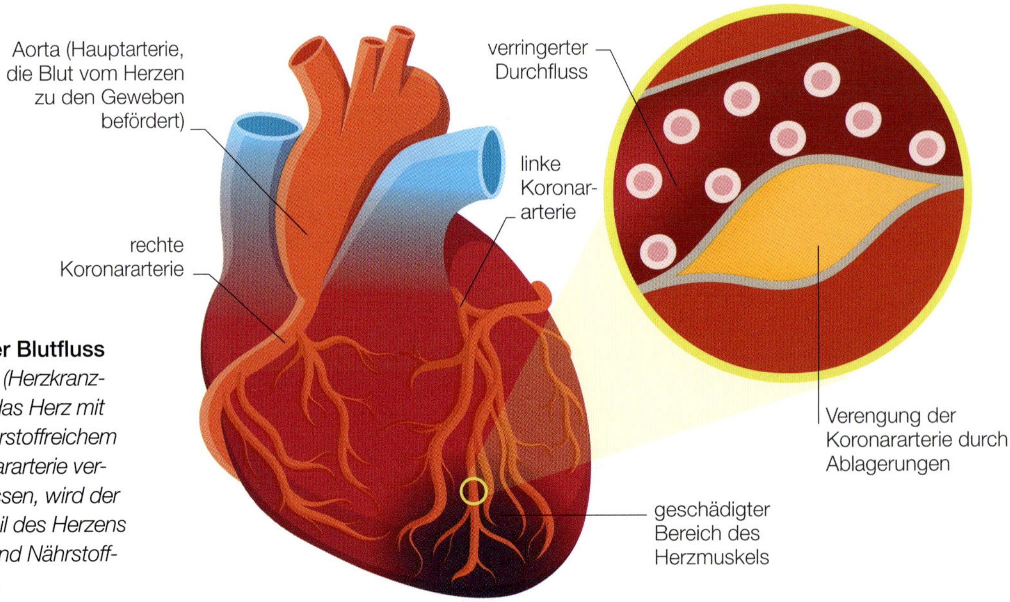

▷ **Eingeschränkter Blutfluss**
Die Koronararterien (Herzkranzgefäße) versorgen das Herz mit sauerstoff- und nährstoffreichem Blut. Ist eine Koronararterie verengt oder verschlossen, wird der von ihr versorgte Teil des Herzens durch Sauerstoff- und Nährstoffmangel geschädigt.

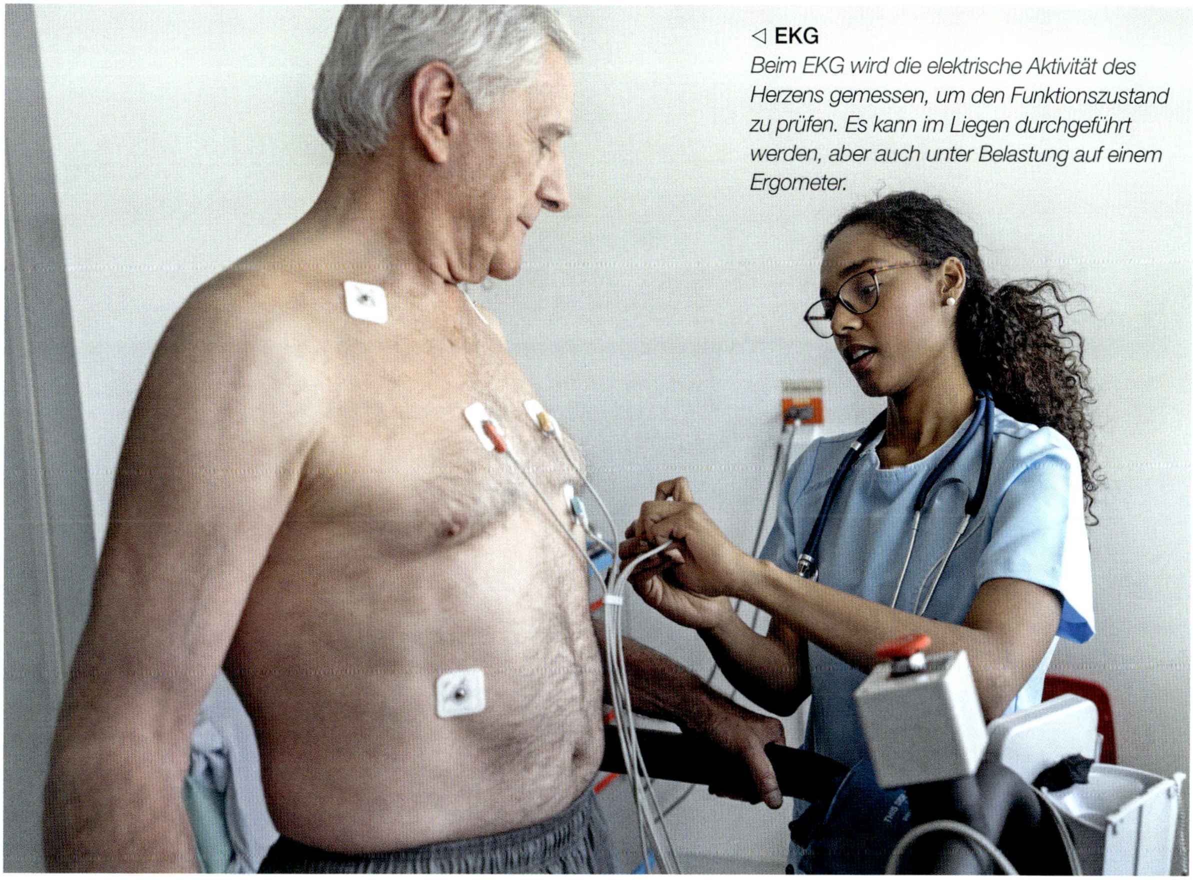

◁ **EKG**
Beim EKG wird die elektrische Aktivität des Herzens gemessen, um den Funktionszustand zu prüfen. Es kann im Liegen durchgeführt werden, aber auch unter Belastung auf einem Ergometer.

Die koronare Herzkrankheit kann mit einem EKG diagnostiziert werden, das die elektrischen Impulse des Herzens aufzeichnet. Außerdem stehen zur Begutachtung verschiedene bildgebende Verfahren zur Verfügung.

Behandelt wird die KHK medikamentös, operativ oder mit einer Kombination. Wird ein Mensch mit Diabetes nach einem Herzinfarkt ins Krankenhaus eingeliefert, erhält er eine Insulin-Infusion. Meist müssen auch sonst nicht Insulinpflichtige Menschen mit Diabetes nach der Entlassung einige Monate lang Insulin spritzen. Ob eine dauerhafte Insulintherapie nötig ist, hängt von den Blutzuckerwerten und anderen Faktoren ab.

SOFORT DEN NOTARZT RUFEN

Bei Symptomen eines Herzinfarkts:

- starke Schmerzen in der mittleren Brust, die in Kiefer, Hals, Arm oder Rücken ausstrahlen; Kurzatmigkeit; Schwäche und/oder Schwindel; Schwitzen, Übelkeit, manchmal Bewusstlosigkeit

Bei Symptomen eines Schlaganfalls:

- Kontrollverlust im Gesicht (hängende Gesichtszüge, Sabbern, schiefer Mund, keine Mimik); Schwäche oder Taubheitsgefühl in den Armen; Sprachschwierigkeiten (Nuscheln, schleppende Sprache); Verwirrung; Desorientierung

Schlaganfall

Ein Schlaganfall liegt vor, wenn die Blutversorgung des Gehirns unterbrochen wird, wodurch Gehirnzellen geschädigt werden oder absterben. Ein ischämischer Schlaganfall wird durch ein blockiertes Blutgefäß verursacht, ein hämorrhagischer durch ein geplatztes.

Die Hauptrisikofaktoren dafür sind Bluthochdruck und Atherosklerose. Beide kommen bei Diabetikern relativ häufig vor. Bei Atherosklerose verengen Fettablagerungen die Arterien, sodass ein Gerinnsel das Gefäß leicht verstopfen kann. Geschieht das in einer Arterie, die das Gehirn versorgt, kommt es zum Schlaganfall. Sorgfältiges Blutzucker-Management und eine gesunde Lebensweise helfen, dieses Risiko zu verringern (siehe Kasten gegenüber).

Sorgfältiger Umgang mit Diabetes und eine gesunde Lebensweise senken das Schlaganfallrisiko.

Die Symptome hängen davon ab, welcher Gehirnbereich unterversorgt ist. Bewegung, Sprache, Gedächtnis, Sehvermögen, Gehör oder Gleichgewicht können betroffen sein. Häufig kommt es zu Gesichtslähmungen, einseitig »hängendem« Gesicht oder Mund, Sabbern oder Mimikverlust, Taubheit in einem oder beiden Armen und Sprachschwierigkeiten (Nuscheln, schleppende Sprache) oder Unfähigkeit zu sprechen. Ein schwerer Schlaganfall kann zur Bewusstlosigkeit oder zum Koma führen und lebensgefährlich sein.

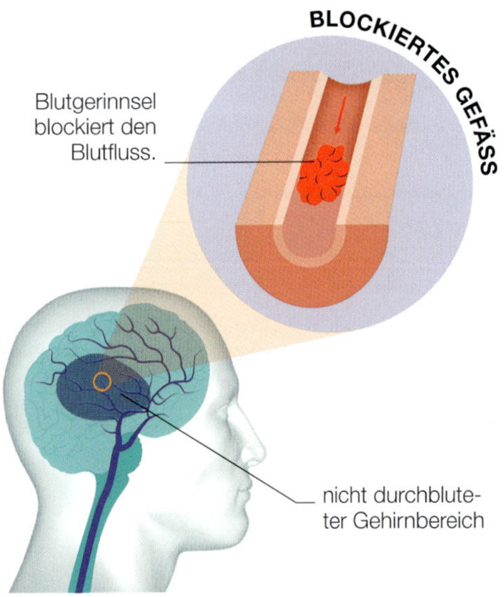

△ **Ischämischer Schlaganfall**
Beim ischämischen Schlaganfall wird ein Blutgefäß durch ein Gerinnsel blockiert, das entweder dort entstanden oder von woanders dorthin transportiert wurde. Teile des Gehirns werden nicht durchblutet, das Hirngewebe nimmt Schaden.

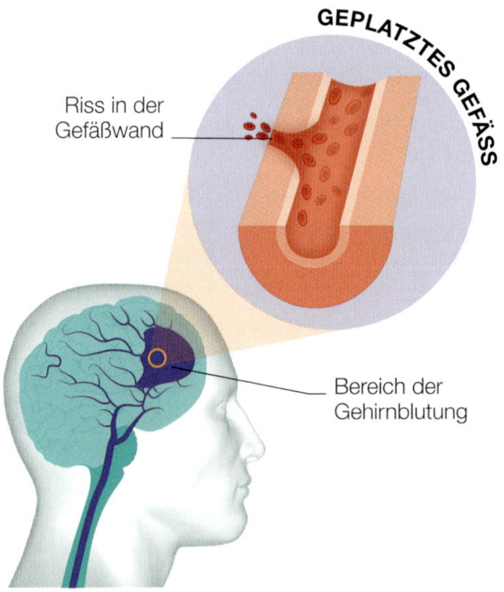

△ **Hämorrhagischer Schlaganfall**
Zum hämorrhagischen Schlaganfall kommt es durch ein geplatztes Blutgefäß und die nachfolgende Blutung im Gehirn oder auf seiner Oberfläche. Das Blut drückt auf das Hirngewebe und verursacht dadurch Schäden.

Ein Schlaganfall wird aufgrund der Symptome und/oder durch ein CT oder MRT diagnostiziert und muss dann, je nach Art des Schlaganfalls, sofort medikamentös und/oder operativ behandelt werden. Im Anschluss sind häufig Rehabilitationsmaßnahmen wie Physiotherapie oder Sprachtherapie notwendig. Manche Patienten erholen sich gut, andere tragen dauerhafte Folgeschäden davon.

Periphere arterielle Verschlusskrankheit

Bei der peripheren arteriellen Verschlusskrankheit vermindern Fettablagerungen in den Arterien der Beine (seltener der Arme) die Durchblutung. Ohne Behandlung kann es zur peripheren Ischämie kommen, einer starken Durchblutungsstorung der Extremitäten. Diese wiederum kann zu ernsthaften Komplikationen wie etwa einem Gangrän (s. S. 188–191) führen.

Risikofaktoren sind ein hoher Insulinspiegel im Blut, ein jahrelang hoher Blutzuckerspiegel, Bluthochdruck (s. S. 192) und Hyperlipidämie (s. S. 193) sowie Bewegungsmangel, Rauchen und Übergewicht. Neben eigenverantwortlichen Maßnahmen (siehe Kasten unten) ist es wichtig, Blutdruck und Blutfette regelmäßig beim Arzt untersuchen zu lassen und durch eine adäquate Behandlung zu regulieren.

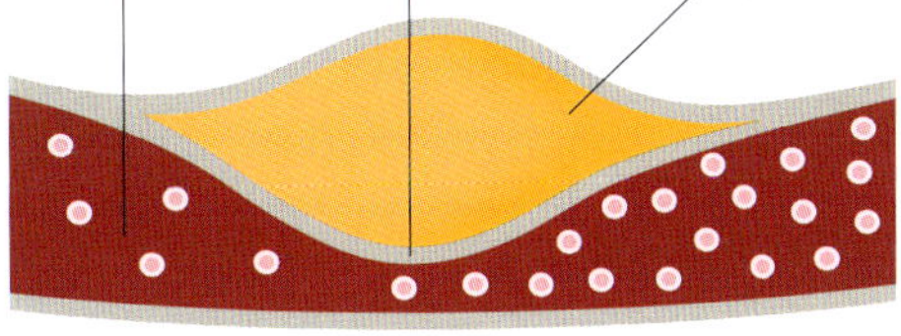

△ **Verengung der peripheren Arterien**
Bei der peripheren arteriellen Verschlusskrankheit behindern Fettablagerungen in den Arterien von Armen und/oder Beinen den Blutfluss. Die Folgen sind Muskelschmerzen und Erschöpfung.

Typische Anzeichen der peripheren arteriellen Verschlusskrankheit sind Schmerzen oder Erschöpfungsgefühl der Arm- oder Beinmuskeln bei Anstrengung – je stärker die Anstrengung, desto stärker der Schmerz. Diagnostiziert wird die Krankheit aufgrund der Symptome und der Vorgeschichte des Patienten sowie mit bildgebenden Verfahren. Die Behandlung erfolgt mit Medikamenten, in manchen Fällen ist auch ein operativer Eingriff notwendig.

DAS RISIKO VON HERZ-KREISLAUF-ERKRANKUNGEN REDUZIEREN

Zur Vorbeugung gegen Herz-Kreislauf-Erkrankungen kann jeder im Alltag sinnvolle Maßnahmen ergreifen.

- gesund essen: Obst und viel Gemüse, wenig gesättigte Fette und Salz
- möglichst oft für Bewegung sorgen
- nicht rauchen
- bei Übergewicht abnehmen (s. S. 94–99)
- beim Diabetes-Management sorgfältig vorgehen
- Alkohol nur in maßvollen Mengen trinken
- Medikamente gegen Bluthochdruck und/oder erhöhte Blutfette gemäß Verordnung einnehmen. Bei Nebenwirkungen sofort den Arzt aufsuchen
- Stress möglichst effektiv abbauen (s. S. 111)

Weitere Probleme

Bei langjährigem Diabetes können weitere Folgebeschwerden auftreten, beispielsweise Gewebeveränderungen an Einstichstellen, Zahnbeschwerden, sexuelle Probleme und Störungen derjenigen Nerven, die automatische Körperfunktionen steuern (autonome Neuropathie). Das Risiko lässt sich aber durch einen gesunden Lebensstil und sorgfältiges Blutzucker-Management verringern.

Lipohypertrophie

Kleine Schwellungen an Einstichstellen, die weder gerötet noch schmerzhaft sind, bezeichnet man als Lipohypertrophie. Ursache sind wiederholte Einstiche an derselben Stelle, durch die sich das Unterhautfettgewebe punktuell vermehrt. Auch Insulin kann Gewebeveränderungen verursachen, wenn die Haut durch Injektionen geschädigt ist.

Oft entwickeln sich die Knuppel langsam und fallen zunächst nicht auf. Tasten Sie Einstichstellen gelegentlich ab. Wenn keine Schwellungen zu spüren sind, aber der Blutzucker täglich ohne erkennbaren Grund schwankt, sprechen Sie mit Ihrem Arzt. Solche Schwankungen können darauf hindeuten, dass Sie in Bereiche mit verändertem Gewebe einstechen. Die Ansammlung von Fettzellen ist nicht unbedingt sichtbar, beeinträchtigt aber oftmals die Insulinaufnahme. Der Arzt wird die Einstichstellen untersuchen und erkennen, ob eine Lipohypertrophie vorliegt.

Um dem vorzubeugen, sollten Sie die Einstichstellen rotieren (s. S. 56) und die Nadel nach jedem Gebrauch wechseln. Liegt bereits eine Lipohypertrophie vor, stechen Sie nicht in betroffene Bereiche. Bei schlechter Insulinaufnahme müssen Sie eventuell die Dosis verringern, wenn Sie eine neue Einstichstelle wählen. Lassen Sie sich dabei von Ihrem Arzt beraten. Mit der Zeit werden die klumpigen Schwellungen meist kleiner.

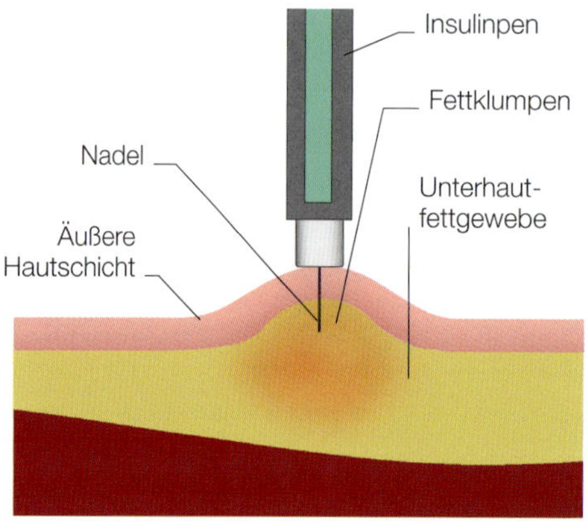

◁ **Wölbung unter der Haut**
Schäden durch mehrmaliges Spritzen an dieselbe Stelle können zusammen mit dem Insulin bewirken, dass sich unter der Haut vermehrt Fettzellen ansammeln.

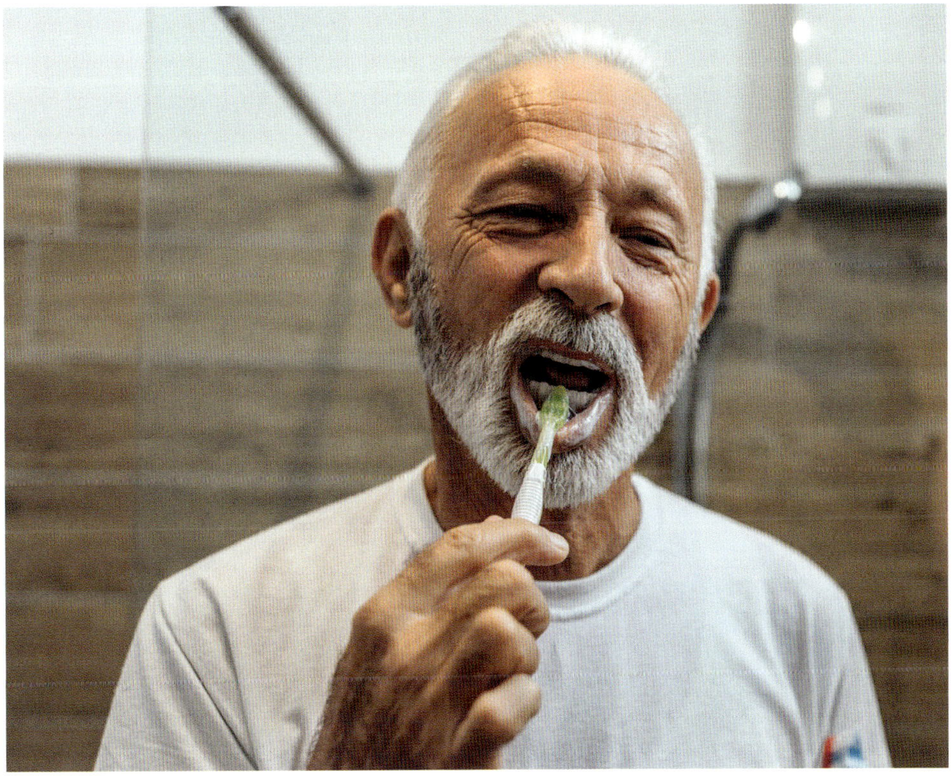

◁ **Mundhygiene** *Tägliches Zähneputzen und die Reinigung der Zahnzwischenräume mit Zahnseide oder sogenannten Interdental-Bürstchen sind wichtig: So lässt sich die Bildung von Zahnbelag verhindern, in dem sich Bakterien vermehren. Damit beugt man Zahn- und Zahnfleischerkrankungen vor.*

Zahnprobleme

Zahnfleischerkrankungen, Karies und Infektionen der Mundschleimhaut kommen bei Menschen mit Diabetes häufiger vor als bei anderen, weil der erhöhte Zuckergehalt im Speichel das Wachstum schädlicher Bakterien begünstigt. Diese produzieren Säure, die den Zahnschmelz angreift und das Zahnfleisch schädigen kann.

Typische Warnzeichen sind unnormale Rötung oder Wundsein des Zahnfleischs, empfindliche oder schmerzende Zähne und Mundgeruch. Suchen Sie bei solchen Symptomen Ihren Zahnarzt auf, um kleine Schäden frühzeitig zu behandeln und dadurch künftigen Problemen wie schweren Zahnfleischinfektionen oder im schlimmsten Fall Zahnverlust vorzubeugen.

Häufiger Wechsel der Einstichstelle beugt der Lipohypertrophie vor

TIPPS FÜR DIE MUNDGESUNDHEIT

Gute Zahnhygiene und sorgfältiges Diabetes-Management helfen, Zahn- und Zahnfleischproblemen vorzubeugen.

- Blutzucker regelmäßig messen und darauf achten, dass der Wert im Ziehbereich bleibt
- Zähne mindestens zweimal täglich putzen, um Belag zu entfernen
- Fluor-Zahncreme verwenden
- Zähne regelmäßig untersuchen lassen
- Zahnseide oder Zwischenraumbürsten halten das Zahnfleisch gesund.
- Nicht rauchen
- Zuckerarm essen. Frisches Obst und Gemüse mit Vitamin C sind wichtig für gesundes Zahnfleisch.
- Zahnersatz regelmäßig reinigen

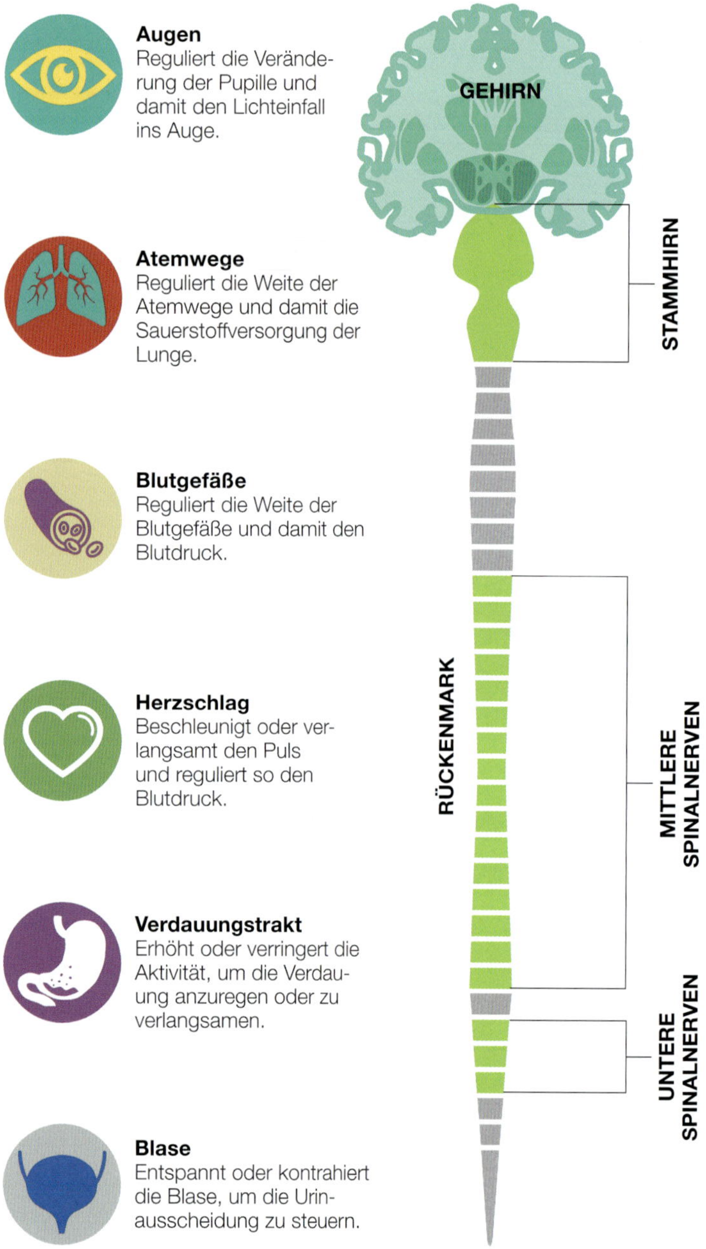

△ **Das autonome Nervensystem**
Das autonome oder vegetative Nervensystem besteht aus Nerven, die vom Stammhirn (an der Unterseite des Gehirns) und dem Rückenmark ausgehen. Es reguliert Körperfunktionen wie Puls oder Verdauung, die nicht der willentlichen Steuerung unterliegen.

Autonome Neuropathie

Das autonome Nervensystem steuert alle Körperfunktionen, die nicht dem Willen unterliegen, beispielsweise Körpertemperatur, Puls oder Verdauung. Eine Schädigung dieser Nerven wird als autonome Neuropathie bezeichnet. Sie kann durch langjährigen schlecht eingestellten Diabetes oder einen über mehrere Jahre erhöhten Blutdruck verursacht werden und mit verschiedenen Symptomen einhergehen, darunter:

- zu starke oder zu geringe Schweißbildung
- Übelkeit, Erbrechen, Durchfall oder Verstopfung
- Schwindel beim Aufstehen
- Leistungsschwäche bei körperlicher Anstrengung, weil sich der Puls nicht ausreichend beschleunigt, um die erhöhte Aktivität auszugleichen
- Unfähigkeit, die Blase vollständig zu entleeren
- erektile Dysfunktion
- verminderte Wahrnehmung von Unterzuckerung

Wenn solche Symptome auftreten oder die Vorsorgeuntersuchung einen Verdacht ergibt, wird der Arzt weitere Untersuchungen veranlassen, um eine sichere Diagnose stellen zu können.

Zur Vorbeugung ist es wichtig, den Blutzuckerspiegel im Zielbereich zu halten. Besteht die Erkrankung bereits, werden die Symptome behandelt, beispielsweise durch Medikamente gegen die Verdauungsstörungen. Vorhandene Nervenschäden sind nicht rückgängig zu machen. Das Fortschreiten der Erkrankung kann aber durch sorgfältiges Blutzucker-Management, Verzicht aufs Rauchen, gesunde Ernährung und ausreichend Bewegung verlangsamt werden.

SCHWINDELGEFÜHLE VERMEIDEN

Es gibt verschiedene Möglichkeiten, unangenehme Schwindelgefühle zu vermeiden:

- nach dem Aufwachen einige Minuten auf der Bettkante sitzen bleiben, dann aufstehen
- langsam aus dem Sitzen aufstehen
- Kopf und Schultern beim Schlafen höher lagern
- mehr Wasser trinken
- langes Sitzen oder Stehen vermeiden
- den Arzt fragen, ob nächtliches Tragen von Kompressionsstrümpfen helfen könnte

Sexuelle Probleme

Langjähriger Diabetes und erhöhter Blutzuckerspiegel können bei Frauen zu Scheidentrockenheit mit Schmerzen beim Sex führen. Bei Männern kann es zur erektilen Dysfunktion kommen, also zur Unfähigkeit, eine Erektion zu haben oder zu halten. Eine mögliche Ursache sind Schäden der Blutgefäße und Nerven, die den Penis versorgen. Denkbar sind auch andere Ursachen wie Hormonstörungen, Nebenwirkungen von Medikamenten, Stress, Beziehungsprobleme oder Depressionen. Auch Rauchen und Alkohol sind Risikofaktoren.

Wenn Erektionen nachts oder morgens auftreten, wenn die Störung plötzlich begonnen hat oder nur in bestimmten Situationen (z. B. Stress) vorkommt, ist Diabetes als Ursache unwahrscheinlich. Diabetes kann die Ursache sein, wenn gar keine Erektion möglich ist und das Problem sich langsam entwickelt hat. Bei wiederholten Erektionsstörungen sollten Sie mit Ihrem Arzt sprechen, um die Ursache abklären zu lassen und möglicherweise beheben zu können. Für Menschen mit Diabetes ist dabei wichtig, den Blutzuckerspiegel im Zielbereich zu halten. Hilfreich ist, den Alkoholkonsum zu verringern und auf das Rauchen zu verzichten. Wenn diese Maßnahmen nicht genügen, stehen verschiedene Behandlungsmöglichkeiten zur Verfügung, von Medikamenten über Vakuumpumpe bis Psychotherapie, z. B. kognitive Verhaltenstherapie (s. S. 177). Patienten, die sich gegen eine Behandlung entscheiden, brauchen nicht zu befürchten, dass sich die Erektionsstörungen negativ auf den Diabetes oder die Gesamtgesundheit auswirken.

▽ **Regelmäßige Bewegung**
Körperliche Bewegung ist nicht nur nützlich bei Durchblutungsproblemen, sie hilft zudem Stress abzubauen und abzunehmen. All das sind Faktoren, die auch bei einer erektilen Dysfunktion eine Rolle spielen können.

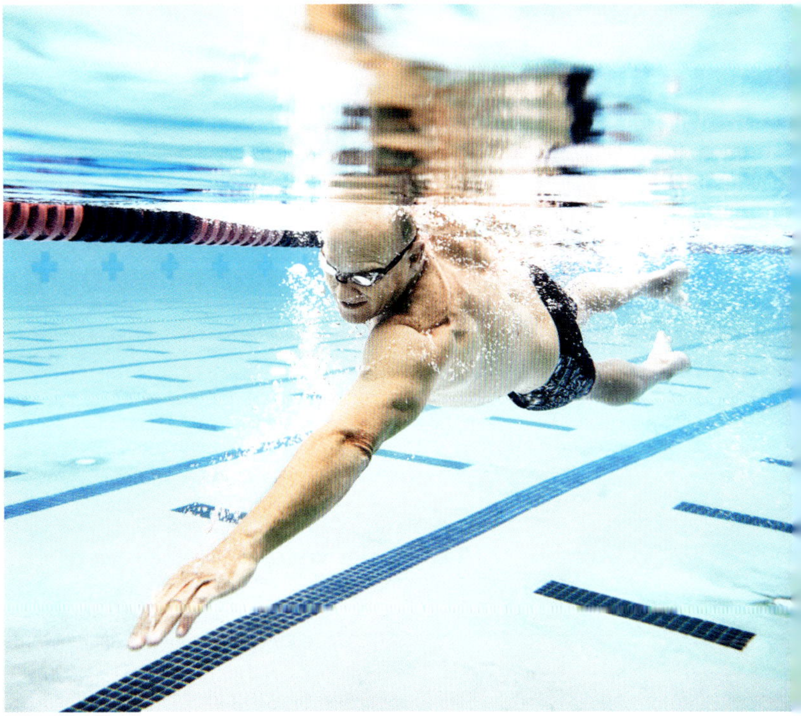

Nützliche Informationen

Der Blutzuckerspiegel wird entweder in Millimol pro Liter Blut (mmol/l) oder Milligramm pro Deziliter (mg/dl) angegeben.

Diabetes Disease-Management-Programme (DMPs)
Disease-Management-Programme (DMPs) sind strukturierte Behandlungsprogramme der Ärzte und Krankenkassen, um Patienten mit bestimmten chronischen Erkrankungen optimal zu versorgen. »Disease Management« ist Englisch und bedeutet »Krankheits-Management«. Auch für die Behandlung des Diabetes mellitus es solche Programme.
Ziel der DMPs für Diabetiker ist, die medizinische Versorgung und die Lebensqualität des Betroffenen zu verbessern und Komplikationen oder Folgeschäden möglichst zu vermeiden. Für jeden Teilnehmer wird ein maßgeschneiderter Behandlungsplan erarbeitet. Der Patient wird aktiv eingebunden und soll so lernen, eigenverantwortlich mit seiner Erkrankung umzugehen. Gleichzeitig sollen DMPs die Zusammenarbeit von Hausärzten, Diabetologen und Kliniken sowie eventuell anderen Behandlern, die den Patienten betreuen, verbessern. Dadurch sollen die verschiedenen Untersuchungen und Behandlungen besser koordiniert werden.
Die Teilnahme an einem Diabetes DMP ist freiwillig und kostenlos.

Deutschland

Deutscher Diabetiker Bund
diabetikerbund.de

DiabetesDE
diabetesde.org

Diabetes-Ratgeber
diabetesratgeber.net

Diabetes und Recht
diabetes-und-recht.de

Menschen mit Diabetes
menschen-mit-diabetes.de

Diabetesstiftung
diabetesstiftung.de

Liste von Landesverbänden und weiteren Vereinigungen unter
diabetiker-news.de

zuckerkrank.de
diabetes-online.de

Österreich

Österreichische Diabetiker-Vereinigung
diabetes.or.at

Diabetes Austria
diabetes-austria.com

Diabetes Mellitus
diabetes-mellitus.at

Österreichische Diabetes Gesellschaft
oedag.at

Zahlen und Fakten zu Diabetes mellitus
facediabetes.at

Diabetes im Gesundheitsportal
gesundheit.gv.at

Aktive Diabetiker Austria
aktive-diabetiker-at

Schweiz

Schweizerische Diabetesgesellschaft
diabetesschweiz.ch

d-journal
d-journal.ch

Register

Fett gedruckte Seitenzahlen beziehen sich auf Themenseiten, *kursiv* gedruckte auf Abbildungen.

A

B

C

D

Dank

Dank der Autorin

Ich danke den Lektoren, Layoutern und allen anderen Beteiligten bei DK für die Unterstützung während der Entstehung dieses Buchs. Besonderer Dank gebührt allen Menschen mit Diabetes, Ärzten, Freunden und Verwandten, die mir Impulse gegeben, Fragen beantwortet und bei der Arbeit an diesem Buch in vieler Hinsicht geholfen haben. Herzlichen Dank auch an Judith Carpenter, Alan Hallett, Lisa Miner, Karen Richardson und Jackie Sturt für ihre Beiträge.

Dank des Verlags

Der DK Verlag dankt Katie John für Mitwirkung im Lektorat, Gillian Northcott Liles für das Register, Aarushi Dhawan und Nobina Chakravorty für Layout-Assistenz, Aashirwad Jain für Lektoratsassistenz sowie Rakesh Kumar (DTP Designer).

Über die Autorin

Rosemary (Rosie) Walker, RN, BSc (Hons), MA hat sich bei ihrer Tätigkeit in der Krankenpflege auf Diabetes spezialisiert und an verschiedenen nationalen Entwicklungen in Großbritannien mitgewirkt. Heute leitet sie das Unternehmen Successful Diabetes, das Schulungen, Informationsveranstaltungen und Beratung für Menschen, die an Diabetes erkrankt sind oder beruflich damit zu tun haben, anbietet. Neben den körperlichen Aspekten des Lebens mit Diabetes interessiert sie dabei vor allem auch die emotionale Komponente. Weitere Informationen auf www.successfuldiabetes.com (in englischer Sprache).

Bildnachweis

Der Verlag dankt folgenden Personen und Organisationen für die freundliche Genehmigung zum Abdruck von Fotos:

(o = oben; u = unten; m = Mitte; a = außen; l = links; r = rechts)

2 iStockphoto.com: Vgajic / E+. **4 iStockphoto.com:** Kali9 / E+ (or); Laflor / E+ (ol); Visualspace / E+ (om). **5 iStockphoto.com:** FatCamera / E+ (om); Katleho Seisa / E+ (ol). **Shutterstock.com:** bbernard (or). **6 iStockphoto.com:** AzmanL / E+. **8-9 iStockphoto.com:** Laflor / E+. **18 iStockphoto.com:** Laflor / E+. **22 iStockphoto.com:** Igor Alecsander / E+. **25 iStockphoto.com:** FatCamera / E+. **26-27 iStockphoto.com:** Visualspace / E+. **29 iStockphoto.com:** Visualspace / E+. **33 iStockphoto.com:** Sasimoto (ul). **37 Dreamstime.com:** Romaset (ol). **Getty Images:** BSIP / Universal Images Group (or). **38 Dreamstime.com:** Andrey Popov. **40-41 Shutterstock.com:** Zivica Kerkez. **42 Dreamstime.com:** Robert Byron. **44 iStockphoto.com:** Adventtr (mlo, mola). **46 Getty Images:** Maskot. **49 Getty Images:** BSIP / Universal Images Group. **51 iStockphoto.com:** AzmanJaka / E+. **58 iStockphoto.com:** Ljubaphoto / E+. **62 iStockphoto.com:** Pekic / E+. **64 iStockphoto.com:** Fizkes. **68 iStockphoto.com:** Stefanamer. **72-73 iStockphoto.com:** Kali9 / E+. **74-75 Getty Images:** Peter Griffith. **76-77 iStockphoto.com:** Halfpoint. **80 iStockphoto.com:** Dreamer Company (or). **86 iStockphoto.com:** JasonDoiy / E+. **88 iStockphoto.com:** Fotostorm / E+. **89 iStockphoto.com:** Rawpixel. **90 iStockphoto.com:** Andresr / E+. **95 Getty Images:** Evok / M.poehlman / Evok Images. **100 iStockphoto.com:** Kali9 / E+. **105 iStockphoto.com:** Fertnig / E+. **106 iStockphoto.com:** Gpointstudio. **108-109 iStockphoto.com:** Katleho Seisa / E+. **110 iStockphoto.com:** MartinPrescott / E+. **111 iStockphoto.com:** FatCamera / E+. **113 iStockphoto.com:** monkeybusinessimages. **114 Dreamstime.com:** Sepy67. **116-117 iStockphoto.com:** kate_sept2004 / E+. **119 iStockphoto.com:** Katleho Seisa / E+. **120 iStockphoto.com:** sturti / E+. **124-125 iStockphoto.com:** Damircudic / E+. **127 iStockphoto.com:** PeopleImages / E+. **129 iStockphoto.com:** FatCamera / E+. **133 Alamy Stock Photo:** Science Photo Library. **137 iStockphoto.com:** Delmaine Donson / E+. **138-139 Dreamstime.com:** Mikumistock. **138 iStockphoto.com:** Dblight / E+. **141 iStockphoto.com:** FatCamera / E+. **142 Alamy Stock Photo:** BSIP SA / B. Boissonnet. **144-145 iStockphoto.com:** FatCamera / E+. **147 iStockphoto.com:** Jacoblund. **148 iStockphoto.com:** DGLimages. **150 iStockphoto.com:** AMR Image. **153 iStockphoto.com:** FatCamera / E+. **157 Getty Images:** Will & Deni McIntyre / Corbis Documentary. **161 iStockphoto.com:** Hraun / E+. **162 Shutterstock.com:** Click and Photo. **165 Alamy Stock Photo:** Cultura Creative (RF). **166-167 Getty Images:** MStudioImages. **170 iStockphoto.com:** Jacob Ammentorp Lund. **172 iStockphoto.com:** PeopleImages / E+. **174-175 Shutterstock.com:** bbernard. **176-177 iStockphoto.com:** SDI Productions / E+. **178 iStockphoto.com:** Skynesher / E+. **181 Shutterstock.com:** Arnon Thongkonghan. **189 Dreamstime.com:** Yulia Uralova (mru, mlu). **190 Dreamstime.com:** Aksana Kulchytskaya (o). **191 Getty Images:** BSIP / Universal Images Group. **195 iStockphoto.com:** Andresr / E+. **199 Shutterstock.com:** bbernard. **201 Getty Images:** Thomas Barwick / Stone.

Cover: *Vorn:* Getty Images / iStock: Damaratskaya_Alena.

Weitere Informationen unter: www.dkimages.com